W. Hinkelbein · K. Miller · Th. Wiegel (Hrsg.)

Prostatakarzinom – urologische und strahlentherapeutische Aspekte

Springer

Berlin
Heidelberg
New York
Barcelona
Hongkong
London
Mailand
Paris
Singapur
Tokio

W. Hinkelbein K. Miller Th. Wiegel (Hrsg.)

Prostatakarzinom –

urologische und strahlentherapeutische Aspekte

Mit 64 Abbildungen und 46 Tabellen

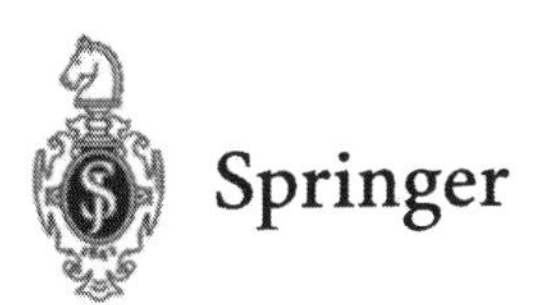

Springer

Prof. Dr. med. Wolfgang Hinkelbein
Abteilung für Strahlentherapie
Universitätsklinikum Benjamin Franklin
Hindenburgdamm 30
12200 Berlin
Deutschland

Prof. Dr. med. Kurt Miller
Urologische Klinik
Universitätsklinikum Benjamin Franklin
Freie Universität Berlin

Priv.-Doz. Dr. med. Thomas Wiegel
Abteilung für Strahlentherapie
Universitätsklinikum Benjamin Franklin
Freie Universität Berlin

ISBN-13:978-3-642-64241-8 e-ISBN-13:978-3-642-60064-7
DOI: 10.1007/978-3-642-60064-7

Die Deutsche Bibliothek - CIP-Einheitsaufnahme

Prostatakarzinom : urologische und strahlentherapeutische Aspekte ; mit 46 Tabellen / W. Hinkelbein ... (Hrsg.). - Berlin ; Heidelberg ; New York: Springer, 1999
ISBN-13:978-3-642-64241-8

Softcover reprint of the hardcover 1st edition 1999

Umschlaggestaltung: dèblik, Berlin
Satz: Cicero Lasersatz, Dinkelscherben

SPIN: 10576702 22/31325 - 5 4 3 2 1 0 - Gedruckt auf säurefreiem Papier

Vorwort

Diagnostik und Therapie des Prostatakarzinoms haben in den letzten 10 Jahren erhebliche Fortschritte gemacht. Aus urologischer Sicht beziehen sich diese Fortschritte auf die Früherkennung des Prostatakarzinoms durch die Bestimmung des PSA, auf die ultraschallgesteuerte Sextantenbiopsie und die operative Technik der radikalen Prostatektomie.

Die Gesamtzahl der diagnostizierten Karzinome hat in den Vereinigten Staaten bis 1992 ständig zugenommen, was mit hoher Wahrscheinlichkeit nicht auf eine Zunahme der tatsächlichen Inzidenz, sondern auf die verbesserte Diagnostik zurückzuführen ist. Der Anteil der Prostatakarzinome, die in einem lokal begrenzten Stadium diagnostiziert werden, konnte von früher 20% auf heute ca. 60–70% erhöht werden. Der Shift von den metastasierten zu den lokal begrenzten Prostatakarzinomen hat zu einer erheblichen Zunahme der radikalen Prostatektomien geführt. Die Mengenausweitung und der damit verbundene Erfahrungsgewinn mögen – neben vielfachen Verbesserungen der operativen Technik – ein Faktor sein, warum die Morbidität des Eingriffs erheblich gesenkt werden konnte.

Durch den »Boom« der radikalen Prostatektomie und die zunächst optimistischen Ergebnisse auch für den lokal fortgeschrittenen Tumor war die Strahlentherapie in den Hintergrund gerückt. Die Möglichkeiten der PSA-Nachsorge haben jedoch die kurativen Möglichkeiten der operativen Therapie beim lokal fortgeschrittenen Tumor relativiert. 30–70% der Patienten zeigen einen biochemischen Progreß innerhalb von 5 Jahren. Deshalb hat die Suche nach adjuvanten Therapiemöglichkeiten nach radikaler Prostatektomie die Renaissance der Strahlentherapie in den letzten Jahren wahrscheinlich mit begünstigt.

Die perkutane Strahlentherapie und auch die Strahlentherapie im Afterloadingverfahren haben in den letzten Jahren revolutionäre technische Fortschritte erlebt. Die routinemäßige Ausstattung von strahlentherapeutischen Kliniken mit Linearbeschleunigern und modernen Planungssystemen sowie der Einsatz der dreidimensionalen Bestrahlungsplanung ermöglichen eine signifikant bessere Schonung des Normalgewebes bei höheren Dosen in der Tumorregion. Diese erheblichen Verbesserungen der Technik haben auch die Strahlentherapie als Alternative zur radikalen Prostatektomie wieder interessant werden lassen.

Das vorliegende Buch gliedert sich in 4 Teile:

- Anatomie und Pathologie
- Radiologische Diagnostik
- Stagingprobleme, operative und Hormontherapie
- Strahlentherapie

Um den Schwierigkeiten bei der Lektüre eines Buches mit über 10 verschiedenen Autoren bzw. Kliniken zu begegnen, haben die Herausgeber den eigentlichen Buchbeiträgen ein Editorial vorangestellt, bei dem auf besondere Aspekte, insbesondere aber auch auf kritische Punkte hingewiesen werden soll. Auf diese Weise sollen die Leser, die sich aus Strahlentherapeuten und Urologen zusammensetzen, auf kontroverse Themen vor dem eigentlichen Lesen des Kapitels hingewiesen werden.

In dem einleitenden Kapitel beschreiben **Golz u. Störkel (Wuppertal)** ausführlich die pathologische Anatomie maligner Tumoren der Prostata und die unterschiedlichen pathologischen Stagingformen. Von besonderer Bedeutung aus der Sicht des Klinikers ist der Einsatz des Gleason-Score, der routinemäßig in Deutschland nur an einzelnen Kliniken eingesetzt wird. Für den internationalen Vergleich der Therapieergebnisse und des Stagings ist der Gleason-Score von unverzichtbarer Bedeutung und hat sich auch gegenüber dem in Deutschland verbreiteten histologischen Grading durchgesetzt.

Der Beitrag von **Nicolas (Bochum)** beschreibt mögliche Indikationen zur MRT-Untersuchung im Staging vor der Therapie. Die Ergebnisse der MRT in der Diagnostik des Prostatakarzinoms lassen heute keine gesicherte Indikation im Staging erkennen. Insbesondere die MRT mit der Körperspule ist mit ihrer geringen Sensivität und Spezifität als Routinemaßnahme zum Staging des Prostatakarzinoms nicht geeignet. Noch nicht abschließend beurteilt werden kann dagegen der Stellenwert der MRT mit der endorektalen Spule. Hier werden laufende Studien abgewartet werden müssen, ehe endgültige Aussagen gemacht werden können. Im Einzelfall interessant, weil von möglicher therapeutischer Relevanz, könnte der Einsatz der MRT ergänzend zum transrektalen Ultraschall bei Patienten mit PSA-Anstieg ohne makroskopisches Lokalrezidiv sein. Möglicherweise kann die MRT ergänzend zum Ultraschall in Einzelfällen einen Hinweis auf ein Rezidiv liefern, das dann bioptisch gesichert werden kann. Auch hier handelt es sich jedoch um keine Routineindikation. Von zukünftigem Interesse dürfte der Einsatz einer Körperspule in Verbindung mit einer transrektalen Spule sein.

Trotz der Fortschritte in der Diagnostik sind aus Sicht des Urologen vor allem die Schwierigkeiten bei der Indikationsstellung geblieben. Für den individuellen Patienten die richtige Therapieentscheidung zu treffen, bleibt weiterhin eine Gleichung mit relativ vielen Unbekannten. Dies hat eine Reihe von Gründen:

Breul u. Paul (München) gehen in ihrem Beitrag auf die Schwierigkeiten beim klinischen Staging des Prostatakarzinoms ein. Eine Unterscheidung zwischen organbegrenztem und organüberschreitendem Karzinom sowie zwischen lymphknotenpositiven und -negativen Tumoren ist derzeit mit den zur Verfügung stehenden bildgebenden Verfahren nicht mit genügender Zuverlässigkeit möglich. Die beste Annäherung an das tatsächliche (pathologische) Tumorstadium erreicht man durch eine Kombination von PSA und Grading. Allerdings bleibt auch hier eine Restunsicherheit, z. B. hinsichtlich einer möglichen Lymphknotenmetastasierung. Breul u. Kollegen sprechen sich bei einem PSA <7 und einem Gleason-Score <7 für einen Verzicht auf eine Lymphadenektomie aus.

Wirth, Froschermaier u. Manseck (Dresden) zeigen die diagnostischen Möglichkeiten, aber auch die Grenzen der PSA-Bestimmung in der Früherkennung, dem Staging und der Nachsorge. Problematisch ist weiterhin die zu geringe Spezifität, die bei einem PSA zwischen 4 und 10 ng/ml jeweils nur ein Karzinom auf 4 biopsierte Patienten ergibt. Fortschritte hinsichtlich der Spezifität z. B. durch Bestimmung des Quotienten freies PSA/gebundenes PSA wurden bereits erzielt, weitere Verbesserungen sind zu erwarten.

Steiner u. Miller (Berlin) weisen in ihrem Beitrag darauf hin, daß sie – angesichts der Unsicherheit des klinischen Stagings – weiterhin bei allen Patienten eine pelvine Lymphadenektomie durchführen. Während beim T2- bzw. pT2-Tumor Indikation und Effektivität der radikalen Prostatektomie unumstritten sind, gehen die Meinungen darüber, wann der Eingriff zu früh oder zu spät ist, auseinander. Insbesondere beim lokal fortgeschrittenen Karzinom bzw. beim lymphknoten-positiven Tumor wird die Indikation zur radikalen Prostatektomie kontrovers diskutiert. Unbestritten ist, daß die Operation eine ausgezeichnete lokale Palliation bietet. Inwieweit adjuvante Therapieformen, wie die Strahlentherapie, zu einer Verbesserung der Ergebnisse bei den lokal fortgeschrittenen Tumoren führen, werden derzeit laufende prospektive Studien zeigen.

Bei der Therapie des hämatogen metastasierten Prostatakarzinoms haben sich in der letzten Dekade am wenigsten Veränderungen ergeben. Weiterhin bleiben die Behandlungsergebnisse unbefriedigend, die durchschnittliche Remissionsdauer beträgt 18 Monate. Auch die maximale Androgenblockade hat keine signifikanten Verbesserungen dieser Situation erreicht. Ihre Überlegenheit gegenüber der einfachen Hormonbehandlung ist nach mehr als 20 prospektiv randomisierten Studien nicht bewiesen. **Schnorr (Berlin)** weist in seinem Beitrag auf die mögliche Renaissance der Östrogene hin, die für viele Jahre wegen kardiovaskulärer Nebenwirkungen obsolet waren. Ebenso unbefriedigend bleibt die Situation für das hormonrefraktäre Prostatakarzinom. Hier stehen kaum mehr effektive Methoden zur Verfügung, die Behandlung ist nicht standardisiert.

Bedeutende Fortschritte in der Strahlentherapie sind in den letzten 5 Jahren in der Bestrahlungsplanung erzielt worden. **Willner u. Flentje (Würzburg)** beschreiben die Möglichkeiten der modernen dreidimensionalen Bestrahlungsplanung und ihre Auswirkungen auf die Akut- und Spättoxizität bei hochdosierter Strahlentherapie des Prostatakarzinoms. Die durch die moderne Computertechnik ermöglichte signifikant verbesserte Bestrahlungsplanung und die daraus resultierenden, dem Organ Prostata deutlich besser angepaßten Bestrahlungsfelder haben zu einer Senkung der Akut- und Spättoxizität insbesondere an Blase und Rektum geführt. Diese verbesserten Planungstechniken, die heute in großen strahlentherapeutischen Abteilungen standardmäßig eingesetzt werden, lassen auch für die Zukunft höhere lokale Kontrollraten bei zumindest gleichbleibender oder auch geringerer Toxizität der Bestrahlung erwarten.

Die Ergebnisse der definitiven Strahlentherapie des Prostatakarzinoms mit moderner Technik sowohl bei organbeschränktem Tumor (T1–2) als auch bei organüberschreitendem Karzinom (T3) sind bei Beobachtungszeiten bis zu 5 Jahren den Ergebnissen der radikalen Prostatektomie vergleichbar, wobei bei beiden Verfahren vollkommen unterschiedliche Nebenwirkungen resultieren. Die Indikationsstellung sollte daher möglichst individuell auch in Abhängigkeit von den Wünschen des Patienten (Potenz?) gesehen werden. Enttäuschend unter Einschluß des PSA sind jedoch die Ergebnisse der alleinigen perkutanen Strahlentherapie bei lokoregionär fortgeschrittenen Karzinomen. Die Darstellung der Ergebnisse innovativer Therapiekonzepte in dem Kapitel von **Feldmann (München)** weist darauf hin, daß in der Zukunft wahrscheinlich bei fortgeschrittenen Prostatakarzinomen die neoadjuvante kombinierte Hormon-Strahlentherapie der radiotherapeutische Standard werden wird. Zum jetzigen Zeitpunkt ausreichend belegt ist sowohl eine Erhöhung der lokalen Kontrollrate als auch des PSA-freien Überlebens, nicht jedoch des Gesamtüberlebens. Möglicherweise wird sich dieses bei verlängerten Nachbeobachtungszeiten ergeben. Bis zur allgemeinen Empfehlung als strahlentherapeutischer Standard sollte die neoadjuvante Hormon-Strahlentherapie bei weit fortgeschrittenen Karzinomen unter Studienbedingungen erfolgen. Dieses erscheint insbesondere deshalb notwendig, da bei dieser Therapieform höhere Raten an Spätnebenwirkungen beschrieben werden.

Ein schwieriges strahlentherapeutisches Kapitel, die Indikationsstellung zur perkutanen Strahlentherapie der pelvinen Lymphabflußwege, sowohl bei gesicherten Lymphknotenmetastasen (pN+) als auch bei vermutetem okkulten Befall (NX), wird von **Wiegel u. Höcht (Berlin)** vorgestellt. In beiden Fällen ist die Wertigkeit nicht eindeutig gesichert. Andererseits ist die komplette Nihilierung der Bestrahlung der Lymphabflußwege, die sich auf Studien der RTOG aus den 70er und 80er Jahren bezieht, ebenfalls nicht begründet, da diese Studien erhebliche methodische Schwächen hatten. Bis zu dem Vorliegen der Ergebnisse prospektiv randomisierter Studien, die derzeit in den Vereinigten Staaten, aber auch Deutschland im Rahmen der ARO und AUO aktiviert sind, bleibt die Bestrahlung der Lymphabflußwege eine Individualentscheidung des Strahlentherapeuten. Sie wird bei vermutetem okkultem Befall (NX) von vielen Kliniken ab einer Wahrscheinlichkeit des Lymphknotenbefalls von 20–35% eingesetzt, wobei mit den heute möglichen technischen Mitteln die Toxizität der Bestrahlung gering ist. Bei gesichertem Befall der Lymphknoten (pN+) kann bei entsprechendem Allgemeinzustand und Alter des Patienten sowie Vorliegen weiterer Risikofaktoren die perkutane Strahlentherapie als maximale Palliation und zur Vermeidung des Lokalrezidivs eingesetzt werden. Abschließende Ergebnisse und eindeutige Indikationsstellungen wird man jedoch frühestens in ca. 5 Jahren erwarten können.

Ein innovatives Therapiekonzept ist die adjuvante Strahlentherapie nach radikaler Prostatektomie. Wie **Wiegel u. Hinkelbein (Berlin)** zeigen, belegt eine Vielzahl retrospektiver Daten eine Erhöhung der lokalen Tumorkontrolle und auch des PSA-freien Intervalls, bisher jedoch keine Überlebenszeitverlängerung. Insgesamt 3 randomisierte Studien, darunter auch eine der ARO und AUO, rekrutieren entweder derzeit Patienten oder haben die Rekrutierung abgeschlossen, so daß im Verlauf der nächsten 3–5 Jahre mit ersten validen Ergebnissen zu rechnen sein wird. Während bei der adjuvanten Strahlentherapie nach radikaler Prostatektomie Patienten im »Nullbereich« des PSA therapiert werden, existiert andererseits die Möglichkeit, sie erst dann zu bestrahlen, wenn der PSA-Wert aus dem »Nullbereich« wieder nachweisbar ist. Das Problem der dann anzusetzenden Bestrahlung ist, daß eine histologische Sicherung des Tumors fehlt. Trotzdem werden hierdurch je nach Kollektiv 3-Jahres-PSA-freie Raten nach Strahlentherapie von 25–35% beschrieben. Das hat deshalb besondere Bedeutung, da die alternativ einzusetzende Hormontherapie rein palliativen Charakter hat, während mit der perkutanen Strahlentherapie möglicherweise eine Subgruppe der Patienten kurativ behandelbar ist. Die prospektive Untersuchung in Studien ist wegen der Vielzahl von Patienten, die betroffen sind, von herausragender Bedeutung für die Urologie und Radioonkologie. Gerade die Kenntnis der schlechten Ergebnisse bei hoher Fernmetastasierungsrate von Patienten mit histologisch gesichertem Lokalrezidiv nach Prostatektomie erfordern diese Untersuchungen geradezu zwingend.

Die High-dose-rate-^{192}Iridium-Afterloading-Therapie in Verbindung mit einer perkutanen Strahlentherapie scheint ein interessanter Ansatz in der Therapie des lokoregionär begrenzten Prostatakarzinoms zu sein. In dem Beitrag von **Dinges (Berlin)** wird die Technik der Spickung mit bis zu 20 Nadeln für eine homogene Dosisverteilung in der Prostata vorgestellt. Negative Biopsieraten von 80% nach 2 Jahren an einem allerdings kleinen Kollektiv bei klinischen T3-Karzinomen sind vielversprechend. Die Anwendung der Afterloadingtherapie bei Tumoren mit Infiltration der Samenblasen sollte jedoch kritisch bewertet werden, da die Vorteile der ^{192}Iridium-Afterloading-Therapie gerade in einer Entlastung des Rektums bestehen. Diese kann bei Infiltration des Karzinoms in die Samenblasen nicht gewährleistet werden. Die vielversprechenden ersten Ergebnisse, die vergleichbar mit den Daten anderer Arbeitsgruppen sind, bedürfen jedoch der Verifizierung an größeren Patientenkohorten und einer längeren Nachbeobachtungszeit. Letztendlich auch notwendig ist eine prospektive Gegenüberstellung zur hochdosierten perkutanen, alleinigen definitiven oder neoadjuvanten Hormon-Strahlentherapie, da eine Überlegenheit der Afterloading-Therapie gegenüber diesen Therapieformen bisher in keiner Weise belegt ist.

Auf die vielfältigen Möglichkeiten der palliativen Strahlentherapie beim metastasierten Prostatakarzinom wird in dem Beitrag von **Rübe (Münster)** ausführlich eingegangen. Hierbei verdient – neben den etablierten Standardindikationen wie der Knochenmetastasenbestrahlung – der schnelle und wirkungsvolle Einsatz der Strahlentherapie beim beginnenden Querschnittssyndrom besondere Erwähnung. Hierdurch kann in einem erheblichen Anteil den Patienten die Gehfähigkeit erhalten werden. Die Rolle der Bisphosphonate in der Therapie des metastasierten Prostatakarzinoms ist nicht gesichert, der generelle Einsatz bei Knochenmetastasen kann derzeit nicht empfohlen werden. Er sollte jedoch im Individualfall bei ausgeprägter osteolytischer Metastasierung geprüft werden.

Aus strahlentherapeutischer und uroonkologischer Sicht hat sich die Zusammenarbeit zwischen beiden Disziplinen in den letzten Jahren positiv entwickelt. Eine Vielzahl randomisierter Studien zu speziellen Fragen der kurativen Therapie des Prostatakarzinoms sowie verbesserte Operations- und Bestrahlungstechniken lassen weitere Fortschritte in der Therapie dieses häufigen Karzinoms des Mannes für die nahe Zukunft erwarten. Wir hoffen, mit diesem Buch die Diskussion und Kooperation zwischen beiden Berufsgruppen weiter vertiefen zu können.

Berlin, Juni 1999

W. Hinkelbein
K. Miller
T. Wiegel

Inhaltsverzeichnis

Teil 1: Anatomie und Pathologie

Kapitel 1: Pathologische Anatomie maligner Tumoren der Prostata

R. Golz, S. Störkel

Teil 2: Radiologische Diagnostik

Kapitel 2 Stellenwert der Magnetresonanztomographie in der primären und Verlaufsdiagnostik des Prostatakarzinoms

V. Nicolas, G. Krupski, M. Henschel, P. Hammerer

Teil 3: Stagingprobleme, operative und Hormontherapie

Kapitel 3-(1): Stagingprobleme beim Prostatakarzinom aus urologischer Sicht

J. Breul, R. Paul

Kapitel 3-(2): Radikale Prostatektomie – Indikationen und Ergebnisse

U. Steiner, K. Miller

Kapitel 3-(3): Palliativtherapie des hämatogen metastasierten Prostatakarzinoms

D. Schnorr

Kapitel 3-(4): Die Rolle des PSA in der Diagnostik und des Prostatakarzinoms

M. Wirth, S. Froschermaier, A. Manseck

Teil 4: Strahlentherapie

Kapitel 4-(1): Definitive Strahlentherapie des Prostatakarzinoms

H. J. Feldmann

Kapitel 4-(2): Klinischer Einsatz und therapeutische Ergebnisse der 3D-geplanten Konformationstherapie des Prostatakarzinoms

J. Willner, M. Flentje

Kapitel 4-(3): Strahlentherapie der pelvinen Lymphabflußwege bei lokal fortgeschrittenem Prostatakarzinom (T2b–T4 N0) ohne und bei lokoregionär fortgeschrittenem Prostatakarzinom (Tx N+) mit Lymphknotenmetastasen

T. Wiegel, St. Hoecht

Kapitel 4-(4): Ergebnisse der Neutronen- und Protonentherapie des Prostatakarzinoms

G. Gademann

Kapitel 4-(5): Die interstitielle Strahlentherapie des Prostatakarzinoms

S. Dinges, S. A. Loening

Kapitel 4-(6): Strahlentherapeutische Optionen nach radikaler Prostatektomie

T. Wiegel, W. Hinkelbein

Kapitel 4-(7): Palliative strahlentherapeutische Strategien in der Behandlung des Prostatakarzinoms

Ch. Rübe

Autorenverzeichnis

Breul, J., Prof. Dr. med.
Urologische Klinik, Klinikum rechts der Isar, Technische Universität München, Ismaninger Str. 22, 81675 München

Dinges, S., Priv.-Doz. Dr. med.
Klinik für Strahlentherapie und Radioonkologie, Städt. Klinikum Lüneburg, Bögelstr. 1, 21339 Lüneburg

Feldmann, H.J., Priv.-Doz. Dr. med.
Klinik und Poliklinik für Strahlentherapie und Radiologische Onkologie, Klinikum rechts der Isar, Technische Universität München, Ismaningerstr. 22, 81675 München

Flentje, M., Prof. Dr. med.
Klinik und Poliklinik für Strahlentherapie der Universität Würzburg, Josef-Schneiderstr. 11, 97070 Würzburg

Froschermaier, S., Dr. med.
Klinik und Poliklinik für Urologie, Carl-Gustav-Carus-Universitätsklinikum, Technische Universität Dresden, Fethscher Str. 74, 01307 Dresden

Gademann, G., Prof. Dr. med.
Medizinische Fakultät, Zentrum für Radiologie, Klinik für Strahlentherapie, Otto-von-Guericke-Universität Magdeburg, Leipziger Str. 44, 39120 Magdeburg

Golz, R., Dr. med.
Institut für Pathologie, Klinikum Wuppertal GmbH, Heusnerstr. 40, 42283 Wuppertal

Hammerer, P., Priv.-Doz. Dr. med.
Urologische Klinik, Univ.-Krankenhaus Hamburg-Eppendorf, Martinistrasse 52, D-20246 Hamburg

Henschel, M., Dr. med.
Berufsgenossenschaftliche Kliniken Bergmannsheil
Universitätsklinik, Institut für Radiologie und Nuklearmedizin
Postfach 10 02 50, 44702 Bochum

Hinkelbein, W., Prof. Dr. med.
Abt. Strahlentherapie, Universitätsklinikum Benjamin Franklin,
Freie Universität Berlin, Hindenburgdamm 30, 12 200 Berlin

Hoecht, S., Dr. med.
Abt. Strahlentherapie, Universitätsklinikum Benjamin Franklin,
Freie Universität Berlin, Hindenburgdamm 30, 12 200 Berlin

Krupski, G., Dr. med.
Abt. Röntgendiagnostik - Radiologische Klinik,
Univ.-Krankenhaus Hamburg-Eppendorf, Martinistrasse 52, D-20246 Hamburg

Loening, S.A., Prof. Dr. med.
Klinik für Urologie, Universitätsklinikum Charité,
Humboldt Universität zu Berlin, Schumannstraße 20, 10117 Berlin

Manseck, A., Dr. med.
Klinik und Poliklinik für Urologie, Carl-Gustav-Carus-Universitätsklinikum,
Technische Universität Dresden, Fethscher Str. 74, 01307 Dresden

Miller, K., Prof. Dr. med.
Urologische Klinik, Universitätsklinikum Benjamin Franklin,
Freie Universität, Hindenburgdamm 30, 12200 Berlin

Nicolas, V., Prof. Dr. med.
Berufsgenossenschaftliche Kliniken Bergmannsheil
Universitätsklinik, Institut für Radiologie und Nuklearmedizin
Postfach 10 02 50, 44702 Bochum

Paul, R., Dr. med.
Urologische Klinik, Klinikum rechts der Isar, Technische Universität München,
Ismaninger Str. 22, 81675 München

Rübe, C., Prof. Dr. med.
Klinik und Poliklinik für Strahlentherapie - Radioonkologie der Westfälischen
Wilhelms-Universität, Albert-Schweizer-Str. 33, 48429 Münster

Schnorr, D., Prof. Dr. med.
Klinik für Urologie, Universitätsklinikum Charité,
Humboldt Universität zu Berlin, Schumannstraße 20, 10117 Berlin

Steiner, U., Dr. med.
Urologische Klinik, Universitätsklinikum Benjamin Franklin,
Freie Universität, Hindenburgdamm 30, 12200 Berlin

Störkel, S., Prof. Dr. med.
Institut für Pathologie, Klinikum Wuppertal GmbH,
Heusnerstr. 40, 42283 Wuppertal

Wiegel, T., Priv.-Doz. Dr. med.
Abt. Strahlentherapie, Universitätsklinikum Benjamin Franklin,
Freie Universität Berlin, Hindenburgdamm 30, 12 200 Berlin

Willner, J., Dr. med.
Klinik und Poliklinik für Strahlentherapie der Universität Würzburg,
Josef-Schneiderstr. 11, 97070 Würzburg

Wirth, D., Prof. Dr. med.
Klinik und Poliklinik für Urologie, Carl-Gustav-Carus-Universitätsklinikum,
Technische Universität Dresden, Fethscher Str. 74, 01307 Dresden

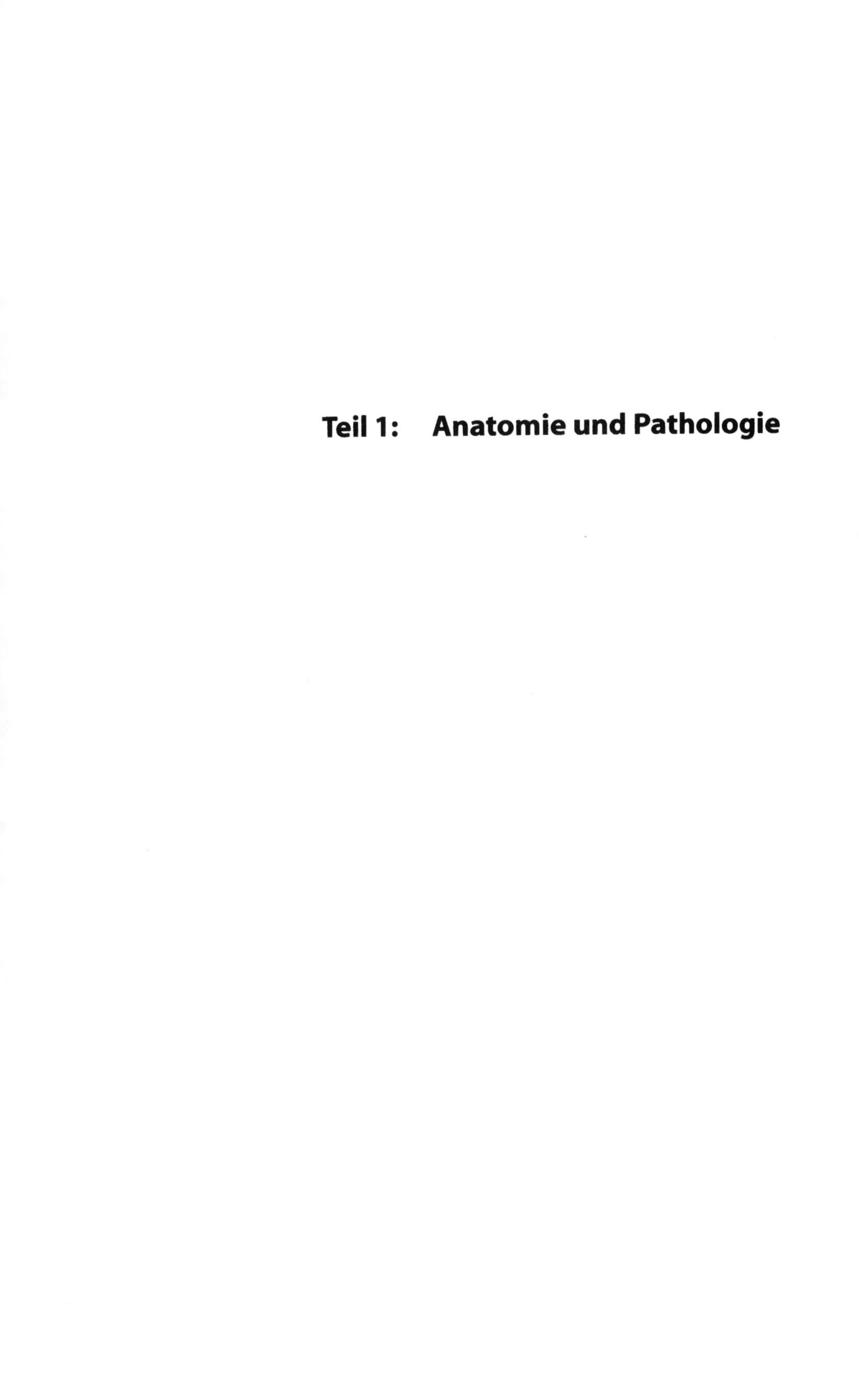

Teil 1: Anatomie und Pathologie

KAPITEL 1

Pathologische Anatomie maligner Tumoren der Prostata

R. Golz, S. Störkel

1 Anatomische Vorbemerkungen

1.1 Topographische Anatomie

Im jungen Erwachsenenalter besitzt die etwa 20 g schwere Prostata annähernd die Größe einer Kastanie mit der Form eines Konus, dessen Basis dem Blasenhals und dessen Apex dem Diaphragma urogenitale zugewandt ist [62]. Die prostatische Urethra durchzieht das Organ mit einem nach ventral offenen stumpfen Winkel von etwa 140–150°. Die Prostata wird unter pragmatischen Gesichtspunkten in 2 Zonen eingeteilt: in eine innere und in eine äußere Zone, letztere macht beim jungen Erwachsenen mit etwa 90% die Hauptmasse der Prostata aus [69, 213]. Nach einem verfeinerten Konzept von McNeal [150], das klinische und funktionelle Gesichtspunkte berücksichtigt, werden 4 anatomische Zonen in der Prostata abgegrenzt (s. Abb. 1.1):

1. Die periphere Zone (PZ), die mit 70–75% den größten Drüsenanteil enthält.
2. Die konische Zentralzone (ZZ), die mit der Spitze am Colliculus seminalis beginnt und sich bis zum Blasenhals ausdehnt; sie enthält ausgeprägt verzweigte Drüsen, die etwa 25% des drüsigen Prostataanteils ausmachen und von der peripheren Zone eingefaßt werden. Beide zusammen entsprechen der eingangs beschriebenen Außenzone.
3. Die Transitionszone (TZ), die sich aus Drüsen lateral des Colliculus seminalis entwickelt, nur 5–10% des drüsigen Anteils ausmacht, der inneren Zone entspricht und zusammen mit den periurethralen Gängen (weniger als 1% des Drüsenanteils) als präprostatische Region zusammengefaßt wird.
4. Eine nahezu drüsenfreie anteriore fibromuskuläre Zone (AFS) erstreckt sich vom Sphincter internus am Blasenhals bis zum Sphincter externus am Apex der Prostata.

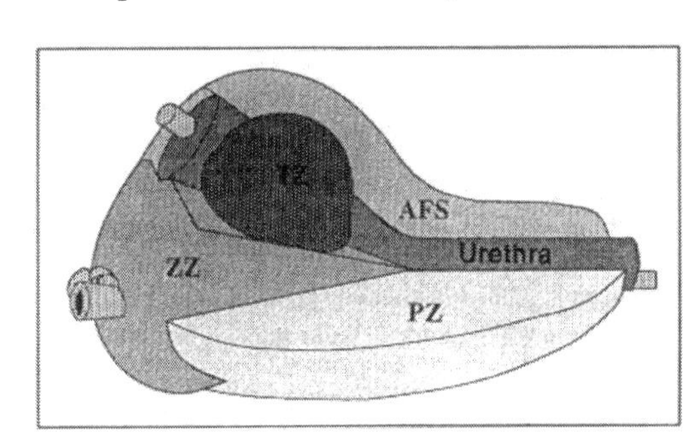

Abb. 1.1. Schema der zonalen Anatomie der Prostata nach McNeal (1981). (Mit freundlicher Erlaubnis entnommen aus Voges [213])

Die makroskopisch gut begrenzte Prostata ist nur unvollständig von einer Kapsel umgeben. Insbesondere apikal und anterior sowie basal ist keine morphologisch definierbare Kapsel ausgebildet [7, 69, 149]. Fasern quergestreifter Muskulatur, ausgehend vom Diaphragma urogenitale, dehnen sich v. a. apikal und anterior zwischen peripheren Anteilen der Prostatadrüsen aus [62, 69, 139, 147]. Seitlich wird die Prostata vom anterioren Blatt der lateralen periprostatischen Faszie umgeben. Das posteriore Blatt dieser Faszie geht dorsal von Prostata und Samenblasen und ventral des Rektums in eine lockere fibroadipöse von glatten Muskelfasern durchzogene Schicht, die Denonvillier-Faszie über [213]. Diese bedeckt auch die Samenblasen und Anteile der Vasa deferentia. Sie endet kaudal am Apex, wo sie in Bindegewebe der posterioren Raphe der quergestreiften Muskulatur des Sphincter urethrae externus übergeht und sich in glatte Muskelfasern des M. rectourethralis erstreckt. An Apex und Basis der Prostata, speziell in der Mittellinie sowie an den Samenblasen und an den Ducti ejaculatorii, besteht eine Kontinuität von fibromuskulären Fasern zur Denonvillier-Faszie [211].

An der Grenze zwischen lateraler und posteriorer Prostataoberfläche beinhaltet die laterale periprostatische Faszie die paarigen neurovaskulären Bündel, die sich – in Längsrichtung der Prostata verlaufend – zu den Corpora cavernosa des Penis erstrekken [144, 214]. Abzweigende superiore und inferiore Nervenfaszikel breiten sich in die lateralen Abschnitte der Denonvillier-Faszie aus. Der größte Teil der Prostata wird aus dem oberen Nervenbündel versorgt, das mit 3 Stämmen dorsolateral im Bereich der Prostatabasis vom Gefäßnervenbündel abzweigt. Ein kleineres Nervenbündel versorgt den Apex der Prostata [211, 213]. Autonome Ganglien und Nervenfaszikel finden sich schwerpunktmäßig in den neurovaskulären Bündeln bzw. im periprostatischen Fettgewebe, von wo aus sie ein Netzwerk an der Prostataoberfläche bilden, die Prostatakapsel durchdringen und feinfasrig verzweigt im Prostataparenchym enden [22].

Die reich mit Lymphgefäßen versorgte Prostata wird in ihre regionären Lymphknoten v. a. um die A. iliaca interna und in der Obturatoriusregion, weniger ausgeprägt um die A. iliaca externa und im Sakralbereich drainiert [20].

1.2 Histologie

Die ausgereifte Prostata ist aus 30–70 verzweigten tubuloalveolären Drüsen aufgebaut, die in ein Stroma aus Fibrozyten und glatten Muskelzellen eingebettet sind. Die Mündung der Drüsenausführungsgänge liegt vorwiegend in den Furchen lateral des Colliculus seminalis am Boden der distalen Urethra. Die Drüsen werden von einem zweischichtigen Epithel ausgekleidet, dessen innere Zylinderepithelschicht PSA und PAP produziert. Insbesondere die Drüsen der zentralen Zone weisen physiologischerweise ausgeprägte papilläre und kribriforme Proliferationen auf. Eingestreut in das sekretorische Zylinderepithel finden sich multihormonale und gleichfalls PSA- und PAP-positive neuroendokrine Zellen in einer Dichte, wie sie sonst in keinem anderen Organ des Urogenitaltraktes gefunden wird [51]. Der Basalmembran der Drüsen aufliegend und von Zylinderepithel bedeckt finden sich die sekretorisch inaktiven sowie PSA- und PAP-negativen Zellen der Basalzellschicht [215]. Bedeutsam für die in Routinefärbungen oft nur schwer oder gar nicht erkennbaren Basalzellen ist ihre immunhistochemische selektive Darstellbarkeit mit einem Antikörper gegen hochmolekulares Zytokeratin [32, 113, 165].

2 Das Prostatakarzinom

2.1 Einführung

Während gutartige epitheliale Tumoren im engeren Sinne in der Prostata bisher nicht beschrieben sind und die Existenz benigner mesenchymaler Tumoren zumindest umstritten ist, stehen bei den malignen Tumoren der Prostata die Karzinome zu den Sarkomen in einer Relation von 1000:1 [49, 75].

Da keine andere mit bedeutsamen Mortalitätsraten belastete Krebsform mit zunehmendem Alter einen so dramatischen exponentiellen Anstieg in der Häufigkeit aufweist wie das Prostatakarzinom, ist schon aus der demographischen Entwicklung in den Ländern der westlichen Industrienationen zukünftig mit einer weiteren Zunahme von Inzidenz und Mortalität des Prostatakarzinoms zu rechnen. So liegt in Nordamerika und Kanada die Inzidenz des Prostatakarzinoms doppelt so hoch wie die des Lungenkarzinoms. Verantwortlich für den rasanten Anstieg in der jüngeren Vergangenheit sind v. a. die verbesserten Früherkennungsprogramme [22]. Auch in den primären Niedriginzidenzländern des asiatischen Raumes sind die jährlichen Steigerungsraten der Inzidenz mit 6–9% sehr hoch [49].

Trotz der Bedeutung, die das Prostatakarzinom somit erlangt hat, sind die Kenntnisse über die Ursachen, die kausale Pathogenese, das biologische Verhalten und genetische Charakteristika noch lückenhaft. Etwas genauer ist in den letzten Jahren die formale Morphogenese des Prostatakarzinoms herausgearbeitet worden. Die biologische Relevanz und Wertigkeit der atypischen adenomatösen Hyperplasie (AAH) und der prostatischen intraepithelialen Neoplasie (PIN) als präneoplastische Läsionen werden kurz dargestellt.

Unabhängig vom morphologischen Erscheinungsbild müssen 4 Erscheinungsformen des Prostatakarzinoms voneinander abgegrenzt werden:

1. Das *manifeste* Prostatakarzinom, das als ein histologisch gesichertes Karzinom mit klinischem Befund definiert ist.
2. Das *inzidente* Prostatakarzinom, das als histologischer Zufallsbefund ein klinisch unerwartetes, bisher nicht entdecktes Karzinom darstellt. Es findet sich in etwa 16% von transurethral reseziertem Gewebe bei klinischer Diagnose einer benignen Prostatahyperplasie [56].
3. Das *okkulte* Prostatakarzinom, das als ein Karzinom mit Erstmanifestation durch eine Metastase definiert ist.
4. Das *latente* Prostatakarzinom, das ein erstmals autoptisch diagnostiziertes, zu Lebzeiten stumm gebliebenes Prostatakarzinom darstellt. Es ist z. B. in der Gruppe der 80jährigen Nordamerikaner etwa 50mal häufiger als das manifeste Karzinom und in diesem Alter in 60–80% der Verstorbenen bei systematischer Untersuchung der Prostata zu finden [11].

2.2 Epidemiologie

Das Prostatakarzinom stellt in Deutschland die zweithäufigste Krebstodesursache bei Männern dar und lag 1994 mit einer Mortalität von 29,5 auf 100.000 Männer hinter dem Bronchialkarzinom (70,6/100.000) deutlich vor dem Kolonkarzinom (22,6/

Karzinom	Mortalität
Bronchialkarzinom	70,6
Prostatakarzinom	29,5
Kolonkarzinom	22,6
Magenkarzinom	20,4

Tabelle 1.1. Mortalität des Prostatakarzinoms pro 100.000 Einwohner in Deutschland 1994 im Vergleich zu anderen Krebsformen

100.000) und vor dem Magenkarzinom (20,4/100.000; s. Tabelle 1.1). Mit weiter steigendem Trend bei der Mortalität starben 1990 nahezu 10.500 Männer am Prostatakarzinom, 1994 waren es bereits gut 11.700 [199]. Der Trend bei den anderen 3 häufigen Krebsformen des Mannes ist in Deutschland dagegen fallend bzw. stagnierend. Im Saarländischen Krebsregister waren 12,5% aller 1993 neu gemeldeten Krebsfälle Prostatakarzinome (Bronchialkarzinom 17,1%). Die Inzidenz des Prostatakarzinoms auf der Basis des Saarländischen Krebsregisters ist von 1990 bis 1993 von 53,8 auf 65,6 gestiegen. Von den potentiell lebensbedrohlichen Krebsformen wird das Prostatakarzinom in Deutschland nur vom Bronchialkarzinom übertroffen, dessen Inzidenz stagnierend um 100 schwankt. Gemessen an der für die Welt standardisierten Inzidenz liegt die Inzidenz des Prostatakarzinoms für Deutschland auf der Basis des Saarländischen Krebsregisters um 20–25 Fälle pro 100.000 pro Jahr höher.

Auch in den USA ist das Prostatakarzinom die zweithäufigste Krebstodesursache; dort ist es – abgesehen vom Karzinom der Haut – inzwischen mit 36% aller Krebsfälle die häufigste Krebsart beim Mann [22, 83, 218]; 9% der weißen und 10% der schwarzen amerikanischen Männer werden irgendwann in ihrem Leben an einem klinisch manifesten Prostatakarzinom erkranken [194]. Der Inzidenzanstieg des Prostatakarzinoms ist in den USA jedoch nicht ganz so dramatisch wie noch Anfang 1997 geschätzt wurde, als von einer Zunahme neu diagnostizierter Fälle binnen 5 Jahren (1992–1996) von 132.000 auf 317.000 ausgegangen wurde [10, 22, 81, 170, 221]. Da sich der im »Surveillance, Epidemiology and End Results«-Programm des National Cancer Institute der USA 1993 erstmals beobachtete fallende Trend der Prostatakarzinominzidenz auch 1994 und 1995 fortsetzte, gehen aktuellere Schätzungen für 1997 von knapp 210.000 neu diagnostizierten Fällen in den USA aus [83, 217]. Die Mortalitätsrate stieg von 1992 bis 1996 in den USA um über 20% von 34.000 im Jahr 1992 auf 41.400 im Jahr 1996. Mit etwa 41.800 Todesfällen 1997 ist das Prostatakarzinom in den USA für 13% aller Krebstodesfälle verantwortlich [83].

Weltweit existieren große Schwankungen in der Prostatakarzinomhäufigkeit, abhängig von der Rasse und geographischen Verteilung. Das höchste Risiko, am Prostatakarzinom zu sterben, besteht bei der schwarzen Bevölkerung der USA und bei Männern in Nordwesteuropa (Mortalitätsrate 10–35/100.000), während im asiatischen Raum die Mortalitätsraten niedrig sind (1–5/100.000 [169]). Die altersstandardisierte Mortalitätsrate zwischen USA und Japan variierte 1988 nahezu um den Faktor 5. Die Inzidenz bei Afroamerikanern, die in San Francisco leben, ist um den Faktor 120 höher als bei chinesischen Männern [170].

Bei einem mittleren Erkrankungsalter (Median) in Deutschland von 71–72 Jahren während der Jahre 1990–1993 ist das Prostatakarzinom vor dem 50. Lebensjahr eine absolute Rarität und erreicht mit 70% Erstdiagnosen im 7. und 8. Lebensjahrzehnt seinen Höhepunkt in der Absolutzahl der klinisch apparenten Fälle. 95% aller Sterbefälle durch Prostatakarzinom treten nach dem 60. Lebensjahr auf, wobei ein sprunghafter Mortalitätsanstieg um den Faktor 3 nach dem 75. Lebensjahr zu verzeichnen ist [182].

Die hohe Prävalenz des nur histologisch nachweisbaren latenten Prostatakarzinoms weist weltweit keine statistisch signifikanten Unterschiede auf, wie Autopsiestudien an verschiedenen Orten zeigen konnten [170]. So steigt die Rate des latenten Prostatakarzinoms von 10% im 50. Lebensjahr auf 80% im 80. Lebensjahr an [26]. Die Initiierung, der erste Schritt der Kanzerogenese, tritt somit beim Prostatakarzinom weltweit in annähernd gleicher Häufigkeit auf. Die jedoch erheblichen internationalen Schwankungen hinsichtlich der Inzidenz des klinisch manifesten Karzinoms und der Mortalitätsraten sprechen dafür, daß Promotorfaktoren für das unterschiedliche biologische Verhalten des Prostatakarzinoms verantwortlich sind [49].

2.3 Ätiologie und Pathogenese

Ätiologie und kausale Pathogenese des Prostatakarzinoms sind weitgehend unbekannt [49, 170, 213]. Die deskriptive Epidemiologie (s. oben) spricht für einen wesentlichen Einfluß von exogenen, aus der Umwelt stammenden Promotorfaktoren auf die Entwicklung bis zur klinischen Manifestation des Prostatakarzinoms [39]. Außer exogenen Faktoren lassen sich noch 2 weitere Gruppen an potentiellen Faktoren abgrenzen, die an der Ätiologie und Promotion des Prostatakarzinoms beteiligt sind: genetische Faktoren und endogene Faktoren.

2.3.1 Genetische Faktoren

Ethnische Merkmale spielen eine Rolle als Risikofaktor für das Prostatakarzinom. So liegt die alterskorrigierte Inzidenz bei schwarzen Amerikanern bei 90/100.000 pro Jahr, bei weißen Amerikanern und Nordwesteuropäern bei 40–60/100.000 und bei Asiaten bei 2–10/100.000 pro Jahr [133]. In San Franzisko lebende Schwarze haben eine 6fach höhere weltstandardisierte Inzidenz am Prostatakarzinom zu erkranken als dort lebende Chinesen [49]. Immigrationsstudien zeigen, daß die Inzidenzraten bei Einwanderern aus Niedrigrisikogebieten sich nach einer Latenzzeit von 25 Jahren den Inzidenzraten in Hochrisikogebieten annähern, ohne jedoch gleich hohe Inzidenz- bzw. Mortalitätsraten zu erreichen (z. B. Japaner, die nach Hawaii einwandern [54, 155]). Dies wird auf die veränderten Ernährungsgewohnheiten im Einwanderungsland zurückgeführt [216]. Diskutiert wird auch, daß die Inzidenzunterschiede auf eine unterschiedliche Frequenz von transurethralen Resektionen der Prostata und auf verschiedene Aufarbeitungstechniken der Prostataresektate zurückzuführen sind [133].

Ein *genetischer Faktor* mit familiärer Häufung des Prostatakarzinoms spielt als Teilfaktor in etwa 9–26% der Fälle von Prostatakarzinomen eine Rolle. Bastacky et al. [12] fanden in der Anamnese bei 26% aller in einem 10-Jahres-Zeitraum radikal Prostatektomierten Hinweise auf einen genetischen Faktor, der basierend auf folgenden Kriterien wiederum bei jedem 5. dieser Patienten als hereditär bezeichnet wurde:

1. mehr als 3 erstgradig Verwandte mit Prostatakarzinom;
2. in 3 aufeinander folgenden Generationen in der väterlichen oder mütterlichen Linie ein Angehöriger mit Prostatakarzinom;
3. wenigstens 2 vor dem 55. Lebensjahr am Prostatakarzinom erkrankte Verwandte.

Die übrigen 80% aus der Patientengruppe mit genetischem Faktor hatten eine weniger ausgeprägte und nicht so regelmäßige Häufung von Prostatakarzinomfällen in der Familienanamnese, so daß andere Ursachen wie z. B. Umweltfaktoren in diesen Fällen eine gewichtigere Rolle spielen dürften [12, 22]. Sind 2–3 Verwandte ersten Grades am Prostatakarzinom erkrankt, ist das Risiko, selbst am Prostatakarzinom zu erkranken, um den Faktor 5–11 erhöht [38, 134, 198]. Ekman sieht das Risiko des Prostatakarzinoms bei familiärer Häufung um den Faktor 1,7–6 erhöht, wobei 40% aller hereditären Prostatakarzinomfälle Aberrationen am Chromosom 1 haben (Ekman, persönliche Mitteilung). Jüngere Untersuchungen haben gezeigt, daß sowohl pathologisch-anatomische wie auch klinische Befunde und der Verlauf bei hereditären Prostakarzinomen nicht signifikant von denen bei sporadischen Fällen abweichen [12, 141].

2.3.2 Endogene Faktoren

Den größten Risikofaktor für das Prostatakarzinom stellt das *Alter* dar. Nur 0,8% der klinisch manifesten Karzinome treten vor dem 50. Lebensjahr auf, während 92% nach dem 60. Lebensjahr manifest werden [49, 170].

Nachdem einige z. T. größere Kohortenstudien [91, 92, 157] darauf hindeuten, daß ein Zustand nach *Vasektomie* das relative Risiko für die Entwicklung eines Prostatakarzinoms um den Faktor 1,56–2,2 erhöht, wird dies in Studien jüngerer Zeit aufgrund von Selektionsfehlern bei der Rekrutierung des Klientels wieder in Frage gestellt ([22], Ekman, persönliche Mitteilung). Wenn überhaupt, führt eine Vasektomie zu einer geringen Risikoerhöhung für das Prostatakarzinom, wobei bisher keine Klarheit über den pathogenetischen Weg für die Risikoerhöhung besteht.

Die benigne Prostatahyperplasie (BPH) und das Adenokarzinom der Prostata zeigen einige auffällige Gemeinsamkeiten: beide Erkrankungen weisen einen altersabhängigen Anstieg der Prävalenz auf, sind in ihrer Entstehung und Wachstum androgenabhängig und reagieren auf Androgenentzug. Trotzdem ist ein kausaler Zusammenhang zwischen BPH und Adenokarzinom zumindest in der Mehrzahl der Fälle nicht anzunehmen [26], zumal ca. 80–85% dieser beiden Krankheitsbilder in anatomisch verschiedenen Zonen entstehen. Lediglich jene etwa 20% der Prostatakarzinome, die in der Transitionszone, d. h. dort wo auch die BPH entsteht, ihren Ursprung nehmen, könnten möglicherweise über die Vorstufe einer atypischen adenomatösen Hyperplasie eine direkte Beziehung zur BPH haben [26, 213]. Grundsätzlich kann nicht ausgeschlossen werden, daß gleiche ätiologische Faktoren für beide Erkrankungen verantwortlich sind [133].

2.3.3 Exogene Faktoren

Epidemiologische Fakten deuten auf einen gewichtigen Einfluß der *Ernährungsgewohnheiten* auf die Inzidenz des Prostatakarzinoms hin [11]. Neben dem Gesamtfettgehalt der Nahrung steigert insbesondere ein hoher Gehalt an gesättigten Fettsäuren das Risiko, an einem Prostatakarzinom zu erkranken [180, 216]; das durchschnittliche relative Risiko für tierisches Fett auf die Entwicklung eines Prostatakarzinoms ermittelte Key in einer Metaanalyse von Fallkontrollstudien und prospektiven Untersuchungen auf 1,54 [137]. Demgegenüber senkt faserreiche Ernährung das Prostatakarzinomrisiko. Der Wirkungsmechanismus der unterschiedlichen Nahrungskomponenten verläuft vermutlich über die gemeinsame Endstrecke der Modulation des Androgenstoffwechsels. Fettreiche Ernährung führt zu einer Erhöhung des freien biologisch wirksamen Testosterons, das nach Aufnahme in die Prostatazelle zu Dehydrotestosteron umgewandelt wird und Proliferationsvorgänge stimuliert. Faserreiche Kost senkt dagegen z. T. über eine Erhöhung des Serumspiegels an steroidhormonbindendem Globulin (SHBG) den Spiegel an freiem Testosteron. Zudem wirken in faserreicher Kost reichlich vorkommende Isoflavone, Flavonoide und Lignane, teils als Antioxidanzien, teils über eine östrogene Wirkung als kompetitive Antagonisten zum wachstumsstimulierenden 17β-Östradiol sowie über eine östrogeninduzierte Erhöhung des SHBG senkend auf das freie Serumtestosteron [11]. Auf die bedeutsame Rolle der Androgene in der Kanzerogenese des Prostatakarzinoms deuten die um 15% höheren Testosteronspiegel im Blut bei jungen schwarzen Amerikanern im Vergleich zu einer weißen Kontrollgruppe hin [181]. Dies könnte zumindest teilweise die signifikant höhere Inzidenz des Prostatakarzinoms bei schwarzen Amerikanern im Vergleich zur weißen Bevölkerung erklären. Andererseits ist das Prostatakarzinom bei Eunuchen und Kastraten, die einen niedrigen Testosteronspiegel aufweisen, praktisch unbekannt [170].

Möglicherweise ist eine verminderte Aufnahme von *Vitamin A, Retinol* und β-*Carotin* sowie eine verminderte Produktion von *Vitamin* D_3, wie sie z. B. bei der schwarzen Bevölkerung Amerikas auftritt, mit einem erhöhten Prostatakarzinomrisiko assoziiert [111, 133].

Dem *Rauchen* wird mehrheitlich kein Risikopotential für die Entwicklung eines Prostatakarzinoms nachgesagt [170]; jedoch stellte eine große Studie an US-Veteranen eine von der Intensität des Rauchens abhängige Erhöhung des relativen Risikos von 1,18–1,51 gegenüber Nichtrauchern (relatives Risiko: 1,0) fest [123].

Erhöhte *Kadmiumexposition* wird in der Literatur mehrheitlich mit einem leicht erhöhten Prostatakarzinomrisiko in Verbindung gebracht. Zinkabhängige Polymerasen, die in die DNA- und RNA-Replikation und Reparation involviert sind, werden durch Interaktion des Kadmiums mit Zink in ihrer Funktion gestört [136, Übersicht bei 170].

Von untergeordneter bzw. fehlender Bedeutung für das Risiko, ein Prostatakarzinom zu entwickeln, sind *sozioökonomische Faktoren* und *venerische Infektionen* (Gonorrhö, Herpes simplex Typ II, CMV). Unklar ist die Wertigkeit von *Familienstand* und *sexueller Aktivität* [170].

Zusammengefaßt läßt sich festhalten, daß in der Genese des klinisch manifesten Prostatakarzinoms eine vielschichtige, großteils von exogenen Faktoren abhängige, in seiner Komplexität noch nicht vollständig aufgeklärte Modulation des Androgenstoffwechsels eine wesentliche Rolle spielt. Dieser stimuliert die im Sinne der Kanzerogenese initiierten prostatischen Drüsenepithelien im Wachstum unterschiedlich stark, was das sehr variable biologische Verhalten des Prostatakarzinoms erklären kann.

2.4 Spektrum morphologischer Aufarbeitungsmethoden beim Prostatakarzinom

1. Die zumindest in den USA am weitesten verbreitete Methode zur histologischen Untersuchung der Prostata ist die *Nadelbiopsie* mit einer 18-gange-Nadel, die inzwischen die komplikationsträchtigere 14-gange-Stanzbiopsienadel abgelöst hat. Die 18-gange-Nadel liefert im Verhältnis zur 14-gange-Nadel weniger als 50% an Gewebe in einer allerdings besseren Qualität [19]. Die Rate falsch-negativer Befunde sank trotz des geringeren zur Diagnostik zur Verfügung stehenden Gewebes von vorher 11–25% auf maximal 11% [110, 204]; die Sensitivität liegt somit bei etwa 90%. Zudem ist die Rate postbioptischer Infektionen von 7–39% auf unter 1% zurückgegangen [19]. Auch die Sextantenbiopsie, d. h. die bilaterale Biopsie jeweils apikal, in der Mitte und basal, ist mit der 18-gange-Nadel ohne größere Belästigung für den Patienten gut durchführbar.
2. Die *Feinnadelaspirationsbiopsie* der Prostata (FNAB) mit einer 20- bis 22-gange-Nadel, die in Europa, speziell Skandinavien, weit verbreitet ist, stellt eine komplikationsarme, ohne Anästhesie ambulant durchführbare Methode dar. Sie dient der zytologischen Beurteilung von Prostataepithelien, ohne daß eine Aussage über die Beziehung zwischen Epithel und Stroma, d. h. zur Invasivität eines Karzinoms, gemacht werden kann. Die Sensitivität wird mit 66–97% angegeben, abhängig vom klinischen Stadium des Karzinoms (Literaturübersicht bei [166]). Sie ist in der Sensitivität damit der 18-gange-Nadel ebenbürtig [22]. Die Komplikationsrate der FNAB liegt in großen Serien zwischen 1 und 2% [22, 84] und ist somit der 18-gange-Nadel-Biopsie vergleichbar. Das in ca. 10–60% der Fälle unzureichende Zellmaterial ist die mit Abstand häufigste Ursache für falsch-negative Ergebnisse bei der FNAB der Prostata [115, 166]. Interpretationsfehler des Zytologen stehen erst an zweiter Stelle.

   Nadelbiopsie und Feinnadelaspirationsbiopsie sollten als komplementäre und nicht als konkurrierende diagnostische Maßnahmen angesehen werden. Die Spezifität der Feinnadelaspirationsbiopsie ist in der Hand des erfahrenen Zytologen als hoch anzusehen, wenngleich sie nicht ganz sicher einzuschätzen ist, da nach einer negativen Stanzbiopsie im Gefolge einer positiven Zytologie oft kein Follow-up mehr stattfindet. Ekman et al. [58] konnten zeigen, daß sich eine vermeintlich falsch-positive Prostatazytologie in 6 von 7 Fällen nach initial negativer Stanze doch in Re-Biopsien bestätigen ließ.
3. *Transurethral reseziertes Prostatagewebe* stammt im Gegensatz zu den mit den zuvor beschriebenen Methoden gewonnenen Geweben ganz überwiegend aus der Transitionszone mit periurethralem Gewebe, Blasenhalsanteilen und Gewebe des anterioren fibromuskulären Bandes. Enthalten Gewebespäne aus diesem Gebiet ein hochdifferenziertes Adenokarzinom, handelt es sich meist um ein inzidentes, in der Transitionszone entstandenes Karzinom. Liegt ein niederdifferenziertes Karzinom vor, ist eher an ein fortgeschrittenes aus der peripheren Zone eingewachsenes Karzinom zu denken.

   Nicht abschließend geklärt ist, wieviel Prozent des resezierten Gewebes der Pathologe histologisch untersuchen muß. Minimaler Standard gemäß dem »Cancer Commitee of the College of American Pathologists« ist, daß bis zu 30 g wenigstens 60% des Gewebes eingebettet werden, darüber hinaus pro 10 g 30% des Materials feingeweblich untersucht wird [26, 120]. Andere Untersucher empfehlen bis zu 30 g das Gewebe komplett einzubetten (ca. 10 Kapseln) und das weitere Vorgehen vom Befund in diesen Spänen abhängig zu machen. Im Falle eines Karzinoms oder Karzinomverdachtes muß das gesamte Restgewebe histologisch untersucht werden [115, 188].

4. Bei der *Prostataenukleation* findet sich überwiegend Gewebe der Transitionszone. Im Falle eines inzidenten Karzinoms ergibt sich ebenfalls die unter 3. beschriebene Problematik.
5. *Radikale Prostatektomiepräparate* werden nach Standardprotokollen aufgearbeitet. Mit der von Hall et al. [108] beschriebenen Methode der mikroskopischen Begutachtung, die neben dem in bis zu 85% der Fälle sichtbaren Tumor besonders den Apex und die Basis der Prostata sowie die Samenblasen berücksichtigt, lassen sich mit 12–13 Gewebeblöcken von maximal 2 x 1 x 0,5 cm mehr als 90% der positiven Resektionsränder, Kapselperforationen und Samenblaseninvasionen erfassen. Somit ist eine ausreichend hohe Sicherheit für ein korrektes Staging zu erzielen [22, 188], ohne daß derartige Operationspräparate zwingend vollständig eingebettet werden müßten, wenngleich der Nachweis der extraprostatischen Ausdehnung beim klinisch organbegrenzten Prostatakarzinom von der Vollständigkeit der morphologischen Aufarbeitung des Resektates abhängig ist [193]. Ein solches Vorgehen würde jedoch den 2- bis 3fachen Material- und Zeitaufwand bedeuten. Grundsätzlich gilt, daß ein positiver Resektionsrand am radikalen Prostatektomiepräparat keinesfalls mit einem organüberschreitenden Karzinomwachstum gleichzusetzen ist. Mit Großflächenschnitten lassen sich multifokale Tumorherde eindrucksvoller dokumentieren; sie sind aber zum adäquaten Staging des Tumors nicht unbedingt erforderlich.
6. Der *immunhistochemische Einsatz von PSA* und *PAP* ist für die morphologische Dignitätsbeurteilung von Prostatagewebe ohne Relevanz. Einzige Ausnahme ist die Detektion kleiner PSA-positiver Zellkomplexe in perineuralen Spalten, die ein gewichtiges Indiz für Malignität sind.

   Wertvoll ist dagegen die PSA-Markierung bei entdifferenzierten soliden Karzinomen in der Prostata und auch in extraprostatischem Gewebe, da PSA- und/oder PAP-Positivität insbesondere bei Anwendung monoklonaler Antikörper mit hoher Wahrscheinlichkeit für einen prostatischen Ursprung des malignen Tumors sprechen. Zu berücksichtigen ist, daß mit polyklonalen PSA-Antikörpern eine Reihe extraprostatischer Gewebe reagieren können [2]; so reagierten z. B. 3 von 22 Adenokarzinomen der Harnblase PSA-positiv [107]. Weiterhin ist zu berücksichtigen, daß bei niederdifferenzierten prostatischen Adenokarzinomen ohne drüsige Differenzierung jeder der beiden Antikörper bis zu 10% negativ und bis zu 59% nur fokal positiv reagiert; bei synchronem Einsatz beider Antikörper ist in bis maximal 1,6% der Fälle mit einem vollständig negativen Reaktionsausfall beider Antikörper zu rechnen [62, 135, 202].

   Die Anwendung eines gegen hochmolekulares Keratin des Stratum corneum gerichteten Antikörpers (Clon 34βE12) führt in der Prostata zur selektiven Markierung der Basalzelle, deren komplettes Fehlen in atypischen Prostatadrüsen für ein Karzinom spricht. Die Nützlichkeit dieses Markers in diagnostischen Problemfällen konnte mehrfach nachgewiesen werden [31, 113, 128, 219]. In einer Serie von 7242 Prostatapräparaten war dieser Antikörper in 3% der Fälle diagnostisch indiziert. Allerdings blieben trotz Anwendung des Basalzellantikörpers 18% der 264 untersuchten Fälle in ihrer Dignität weiter unklar [219].

Möglicher immunhistochemischer Einsatz von Antikörpern in der Prostata

- Prostataspezifisches Antigen (PSA)
- Prostatische alkalische Phosphatase (PAP)
- Breitspektrum Zytokeratin
- Hochmolekulares Zytokeratin (Clon 34βE12) gegen Basalzellen der Drüsen
- Chromogranin (Marker neuroendokriner Zellen)

2.5 Lokalisation und Metastasierungswege des Prostatakarzinoms

70–90% aller Prostatakarzinome sind in den dorsolateralen peripheren Anteilen des Organs zu finden [26, 130]. Bis zu 24% der Karzinome sind in der Transitionszone und etwa 5% in der zentralen Zone lokalisiert [26, 152]. Bei fehlender Seitenprädilektion ist ein multifokales Karzinom mit oft mikroskopisch kleinen Herden am radikalen Prostatektomiepräparat häufig nachweisbar (in 59,2% der Fälle [213]). In 80% der Fälle ist eine tumoröse Infiltration von Apex oder Basis der Prostata zu finden [115]. Zur Verteilung der Kapselperforation an systematisch aufgearbeiteten radikalen Prostatektomiepräparaten s. Tabelle 1.2.

Makroskopisch handelt es sich typischerweise um unscharf begrenzte, z. T. derbe solide weißliche Infiltrate im Gegensatz zum fein spongiösen Gewebeaufbau der BPH. Eine carcinomatöse Infiltration der Samenblasen ist an radikalen Prostatektomiepräparaten im klinischen Stadium A und B zwischen 0 und 19% nachweisbar, abhängig vom Ausgangspunkt des Karzinoms (Transitionszone vs. periphere Zone [26, 22, 100, 152, 213]). Eine Rektuminfiltration ist in der Regel erst in fortgeschrittenem Krankheitsverlauf zu finden, da die Denonvillier-Faszie eine wirksame Barriere gegen die Tumorausdehnung darstellt. Nach einer großen Autopsiestudie ist das Rektum in 9,4% von 1367 metastasierten Prostatakarzinomen befallen. Eine Harnblasenbeteiligung ist autoptisch mit 39,2% bedeutend häufiger [185].

Die *lymphogene Metastasierung* des Prostatakarzinoms erfolgt auf der Basis der genannten Autopsiestudie am häufigsten in die retroperitonealen bis hin zu den paraaortalen Lymphknoten, gefolgt von den Lymphknoten am Hals und um die Klavikula sowie den Beckenlymphknoten und inguinalen Lymphknoten (Tabelle 1.3). 2,2% der Prostatakarzinome metastasierten ausschließlich lymphogen [185]. Nach klinisch-operativen Erfahrungen sind am häufigsten die regionären pelvinen Lymphknoten befallen, insbesondere die obturatorischen Lymphknoten und die Lymphknoten ent-

Lokalisation	n	[%]
Apex	18	45
Blasenhals	12	30
Anterior	12	30
Basal	7	17,5
Lateral	4	10
Rektal	0	0

Tabelle 1.2. Lokalisation der Kapselperforation bei 40 radikalen Prostatektomiepräparaten mit gleichzeitig positiven Absetzungsrändern. (Mod. nach Voges [213])

Tabelle. 1.3. Die 5 häufigsten Lokalisationen von Lymphknotenmetastasen und Knochenmetastasen beim Prostatakarzinom; Autopsiestudie an 1367 metastasierten Fällen. (Mod. nach Saitoh et al. [185])

Lokalisation	Metastasen [%]
Lymphknotenregion	
Retroperitoneum	29,8
Paraaortal	21,8
Hals-/Klavikularegion	18,2
Becken	11,6
Inguinal	10,9
Knochenlokalisation	
Wirbelsäule	34
-davon lumbal	41
-nicht genau lokalisiert	41
Becken	11
-davon Os ileum	45
Rippen	11
Femur	5
Schädel	2

lang der A. iliaca externa [132, 138]. Der für die Entscheidung zur radikalen Prostatektomie bei klinisch organbegrenztem Karzinom diskriminierende Befund ist die Metastasenfreiheit der retroperitonealen Lymphknoten bzw. Beckenlymphknoten. Dieser Befund, der in der Regel vom Pathologen am Gefrierschnitt durch Untersuchung sämtlicher palpabler Lymphknoten getroffen wird, ist mit einer falsch-negativen Rate von 2–8% behaftet [22, 49, 213].

Die bevorzugten *hämatogenen Metastasenlokalisationen* sind die Knochen, wobei typischerweise osteoblastische Metastasen gebildet werden, die mit einem erhöhten Spiegel der alkalischen Phosphatase im Serum einhergehen können. Die Wirbelsäule, insbesondere der lumbosakrale Abschnitt, ist die Prädilektionsstelle für Knochenmetastasen des Prostatakarzinoms (s. Tabelle 1.3). Autopsiestudien zufolge [44, 185] sind die Lungen in fast jedem 2. Fall betroffen, die Leber immerhin noch in jedem 3. Fall (Tabelle 1.4). Die Metastasierungsfrequenz ist zudem abhängig vom histologischen Typ des Prostatakarzinoms. Undifferenzierte Karzinome, transitionalzellige Karzinome und Plattenepithelkarzinome weisen autoptisch signifikant häufiger Metastasen auf als gewöhnliche Adenokarzinome [185].

Tabelle. 1.4. Metastasenlokalisation beim Prostatakarzinom aus zwei großen Autopsiestudien

Lokalisation	n=89 (de la Monte et al. 1986)	n=1367 (Saitoh et al. 1984)
Lymphknoten	70%	68%
Knochen	70%	67%
Lunge	46%	49%
Weichteile	40%	0%
Serosa	37%	18%
Leber	30%	36%
Ureteren	21%	8%
Nebennieren	20%	17%
ZNS	15%	2%
Kolon	13%	14%

2.6 Pathologisches Staging des Prostatakarzinoms

Ein zuverlässiges Staging ist ausschließlich am radikalen Prostatovesikulektomiepräparat möglich. Von den zwei konkurrierenden Stagingschemata für das Prostatakarzinom (Tabelle 1.5), dem Schema nach Whitmore-Jewett und dem TNM-Schema der AJCC/UICC, wird in jüngerer Zeit auch in Amerika, wo das Whitmore-Jewett-Schema weitverbreitet war, das TNM-Schema mehr und mehr favorisiert [105]. Das TNM-Schema, bei dem fakultativ auch eine Angabe zur Lymphgefäß- bzw. Veneninvasion (z. B. LO, VO) möglich ist, wurde kürzlich in einigen Punkten aktualisiert, um die Korrelation zwischen Stadium und Prognose weiter zu verbessern [105, 188, 196].

Das *klinische Stadium T1* (s. Tabelle 1.5) umfaßt klinisch und durch bildgebende Verfahren nicht erkennbare Tumoren, die zufällig anläßlich einer TUR der Prostata (T1a und T1b) oder durch auffällige PSA-Werte im Serum (T1c) in nachfolgenden Stanzbiopsien diagnostiziert werden. Da weder im Gewebe, das durch transurethrale Resektion der Prostata gewonnen wird, noch in Stanzbiopsien der Prostata die für ein morphologisches Staging erforderliche größte lokale Ausdehnung des Karzinoms festzulegen ist (Ausnahme: s. Stadium pT4), ist die Angabe eines Stadiums pT1a–c nicht

Tabelle. 1.5. Gegenüberstellung des Stagingschemas nach Whitmore-Jewett und des TNM-Schemas der UICC

	Whitmore-Jewett		TNM
–	–	pT0	Kein Primärtumor nachweisbar
A	Tumor nicht tastbar, entdeckt bei Operation einer BPH oder beim Screening	T1	Klinisch und durch bildgebende Verfahren nicht erkennbarer Tumor
A1	Fokales Karzinom	T1a	Inzidentes Karzinom in <5% des resezierten Gewebes
A2	Multifokales oder diffuses Karzinom	T1b	Inzidentes Karzinom in ≥5% des resezierten Gewebes
		T1c	Tumor durch Nadelbiopsie identifiziert, klinisch nicht erkennbar
B	Tastbarer, auf die Prostata begrenzter Tumor	pT2	Tumor auf die Prostata begrenzt
B1	Befall ≤25% eines Lappens oder Knotens <1,5 cm	pT2a	Tumor in einem Lappen
B2	Knoten >1,5 cm	pT2b	Tumor in beiden Lappen
C	Tumor jenseits der Prostatakapsel	pT3	Tumor dehnt sich über die Prostatakapsel aus
C1	Minimale extrakapsuläre Tumorausdehnung	pT3a	Uni- oder bilaterale extrakapsuläre Ausdehnung
C2	Übergreifen des Tumors auf benachbarte Strukturen, z. B. Samenblase	pT3b	Tumoröse Samenblaseninfiltration
–	–	pT4	Tumor infiltriert benachbarte Strukturen außer den Samenblasen
D	Metastasen	pN0	Keine regionären Lymphknotenmetastasen
D1	Pelvine Lymphknotenmetastasen	pN1	Regionäre Lymphknotenmetastasen
D2	Knochenmetastasen, Weichteilmetastasen oder extrapelvine Lymphknotenmetastasen	pM0	Keine Fernmetastasen
–	–	pM1	Fernmetastasen vorhanden
–	–	pM1a	Nichtregionäre Lymphknotenmetastasen
–	–	pM1b	Knochenmetastasen
–	–	pM1c	Fernmetastasen anderer Lokalisation

zulässig [196]. So fand sich z. B. bei 60% der Patienten, die im Stadium T1a einer erneuten TUR der Prostata unterzogen wurden, noch weiteres Tumorgewebe, das in 26% der Fälle zum »upstaging« führte (zit. nach [21]).

Die Methode zur Quantifizierung der Tumormasse im Stadium T1a bzw. T1b ist immer wieder diskutiert worden und nach wie vor umstritten. Es konnte gezeigt werden, daß der Prozentsatz tumorbefallener Gewebespäne eine vergleichbare prognostische Aussagekraft besitzt wie eine aufwendige morphometrische Bildanalyse [86].

Das *klinische Stadium T1c* umfaßt im Hinblick auf das definitive pathologische Stadium ebenfalls eine sehr heterogene Patientengruppe [78, 105]. So wurde in einer jüngeren Studie von 157 Prostatakarzinompatienten im Stadium T1c am radikalen Prostatektomiepräparat in 49% ein organüberschreitendes Wachstum nachgewiesen, darunter in 12% mit Samenblaseninvasion. Bei 4% aller Patienten fanden sich zudem Lymphknotenmetastasen [78].

Welche Kriterien für eine prognostisch relevante morphologische Unterteilung des *Stadiums pT2*, das dem organbegrenzten Prostatakarzinom entspricht, am geeignetsten sind, ist umstritten. Zur Zeit hängt die Subkategorisierung vom tumorösen Befall eines oder beider *klinisch* abgrenzbarer Lappen ab, für die *anatomisch* kein entsprechendes Korrelat in der Prostata existiert. Auch eine Subkategorisierung nach den Kriterien Tumorgröße, Multifokalität und Tumorvolumen ist problematisch, da sie erstens in der alltäglichen Praxis kaum durchführbar ist, weil hierzu die vollständige histologische Aufarbeitung des Prostatektomiepräparates idealerweise mit Großflächenschnitten erforderlich ist und zweitens, weil bisher keine sicheren Anhaltspunkte vorliegen, daß diese Parameter beim organbegrenzten Prostatakarzinom von klinisch-prognostischer Relevanz wären [187, 188]. Allenfalls das Tumorvolumen könnte zur Subkategorisierung des Stadiums II herangezogen werden [151]. Da jedoch mehr als 90% der Patienten mit pathologisch-anatomisch organbegrenztem Prostatakarzinom nach 5–10 Jahren ohnehin progreßfrei sind, ist zu diskutieren, inwieweit überhaupt bei einer so guten Prognose in diesem Stadium eine Subklassifikation notwendig ist. Die Wahrscheinlichkeit, ein organbegrenztes Prostatakarzinom klinisch auch unter Zuhilfenahme systematischer Stanzbiopsien korrekt vorherzusagen, liegt bei nur etwa 50–60% [8, 175, Sammelstatistik bei 131].

Im *Stadium pT3*, das Karzinome mit extraprostatischer Ausdehnung umfaßt (Abb. 1.2), deuten neuere Untersuchungen darauf hin, daß der Quantifizierung der extraprostatischen Ausdehnung unabhängig von der Lateralität prognostische Bedeutung zukommt [75, 76]. Zur Quantifizierung schlagen Sakr et al. [188] vor, von *fokaler* extraprostatischer Ausdehnung zu sprechen, wenn nicht mehr als ein Gesichtsfeld bei starker Vergrößerung (400fache Vergrößerung = »high-power-field«) Karzinomgewebe außerhalb der Prostata an maximal 2 Schnittpräparaten enthält. Alle anderen Fälle wären als *extensive* extraprostatische Ausdehung zu klassifizieren. Die Vielzahl existierender Begriffe, um die Ausdehnung eines Prostatakarzinoms über die Kapsel hinaus zu charakterisieren, spiegelt die Problematik wider, die in der Erfassung dieses Kriteriums besteht, da insbesondere am Apex, anterior und basal an der Prostata keine exakt morphologisch definierbare Kapsel existiert (s. auch Tabelle 1.2). So ist eine carcinomatöse Infiltration von quergestreifter Muskulatur in der Apexregion nicht als gleichbedeutend mit einer Ausdehnung des Karzinoms über die Organgrenzen hinaus anzusehen [4]. Als verbindlicher Begriff wird der Terminus »extraprostatische Ausdehnung« postuliert [188].

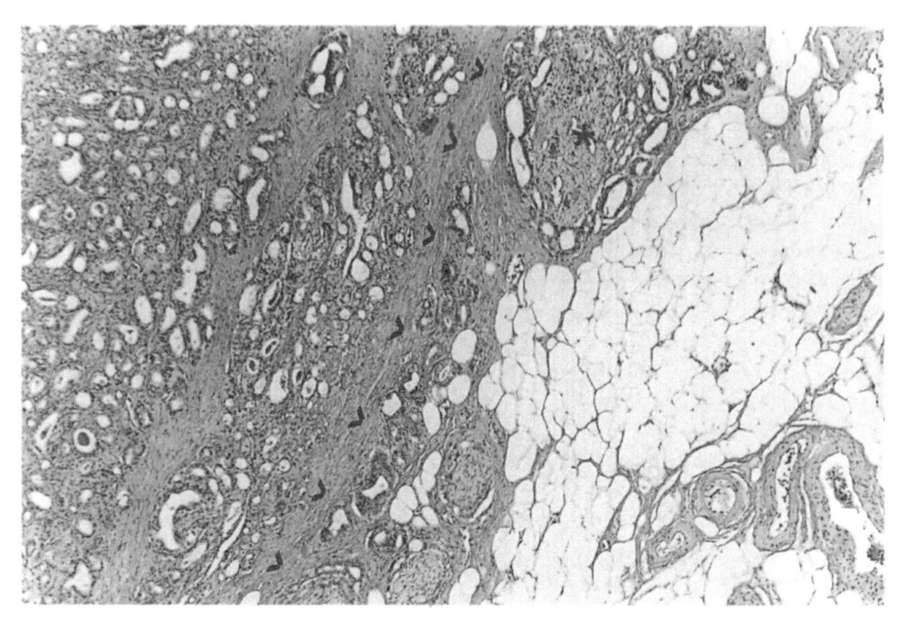

Abb. 1.2. Gewöhnliches glanduläres Adenokarzinom der Prostata mit extraprostatischer Ausdehnung in das Gefäßnervenbündel und Infiltration eines Ganglions (★). Prostatakapsel mit Markierung. Hämatoxylin-Eosin (*HE*), 63,5:1

Da entgegen langjähriger Meinung das sekretorische Epithel normaler Prostatadrüsen in bis zu 50% der Fälle bereits in der Hämatoxylin-Eosin-Färbung sichtbare Lipofuscingranula enthält, darf eine Karzinomausdehnung zwischen lipofuscinhaltigen Drüsen nicht als Beweis für eine Infiltration der Samenblasen, die stets reichlich Lipofuscin beinhalten, gewertet werden [35, 69]. Diese Gefahr der Fehlinterpretation besteht insbesondere am Stanzzylinder, wo eine fälschlicherweise diagnostizierte Samenblaseninfiltration (=pT3b) die potentielle Operation eines organbegrenzten Prostatakarzinoms verhindern könnte.

Im *Stadium pT4*, mit dem die tumoröse Infiltration angrenzender Strukturen beschrieben wird, besteht die Problematik darin, Binde- und Muskelgewebe an der Basis der Prostata von der Infiltration der Blasenhalsmuskulatur abzugrenzen [188]. Die Diagnose eines pT4-Stadiums gelingt in Einzelfällen auch an der Stanzbiopsie, wenn sich eine tumoröse Infiltration der Rektumschleimhaut nachweisen läßt.

In der neuen TNM-Klassifikation ist nur noch die Kategorie pN1 vorgesehen, die für eine regionäre lymphogene Metastasierung steht. Unter die regionären Lymphknoten fallen die Beckenlymphknoten unterhalb der Bifurkation der Aa. iliacae communes unabhängig von der Lateralität. Die ehemaligen Lymphknotenstadien pN2 und pN3, die auf der Größe und Anzahl befallener regionärer Lymphknoten beruhten, entfallen, was jüngst von einer Expertenkommission auf einer Konsensustagung vorgeschlagen wurde [188].

Nichtregionäre Lymphknotenmetastasen tauchen ebenso wie Knochenmetastasen als eine Subkategorie im Stadium »pM1« auf [196].

2.7 Grading des Prostatakarzinoms

Die Vielzahl existierender Gradingsysteme für das Prostatakarzinom reflektieren das Bemühen, einen exakt reproduzierbaren und prognostisch aussagekräftigen Parameter für das Prostatakarzinom zu entwickeln. Das Grading sollte eine möglichst adäquate Antwort auf die Frage geben, die Whitmore mit dem Satz: »Is cure necessary in those in whom it is possible and is it possible in those in whom it is necessary?« zusammenfaßte (zit. nach [208]).

Nachfolgend werden das weltweit am weitesten verbreitete und vom National Cancer Institute in den USA empfohlene Gradingsystem, das *Gleason-Grading* [95, 96, 97, 98] sowie das in Deutschland oft angewandte Gradingsystem, das vom *Pathologisch-Urologischen Arbeitskreis Prostatakarzinom* inauguriert wurde, vorgestellt [15, 163]. Abschließend wird das *Regressionsgrading* erörtert, das der Beschreibung des quantitativen und qualitativen Ausmaßes des Resttumors nach vorausgegangener Therapie dient [48].

2.7.1 Das Gleason-Grading

Das Gleason-Gradingsystem (Abb. 1.3; Tabelle 1.6) basiert ausschließlich auf der Beurteilung des Wachstumsmusters im Prostatakarzinom, wobei in der Regel die beiden ausgedehntest nachweisbaren histologischen Wuchsformen des Karzinoms mit einer

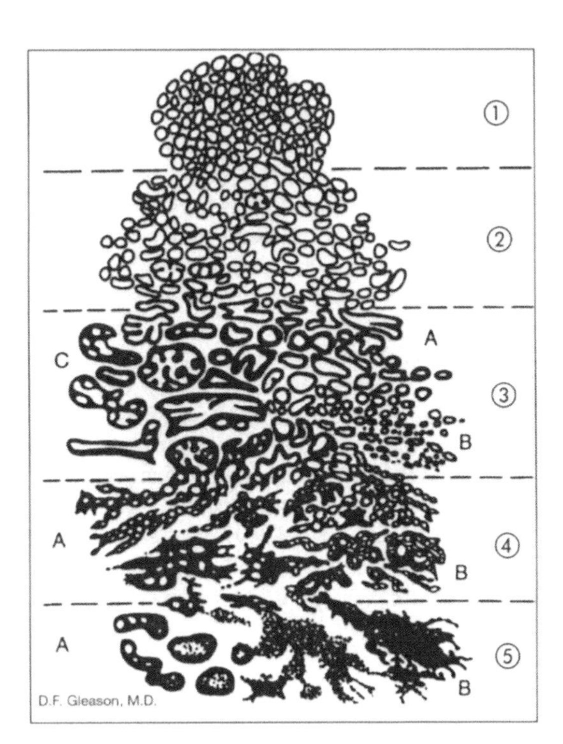

Abb. 1.3. Histologische Kriterien des Gleason-Grading [95, 96]

Tabelle. 1.6. Gleason-Grading [95, 96, 97]

Muster 1	Umschriebener Herd von gleichförmig runden mittelgroßen Drüsen in dichter Lagerung ohne Drüsenkonfluenz; minimale Stromainvasion
Muster 2	Weniger gut umschriebene Herde aus noch überwiegend rundlichen mittelgroßen Drüsen mit geringer Stromainvasion
Muster 3	Irreguläre deutlich infiltrative Verbände aus unregelmäßig konfigurierten teils länglichen, teils angulierten bzw. mikroglandulären Drüsen; beginnendes Auftreten papillärer und kribriformer Strukturen
Muster 4	Ausgeprägt infiltrative Herde aus konfluierenden Drüsen mit ausgedehnten kribriformen Strukturen und Fusion zu irregulären Strängen und Verbänden
Muster 5	Ausgeprägt infiltrative, z. T. auch relativ gut umschriebene Herde aus komedoformen und soliden Tumorzellverbänden mit kaum noch abgrenzbaren Drüsenlumina und z. T. Fusion zu flächenhaften Tumorarealen.

Punktzahl zwischen 1 und 5 bewertet werden. Diese werden nachfolgend addiert, so daß ein Score zwischen 2 und 10 entsteht. Wachstumsmuster, die im Gleason-Score Berücksichtigung finden, sollten wenigstens 5% desTumorpatterns ausmachen [68, 200]. Bei den in weniger als 50% nachweisbaren uniformen Karzinomen wird die entsprechende Punktzahl doppelt gezählt [4, 98]. Je niedriger die Punktzahl und der Score, desto besser ist das Karzinom differenziert. Zytologische Kriterien werden beim Gleason-Grading nicht berücksichtigt.

Die Vorzüge dieses Gradings sind: es ist leicht erlernbar, schnell und zeitsparend, bei kleiner mikroskopischer Vergrößerung anwendbar und gut reproduzierbar. Die Inter- und Intraobserverreproduzierbarkeit liegt bei etwa 80–90% [9, 98]; von De Las Morenas et al. [45] werden die Übereinstimmung zwischen verschiedenen Untersuchern mit nur 66% deutlich geringer als in anderen Gradingsystemen eingestuft. Die Wertigkeit des Gleason-Grading am Stanzzylinder für den definitiven Differenzierungsgrad und das definitive pT-Stadium ist umstritten, da zum einen oft ein Undergrading im Vergleich mit dem radikalen Prostatektomiepräparat auftritt, zum anderen an einem nur spärlichen Tumorgewebe im Stanzzylinder ein Gleason-Grading mit Festlegung von 2 Wachstumsmustern nicht möglich ist [19, 197].

Nach einer Zusammenstellung von Bostwick liegt am Stanzzylinder die Rate des Undergradings zwischen 33 und 45%, die des Overgradings zwischen 4 und 32% (Literaturübersicht bei [22]). Dennoch wird mehrheitlich empfohlen, ein Grading auch am Stanzzylinder durchzuführen.

Um das 9stufige Gleason-Schema auch für statistische Zwecke etwas besser handhabbar zu machen und dennoch die prognostische Aussagekraft zu erhalten, ist eine Reduzierung auf eine 4stufige Einteilung sinnvoll (Tabelle 1.7; [68]). Ein 2stufiges System in niedrig- und hochmaligne Tumoren würde den Score 2–6 vom Score 7–10 trennen [68]. Mehrere Studien aus jüngerer Zeit untermauern die schlechtere Prognose bei Vorliegen eines Score 7 gegenüber einem Score 5–6 [80, 153]. So ist die Wahrscheinlichkeit der Lymphknotenmetastasierung bei einem Gleason-Score von 7 signifikant größer als bei einem Gleason-Score von 6 [153, 205].

Tabelle. 1.7. Komprimiertes Gleason-Grading [68]

Score	Differenzierungsgrad
2–4	hoch differenziert
5–6	mäßig differenziert
7	mäßig-niederdifferenziert
8–10	niederdifferenziert

2.7.2 *Grading des Pathologisch-Urologischen Arbeitskreises Prostatakarzinom*

Das in Deutschland etablierte und in seiner Wertigkeit bestätigte [112] Grading des *Pathologisch-Urologischen Arbeitskreises Prostatakarzinom* (Tabelle 1.8 [15, 163]) basiert auf einem Score durch Addition einer Punktbewertung des histologischen Wachstumsmusters und des zytologischen Atypiegrades. Je höher die Entdifferenzierung des Karzinoms, desto höher der Scorewert. Letzterer reicht von 0 bis 5 und wird den Malignitätsgraden I–III zugeordnet. Zum Grading wird stets der am schlechtesten differenzierte Tumoranteil herangezogen. Ein von Helpap inauguriertes Subgrading, das den Malignitätsgrad I und II entsprechend ihrer Punktzahl noch in den Grad Ia/b und IIa/b unterteilt, hat eine noch bessere Korrelation zur Überlebensrate ergeben. Die 5-J.-Überlebensraten im Stadium Ib und IIa lagen bei 70%, im Stadium IIb und III bei 20% [112, 118].

Tabelle. 1.8. Grading des *Pathologisch-Urologischen Arbeitskreises Prostatakarzinom.* (Nach [15, 163])

Morphologische Kriterien	Scorepunkte
Hochdifferenziertes glanduläres Karzinom	0
Wenig differenziertes glanduläres Karzinom	1
Kribriformes Karzinom	2
Solides Karzinom	3
Geringe Kernatypie	0
Mäßige Kernatypie	1
Starke Kernatypie	2
Malignitätsgrad	**Summe der Scorepunkte**
I	0–1
II	2–3
III	4–5

2.7.3 *Regressionsgrading*

Im Rahmen einer konservativen Therapie des Prostatakarzinoms treten in mehr oder weniger ausgeprägter Form bei einer Großzahl der Tumoren charakteristische, wenn auch nicht spezifische morphologische Veränderungen auf. Diese betreffen sowohl carcinomatöse Strukturen als auch die nicht neoplastischen Drüsen sowie die Stromaveränderungen. Die Architektur tumoröser und ortsständiger Drüsen bleibt weitgehend erhalten und wird zum wesentlichen diagnostischen Kriterium des vorbehandelten Prostatakarzinoms. Morphologisch zeigen die ortsständigen Drüsen nach

Bestrahlung eine Atrophie bzw. Plattenepithelmetaplasie sowie typischerweise z. T. bizarre degenerative Kernatypien [24].

Die Epithelien carcinomatöser Drüsen bieten ein variables Spektrum von unveränderter Persistenz bis hin zum vollständigen Schwund. Das Stroma der bestrahlten Prostata zeigt z. T. typische vaskuläre Alterationen in Form einer Hyalinose der Gefäßwände, während an den Stromazellen die in anderen Organen typischerweise zu findenden bizarren Kerne fehlen. Die bioptische Beurteilung des Ausmaßes der regressiven Veränderungen des Karzinoms sollte frühestens nach 6 Monaten, idealerweise jedoch erst nach 12–18 Monaten nach Ende der Strahlentherapie erfolgen [63].

Von Dhom [48] wurde zur Graduierung des vorbehandelten Prostatakarzinoms eine 3stufige Einteilung vorgeschlagen (Tabelle 1.9), die eine Korrelation mit klinischen Befunden erlaubt [14, 143]. Mit steigendem Regressionsgrad sinkt der nachweisbare Anteil von Karzinomgewebe. Nach Ansicht anderer Autoren ist prognostisch lediglich entscheidend, ob nach angemessenem Intervall nach der Bestrahlung noch vitales Karzinomgewebe nachweisbar ist oder nicht. Bei noch nachweisbaren Karzinomformationen spielt der Grad der Regression keine Rolle [191].

Tabelle. 1.9. Histologisches Tumorregressionsgrading. (Nach [48])

Regressionsgrad I	Keine Regression oder noch große Tumorausbreitung; nur fokale Regression mit Vakuolisierung der Zellen und Kernpyknose ohne erkennbare Nukleolen
Regressionsgrad II	Ansteigende Regression im gesamten Tumorgewebe bei noch breiter Ausdehnung oder wenige Tumornester mit deutlicher Regression
Regressionsgrad III	Wenige winzige Verbände aus Tumorzellen, kaum mehr als solche identifizierbar
Regressionsgrad X	Kein nachweisbarer Tumor mehr

2.8 Potentielle präkanzeröse Läsionen der Prostata

Die morphologischen Charakteristika der atypischen adenomatösen Hyperplasie (AAH) und der prostatischen intraepithelialen Neoplasie (PIN) sind gut herausgearbeitet und allgemein akzeptiert. Demgegenüber ist die biologische Wertigkeit der atypischen adenomatösen Hyperplasie (AAH) und der prostatischen intraepithelialen Neoplasie (PIN) als potentielle Präneoplasien des Prostataepithels im Detail noch in Diskussion.

Die AAH, für die synonym auch der Begriff »Adenose« gebraucht wird, ist eine bevorzugt in der zentralen Zone der Prostata auftretende, morphologische Architekturstörung mit histologischen und zytologischen Merkmalen zwischen benigner Prostatahyperplasie und hochdifferenziertem Karzinom. Der Begriff der Adenose sollte gemäß einer kürzlichen Konsensustagung von Uropathologen nicht mehr verwendet werden [27]. Eine AAH findet sich im Untersuchungsgut einer großen urologischen Klinik in 1,6% von benignen transurethralen Resektaten und in 0,8% von Stanzbiopsien [69]. Die Koinzidinz von AAH und Prostatakarzinom liegt zwischen 3 und 22% und somit in der Größenordnung des inzidenten Karzinoms [114, 89]. Möglicherweise stellt die AAH ein Vorläuferstadium des relativ seltenen aus der Transitionszone hervorgehenden Prostatakarzinoms dar.

Die PIN, die wie die AAH in 2 Grade (»high grade« vs. »low grade«) unterteilt wird, stellt eine intraglanduläre Architekturstörung mit zytologischen Atypien unterschiedlichen Schweregrades dar. Sie entsprechen durchaus denen in intraduktal wachsenden Karzinomen, wobei die Basalzellschicht der Drüsen bei der PIN zumindest teilweise erhalten bleibt. Bei überwiegend multifokaler und dorsolateraler Lokalisation zeigt speziell die schwergradige PIN eine hohe Koinzidenz von etwa 85% mit dem Prostatakarzinom. Sie kann als gesicherte präneoplastische Läsion angesehen werden, die aller Wahrscheinlichkeit nach das Vorläuferstadium der dorsolateral lokalisierten Prostatakarzinome darstellt [18, 23, 116, 117, 186].

Als klinische Konsequenz ergibt sich aus der Diagnose AAH und leichtgradige PIN kein unmittelbarer weiterer diagnostischer oder therapeutischer Handlungsbedarf; der Patient sollte jedoch weiter überwacht werden. Bei der schwergradigen PIN muß durch ggf. mehrmalige kurzfristige bioptische Kontrolle das Vorliegen eines koinzidenten Karzinoms überprüft werden; ist dieses nicht nachweisbar, ist die Überwachung in 6- bis 12monatigen Abständen anzuraten [119].

2.9 Histologische Typen des Prostatakarzinoms

Das histologische Typing des Prostatakarzinoms beruht sowohl nach der WHO-Klassifikation als auch nach der in Deutschland verbreiteten Klassifikation des *Pathologisch-Urologischen Arbeitskreises Prostatakarzinom* auf einer Einteilung in gewöhnliche Adenokarzinome mit ihren Varianten sowie in seltene ungewöhnliche Karzinome (zur Häufigkeit s. Tabelle 1.10). Allen gewöhnlichen Adenokarzinomen der Prostata sind 2 morphologische Charakteristika gemein:

1. Es liegt eine ausgeprägte Neigung zur Infiltration perineuraler Spalträume vor, was nicht gleichbedeutend mit Kapselperforation, Invasion des Gefäßnervenbündels oder Lymphgefäßinvasion zu setzen ist, da Nerven auch intraprostatisch bzw. in der Kapsel vorkommen (Abb. 1.4). Sicherer morphologischer Beweis einer Kapselperforation ist insbesondere am Stanzzylinder bzw. am TUR-Material erst die carcinomatöse Fettgewebeinfiltration (s. Abb. 1.2).
2. Eine entzündliche Begleitreaktion im Stroma ist oft nur gering ausgeprägt oder fehlt vollständig.

Tabelle. 1.10. Histologische Typen des Prostatakarzinoms und ihre relative Häufigkeit

Karzinomtyp	Relative Häufigkeit
Gewöhnliche Adenokarzinome, davon	90–95%
- uniform: glandulär oder kribriform oder solide	40–50%
- pluriform	50–60%
Karzinom der Prostatagänge	0,4–0,8%
Muzinöses Adenokarzinom	ca. 50 publizierte Fälle
Ungewöhnliche Karzinome, davon	5-10%
Transitionalzellkarzinom	1–4%
Neuroendokrines Karzinom	1–2%
Plattenepithelkarzinom	ca. 50 publizierte Fälle
Adenoider Basalzelltumor	selten
Sarkomatoides Karzinom	selten
Phylloider Tumor	Rarität

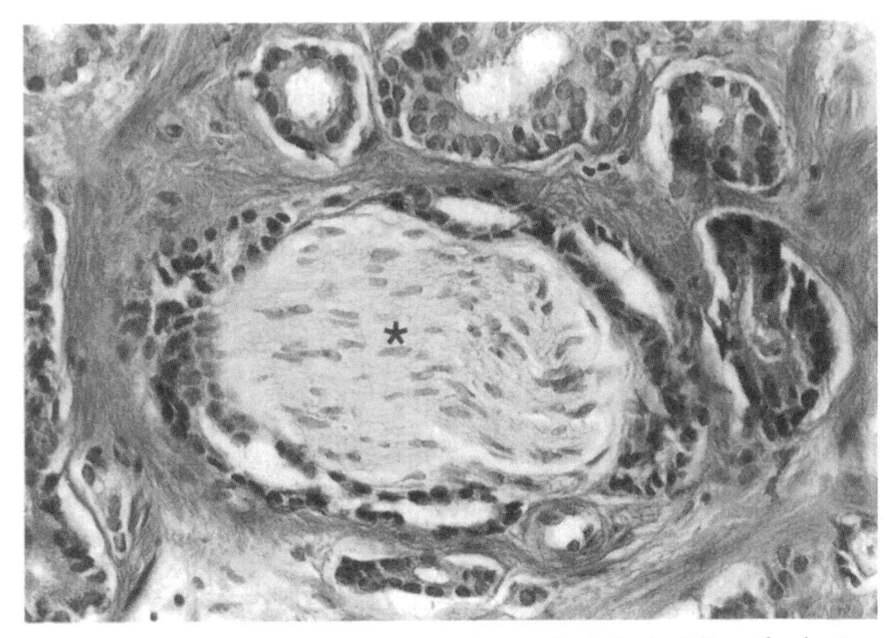

Abb. 1.4. Zirkuläre Infiltration eines perineuralen Spaltraumes durch ein glanduläres Adenokarzinom der Prostata (*Nerv* ★); HE, 500:1

2.9.1 Gewöhnliche Prostatakarzinome

In die Gruppe der gewöhnlichen Prostatakarzinome fallen 90–95% aller Prostatakarzinome [22, 49]. Es werden Tumoren mit uniformem Aufbau von solchen mit pluriformem Aufbau abgegrenzt, letztere machen etwa 50–60% der gewöhnlichen Prostatakarzinome aus und haben wenigstens 2 der nachfolgend beschriebenen Komponenten.

2.9.1.1 Das glanduläre Adenokarzinom

Es bildet infiltrierend wachsende, in seiner hoch ausdifferenzierten Form gleichmäßig große Drüsenschläuche, die von einem nur gering atypischen einreihigen Zylinderepithel ausgekleidet werden (Abb. 1.5a). Prominente Nukleolen oder Kernteilungsfiguren sind bei den gutdifferenzierten Formen kaum zu finden bzw. fehlen. Je nach Größe der carcinomatösen Drüsen werden mikro- und makroglanduläre Formen abgegrenzt, wobei mit zunehmendem Verlust der Ausbildung von Drüsen der Differenzierungsgrad abnimmt. Im Gleason-Grading entspricht das glanduläre Bild dem Muster 1–2 (= Score 2–4). Die Basalzellschicht fehlt in den carcinomatösen Drüsen (Abb. 1.5b).

2.9.1.2 Das kribriforme Adenokarzinom

Es zeichnet sich durch eine siebplattenartige Anordnung drüsiger Tumorformationen aus, zwischen denen kein Stroma nachweisbar ist (Abb. 1.5c). In der Regel sind zytolo-

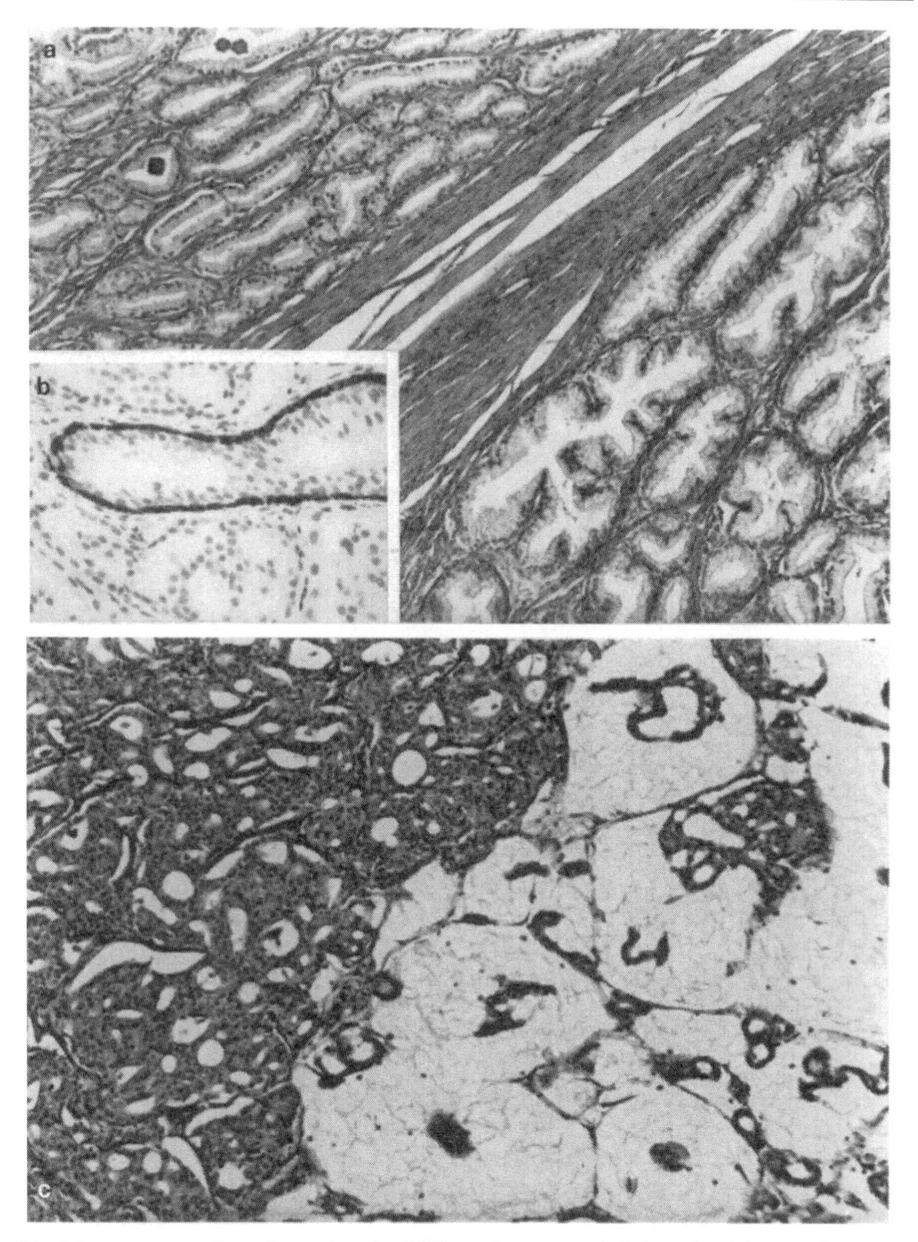

Abb. 1.5a–c. *a* Gegenüberstellung eines hochdifferenzierten gewöhnlichen glandulären Adenokarzinoms der Prostata (*linke obere Bildhälfte*) mit hyperplastischen Drüsen einer adenomatösen Hyperplasie (*rechte untere Bildhälfte*); HE, 125:1. *b* Markierung der Basalzellschicht einer ortsständigen Drüse mit dem Antikörper gegen hochmolekulares Cytokeratin (Clon 34βE12) umgeben von Infiltraten eines hoch bis mäßig differenzierten Adenokarzinoms (Immunhistochemie, APAAP-Methode), 230:1. *c* Gewöhnliches kribriformes Adenokarzinom der Prostata (*linke Hälfte*) mit fokaler muzinöser Differenzierung in Form extrazellulärer Schleimbildung (*rechte Hälfte*); HE, 125:1

gisch deutliche Kernpolymorphien, Mitosen und prominente Nukleolen erkennbar, so daß Prostatakarzinome mit kribriformem Anteil niemals in die Gruppe der hochdifferenzierten Karzinome fallen. Im Gradingsystem nach Gleason wird eine Dominanz kribriformer Strukturen mit dem Muster 4, d. h. bei uniformem Aufbau mit einem Score von 8 bewertet.

2.9.1.3 Das solide bzw. trabekuläre Adenokarzinom

Es tritt als Karzinom ohne erkennbare drüsige Strukturen auf und bildet irreguläre solide Nester, längliche trabekuläre Formationen und dispergierend wachsende Einzelzellen. Das Stroma ist wechselnd ausgeprägt und kann spärlich entwickelt sein, wie bei einem medullären Karzinom, oder sehr ausgeprägt sein im Sinne einer Desmoplasie, wie bei einem zirrhösen Karzinom. Zytologisch weisen die Tumorzellen trotz meist stärkerer Polymorphie noch Ähnlichkeiten mit den Tumorzellen der zuvor beschriebenen Typen auf, was die Einordnung unter die Adenokarzinome rechtfertigt. Bei uniformem Aufbau wird es im Gleason-Grading mit dem ungünstigsten Score von 10 bewertet.

Das endometroide (»prostatic duct carcinoma«) und das muzinöse Adenokarzinom der Prostata sind zwar seltene Karzinome in der Prostata, werden aber aufgrund ihrer PSA- und PAP-Expression nicht mehr der Gruppe der ungewöhnlichen Prostatakarzinome zugerechnet [115].

2.9.1.4 Adenokarzinome der Prostatagänge (»prostatic duct carcinoma«)

Mit einer Häufigkeit von 0,4–0,8% ist diese Sonderform des prostatischen Adenokarzinoms, das ausschließlich bei alten Männern gefunden wird, selten. Es kommt jedoch in 5% in Kombination mit dem ungleich häufigeren, von den Azini der Prostata ausgehenden gewöhnlichen Adenokarzinom vor [25, 101, 142]. Der oft exophytisch im Bereich des Colliculus seminalis in die Urethra vorwachsende Tumor geht histologisch typischerweise mit einer Ausbildung papillärer und kribriformer Formationen einher [178], die von einem Zylinderepithel mit Pseudostratifikation bedeckt werden. Aufgrund dieses morphologischen Befundes gewinnt der Tumor einen endometroiden Aspekt.

Diagnostisch entscheidendes Kriterium ist der Nachweis exophytisch wachsender papillärer Tumorformationen in der Urethra bzw. in erweiterten periurethralen Gängen. Nach dem Gleason-Grading sind nekrosefreie Tumoren dem Muster 3, bei Auftreten von Nekrosen dem Muster 5 zuzuordnen. Differentialdiagnostisch muß ein sekundär in die Prostata einwachsendes Adenokarzinom des Rektums abgegrenzt werden, was aufgrund der topographisch genau gegensätzlichen Verteilung und dem klinischen Bild in der Regel ohne Probleme möglich ist. Gegen einen Ursprung des endometroiden Karzinoms aus Resten des Müller-Ganges spricht die PSA- und PAP-Expression [25, 73] und die in einem Teil der Fälle zur Tumorregression führende antiandrogene Therapie.

Die Prognose dieses Karzinomtyps ist schlechter als beim gewöhnlichen azinären Adenokarzinom mit einer durchschnittlichen Überlebensrate von 36 Monaten [25, 101, 142]. In einer Serie von 35 Fällen befanden sich 25% der Patienten bereits in einem Stadium III, ein Drittel hatte Lymphknotenmetastasen [178].

2.9.1.5 Muzinöses Adenokarzinom der Prostata

Bisher sind von diesem seltenen Adenokarzinomtyp der Prostata etwa 50 Fälle in der Literatur beschrieben [22]. Geringe Mengen extrazellulären Schleimes lassen sich in Abhängigkeit von der Nachweismethode in 60–90% der gewöhnlichen prostatischen Adenokarzinome nachweisen (s. Abb. 1.5c). Von einem muzinösen Adenokarzinom sollte jedoch erst gesprochen werden, wenn wenigstens 25% der Tumormasse Schleimseen enthalten [59].

Im Gegensatz zu verschleimenden Adenokarzinomen der Harnblase sind in prostatischen muzinösen Adenokarzinomen typischerweise nur selten Siegelringzellen zu finden. Das morphologische Bild des prostatischen muzinösen Adenokarzinoms gleicht dem gleichnamigen Tumor in der Brustdrüse; es ist als Variante des Gleason-Musters 4 einzustufen [154]. PSA- und PAP-Reaktivität sind zwar auch in Adenokarzinomen der Harnblase in Einzelfällen fokal zu finden [74, 121, 158], jedoch im allgemeinen in prostatischen muzinösen Adenokarzinomen wesentlich ausgeprägter; so waren in einer Übersicht bei Bostwick [21] 12 von 15 Fällen PSA-positiv und 11 von 14 PAP-positiv. Muzinöse Adenokarzinome der Prostata zeigen einen meist aggressiven Verlauf mit geringerer Ansprechrate auf eine Hormontherapie oder Strahlentherapie als nichtmuzinöse Adenokarzinome. In einer Serie von 8 Patienten fanden sich 6 in einem Stadium T3 bzw. N1; 5 der 8 Patienten starben innerhalb von 7 Jahren an ihrem Tumor [71, 179].

Das *Siegelringzellkarzinom* der Prostata, das erst zu diagnostizieren ist, wenn >25% des Tumors aus Siegelringzellen besteht, ist noch seltener als das muzinöse Adenokarzinom und wird nicht immer als eigenständige Entität aufgeführt (Literaturübersicht bei [22]). Einerseits lassen sich in 2,5% aller gewöhnlichen Adenokarzinome der Prostata Siegelringzellen in geringer Zahl nachweisen [90], andererseits hat die Mehrzahl aller Siegelringzellkarzinome auch Anteile gewöhnlicher niedrig differenzierter Adenokarzinome.

PSA und PAP zeigen in etwa 75% der Fälle ein positives immunhistochemisches Resultat, wobei für den variablen Reaktionsausfall die verschiedenen Ursachen der Siegelringzellbildung wie intrazytoplasmatische Lumina, Fett- oder Muzinvakuolen mitverantwortlich sein sollen. Bei in der Regel fortgeschrittenem klinischem Stadium zum Zeitpunkt der Tumordetektion starben in einer Studie 5 von 8 Patienten 32–60 Monate nach Diagnosestellung [178].

2.9.2 Ungewöhnliche Karzinome

2.9.2.1 Transitionalzellkarzinom der Prostata

Das primäre Transitionalzell- oder Übergangszellenkarzinom der Prostata ist mit einer Frequenz von 1–4% aller Prostatakarzinome relativ selten. Es handelt sich um ein fast immer invasives Karzinom mit Neigung zur Blasenhalsinfiltration und extraprostatischer Ausdehnung in mehr als 50% der Fälle. Histologisch gleicht das Urothelkarzinom der Prostata dem der Harnblase. Typisch ist eine oft ausgeprägte begleitende Entzündung. Die in ca. 20% der Fälle nachweisbaren Fernmetastasen finden sich bevorzugt in Leber und Knochen, letztere meist als osteolytische Metastasen [66]. Differentialdiagnostisch abzugrenzen ist die wesentlich häufigere sekundäre Ausdehnung eines primären Transitionalzellkarzinoms der Harnblase in die Prostata, die bei subtiler Aufarbeitung der Prostata mit Serienschnitten in 37–45% der Fälle von primären Harnblasenkarzinomen gefunden werden kann [146, 176, 192, 220]. Da in bis zu 50% von Zystoprostatektomiepräparaten, die wegen eines Harnblasenkarzinoms entfernt wurden, ein synchrones Adenokarzinom der Prostata zu finden ist, darf der gleichzeitige Nachweis eines niederdifferenzierten soliden Karzinomherdes in der Prostata nicht automatisch zu der Annahme führen, daß es sich hierbei um einen undifferenzierten Anteil des Prostatakarzinoms handelt. Eine intraprostatische Ausdehnung des Blasenkarzinoms ist ebenfalls möglich. Zur therapeutisch bedeutsamen Differenzierung zwischen undifferenziertem Prostatakarzinom bzw. Transitionalzellkarzinom in der Prostata dient der immunhistochemische PSA-bzw. PAP-Nachweis, wobei beide Marker mit zunehmender Entdifferenzierung eines Prostatakarzinoms oft nur noch herdförmig nachweisbar sind. 5–6% der niederdifferenzierten Prostatakarzinome sind immunhistochemisch komplett PSA-negativ, während bei der PAP-Markierung 10–13% dieser Tumoren negativ reagieren. Auf der anderen Seite ist zu berücksichtigen, daß in Einzelfällen auch Adenokarzinome der Harnblase PSA und PAP exprimieren können [74, 107, 158].

2.9.2.2 Plattenepithelkarzinom der Prostata

Als Rarität ist das reine primäre Plattenepithelkarzinom der Prostata anzusehen, von dem etwa 50 Fälle in der Weltliteratur dokumentiert sind. Histologisch gleicht es Plattenepithelkarzinomen in anderer Lokalisation, seine Knochenmetastasen sind typischerweise osteolytisch [160, 161, 190]. Es spricht nicht auf einen Androgenentzug an und zeigt keinen erhöhten Serum-PSA-Spiegel [67]. Ebenso fehlt eine immunhistochemische PSA-Reaktivität. Unabhängig von der Therapie liegt die mittlere Überlebenszeit bei 14 Monaten [161]. Differentialdiagnostisch muß es gegen ausgedehnte Plattenepithelmetaplasien nach konservativer Prostatakarzinomtherapie oder nach Prostatainfarkt sowie gegen sekundär von der Urethra bzw. Harnblase einwachsende Plattenepithelkarzinome abgegrenzt werden.

2.9.2.3 Adenokarzinom mit neuroendokriner Differenzierung (neuroendokrines Karzinom)

Die erst kürzlich in der Prostata beschriebene und stets nachweisbare neuroendokrine Zellpopulation, die dem APUD-System angehört, ist in den meisten, wenn nicht in allen Prostatakarzinomen als proliferierende ebenfalls maligne Komponente in unterschiedlicher Ausdehnung nachweisbar [1, 50, 52]. Eine breite Palette regulatorischer Peptide (Serotonin, Chromogranine, Kalzitonin, HCG-ähnliche Substanzen u. a.) wurden in diesen Zellen bisher nachgewiesen (Literaturübersicht bei [53]). Da außerdem auch PSA- und Androgenrezeptoren von diesen Zellen exprimiert werden, ist eine gemeinsame Stammzelle mit den sekretorisch aktiven Drüsenepithelien der Prostata anzunehmen [5, 164].

Eine neuroendokrine Tumorkomponente kann sich in 3 morphologischen Varianten im Prostatakarzinom manifestieren:

1. Als *kleinzelliges anaplastisches Karzinom*, das 1–2% aller malignen Tumoren der Prostata ausmacht, PSA-negativ ist und in 50% der Fälle kombiniert mit Adenocar-

cinomanteilen vorkommt. Es spricht schlecht auf eine antiandrogene Therapie an und nimmt einen aggressiven Verlauf. Die Überlebensrate dieser Tumoren liegt bei durchschnittlich weniger als einem Jahr.
2. Als seltene *schlecht differenzierte karzinoidartige Tumoren* mit oft klarem Zytoplasma der Tumorzellen.
3. Als *gewöhnliche Adenokarzinome mit neuroendokriner Differenzierung*, die fast immer in zumindest minimaler Form immunhistochemisch nachweisbar ist, bis hin zu einer in ca. 10% der Fälle auftretenden extensiven und multifokalen neuroendokrinen Differenzierung.

2.9.2.4 Adenoider Basalzelltumor der Prostata

Der adenoide Basalzelltumor der Prostata, für den synonym auch Begriffe wie *Basalzellkarzinom* und *adenoidzystisches Karzinom* gebraucht wurden, ist ein sehr seltener neoplastischer Prozeß in der Prostata, der am Ende des morphologischen Kontinuums der Basalzellproliferation in der Prostata steht. Er nimmt bei unscharfer Begrenzung große Teile der Prostata ein, ohne jedoch die Organgrenzen zu überschreiten [47]. Histologisch läßt sich eine adenoidzystische von einer basaloiden Variante mit prominenter peripherer Palisadenbildung der Tumorzellen abgrenzen [46, 224]. Eine squamöse Differenzierung wird häufig beobachtet. Perineuralspaltinvasion und Mitosen kommen vor, sind aber selten. Zytologische Atypien sind – falls vorhanden – gering ausgeprägt.

Aufgrund der bisher nur kleinen Fallzahl ist das maligne Potential als unklar anzusehen. Bostwick [21] hält es für angebracht, ihn als Tumor mit niedrig malignem Potential einzustufen. Über eine Metastasierung bei dieser Tumorentität, die mit keiner signifikanten PSA- bzw. PAP-Erhöhung einhergeht, ist bei z. T. nur kurzem Follow-up bisher nicht berichtet worden [46, 87, 106]. Therapeutisch ist dieser Tumor mehrheitlich durch TUR angegangen worden, selten durch radikale Prostatektomie oder Bestrahlung.

Als Argument, diesen Tumor nicht adenoidzystisches Karzinom zu nennen, wird das Fehlen von zytoplasmatischen Myofilamenten und Basalmembranmaterial um Tumorzellnester sowie die bisher fehlende Dokumentation eines sicher malignen Verlaufes genannt [224]. Als Kriterien für die Diagnose des Basalzellkarzinoms gelten:
1. eine extensive Ausdehnung zwischen normalen Prostatadrüsen,
2. eine Perineuralspaltinvasion und
3. Nekrosen oder
4. die in Einzelfällen nachweisbare extraprostatische Ausdehnung [65, 70].

2.9.2.5 Sarkomatoides Karzinom der Prostata (metaplastisches Karzinom)

Das sarkomatoide Karzinom der Prostata ist ein hochmaligner epithelialer Tumor der Prostata, der eine spindelzellige (mesenchymartige) Differenzierung aufweist. Eine Abgrenzung zum Karzinosarkom, das im morphologischen Sinn ein Kombinationstumor aus einem malignen epithelialen und einem malignen mesenchymalen Anteil darstellt, wird meist nicht vorgenommen und ist auch für klinische Belange ohne Bedeutung. Am häufigsten werden osteosarkomatöse und leiomyosarkomatöse Differenzierungen gefunden.

Das immunhistochemische Verhalten der epithelialen Komponente entspricht dem gewöhnlicher Adenokarzinome; in der »mesenchymalen« Komponente können Vimentin, Desmin, Aktin und S-100 exprimiert werden. Der klinische Verlauf entspricht dem des niedrigdifferenzierten reinen Adenokarzinoms mit 41% tumorspezifischer 5-J.-Überlebensrate und 12% 7-J.-Überlebensrate [55]. Die sarkomatoide Tumorkomponente soll sich in einigen Fällen erst metachron durchschnittlich 33,5 Monate nach Diagnose eines Adenokarzinoms bzw. nach Strahlen- oder Hormontherapie entwickeln [67].

2.9.2.6 Phylloider Tumor der Prostata

Dieser in der Prostata seltene Mischtumor mit unterschiedlich zellreicher mesenchymaler und epithelialer Komponente ähnelt morphologisch und in seinem biologischen Verhalten den gleichnamigen Tumoren der weiblichen Brustdrüse. Grundsätzlich neigen diese Tumoren zum lokalen Rezidiv, in denen sich dann bei oft mehrjährigem Verlauf auch histologisch zunehmend Zeichen einer Entdifferenzierung finden können. Sichere Hinweise auf ein malignes Verhalten sind zellreiche mesenchymale Abschnitte (»stromal overgrowth«), Atypien sowie eine erhöhte Mitoserate. Die Metastasierung erfolgt vorwiegend hämatogen in Lunge und Knochen, während Lymphknotenmetastasen selten sind [22, 159].

3 Maligne nicht epitheliale Primärtumoren der Prostata

3.1 Sarkome der Prostata

Mit etwa 0,1% aller primären Prostatatumoren stellen Sarkome eine große Rarität dar [22, 64].

Erwähnenswert sind das *Rhabdomyosarkom* und das *Leiomyosarkom*. Ersteres tritt fast nur vom Kindes- bis zum jungen Erwachsenenalter auf mit einem Durchschnittsalter bei 5 Jahren. Die bei Diagnose oft schon sehr großen Tumoren (mittlerer Durchmesser 5–9 cm) haben häufig auf umliegende Organe übergegriffen und manifestieren sich mehrheitlich als embryonaler Subtyp mit rundlichen bis spindeligen Zellen, zwischen denen gelegentlich Rhabdomyoblasten mit breitem eosinophilem Zytoplasma anzutreffen sind [6]. Die immunhistochemische Reaktivität für Desmin, Aktin und Vimentin bei negativer Reaktion für PSA und PAP ist bei der morphologischen Differentialdiagnose hilfreich. Dank Chemotherapie in Kombination mit Resektion und Strahlentherapie liegt die 3-J.-Überlebensrate inzwischen bei über 70% [174].

Das Leiomyosarkom ist das häufigste Sarkom der Prostata beim Erwachsenen (Durchschnittsalter 59 Jahre) und macht etwa ein Viertel aller Prostatasarkome aus. Es gleicht in seinem histologischen Aufbau den Leiomyosarkomen anderer Organe und weist eine Problematik in der klaren Grenzziehung zwischen Leiomyom und Leiomyosarkom auf [22]. Die Immunhistochemie zeigt insbesondere eine positive Reaktion bei SMA (glattmuskuläres Aktin) und Vimentin, schwächer bei Desmin. Trotz Strahlentherapie z. T. kombiniert mit radikaler Chirurgie ist die Prognose schlecht. Die mittlere Überlebensrate nach Diagnose liegt bei weniger als 3 Jahren [41].

Differentialdiagnostisch müssen von allen Sarkomen sowie dem sarkomatoiden Karzinom der Prostata zum einen der postoperative Spindelzellknoten sowie reaktive Spindelzellproliferate ohne vorausgegangene Operation abgegrenzt werden. Die Anamnese, das Fehlen atypischer Mitosen bei diesen reaktiven, z. T. mitosenreichen Läsionen in Kombination mit chronisch entzündlichen Infiltraten und plexiformem Gefäßmuster helfen in der u. U. schwierigen Abgrenzung zu den Neoplasien im engeren Sinne.

3.2 Hämatologische Tumoren in der Prostata

Ganz überwiegend handelt es sich um eine Mitbeteiligung der Prostata bei Systemerkrankungen.

Autoptisch fanden sich ein Befall der Prostata bei CLL in 20% der Fälle [210] sowie ein Anteil der primären prostatischen Lymphome von 0,2% in bezug auf alle extranodalen malignen Lymphome. Es dominieren diffus wachsende Non-Hodgkin-Lymphome [85].

3.3 Keimzelltumoren

Als absolute Raritäten sind in der Prostata Keimzelltumoren sowie ein Neuroblastom beschrieben (Literaturübersicht bei [22]).

4 Metastasen in der Prostata

Karzinommetastasen in der Prostata sind ein seltener Befund, der autoptisch bei 0,5–2,2% aller an Tumoren verstorbener Männer nachweisbar ist [127, 225]. In der Hälfte der Fälle ist der Primärtumor ein Bronchialkarzinom, je ein Viertel der Metastasen ist durch maligne Melanome sowie durch verschiedene andere Primärtumoren bedingt [22, Literaturübersicht bei 64].

5 Morphologische Prognosefaktoren

In der Literatur wird das breite Spektrum morphologischer wie auch klinischer Faktoren mit unterschiedlichem prädiktivem Stellenwert für eine prätherapeutische Prognoseeinschätzung und Therapieplanung sowie für den postoperativen Verlauf des Prostatakarzinoms kontrovers diskutiert. Zunehmend wird versucht, durch die Kombination unabhängiger prognostischer Variablen die Exaktheit der Prognoseabschätzung zu verbessern.

5.1 Prätherapeutische Prognosefaktoren

Die statistisch signifikanten und nach multivariater Analyse unabhängigen prätherapeutischen Faktoren für das prognostisch günstige organbegrenzte Prostatakarzinom sind Patientenalter, Komorbidität, klinisches Stadium, präoperatives Serum-PSA und histologisches Grading [104].

Auf einer internationalen Konsensuskonferenz [124, 167] wird der pathohistologischen Ausdehnung (Staging), dem Grading sowie dem Serum-PSA ein unabhängiger prädiktiver Wert im Hinblick auf das definitive pathologische Stadium und das Auftreten eines erneuten PSA-Anstieges (»biochemisches Rezidiv«), den Prostatakarzinom-assoziierten Tod sowie die Mortalität beim organbegrenzten Karzinom zugesprochen. Das Patientenalter und die Komorbidität (Zweiterkrankung) sind als unabhängige Variable im Hinblick auf die Mortalität im TNM-Stadium I und II wirksam [3]. So korreliert ein präoperativer Gleason-Score von 2–4 oder 8–10 jeweils gut mit der Vorhersage des pTNM-Stadiums, während bei Patienten mit präoperativem Gleason-Score von 5–7, wozu 75% aller Patienten gehören, keine gute Vorhersage des pT-Stadiums aus dem Stanzzylinder möglich ist. Insgesamt läßt sich somit aus dem Gleason-Score allein nicht mit genügender Sicherheit das pT-Stadium vorhersagen [168].

5.2 Postoperative Prognosefaktoren

Nach radikaler Prostatektomie erweisen sich als unabhängige Prognosefaktoren für einen Wiederanstieg des Serum-PSA (»biochemisches Rezidiv«) und die Prostatakarzinom-assoziierte Mortalität das pathohistologische Stadium sowie das Grading. Demgegenüber gilt das Serum-PSA als unabhängiger Prognoseparameter für das biochemische Rezidiv, es erlaubt aber keine sichere Vorhersage des Prostatakarzinom-assoziierten Todes [124].

Eine multivariate Analyse morphologischer Faktoren zur Progreßvorhersage nach radikaler Prostatektomie bei klinisch organbegrenzten Tumoren (durchschnittliches Follow-up 8,5 Jahre) zeigte, daß das Gleason-Grading den Faktoren Kapselperforation, positive Resektionsränder und DNA-Ploidie überlegen war. Die Differenzierung in diploide und aneuploide Tumoren bei niedrig malignen Tumoren mit Gleason-Score ≤6 erlaubte eine signifikante Aussage hinsichtlich der Rezidivwahrscheinlichkeit [37].

In einer Studie mit über 500 Patienten erwiesen sich das Gleason-Grading sowie der Status der Resektionsränder als voneinander unabhängige prädiktive Faktoren für einen Tumorprogreß. Dabei ergab sich bei Patienten mit positiven Absetzungsrändern ein statistisch hochsignifikant höherer Gleason-Score im Vergleich zu Patienten mit negativen Resektionsrändern (durchschnittlich 6,3 vs. 5,6). Umgekehrt ist nur eine schwache Korrelation feststellbar zwischen dem Prozentsatz positiver Resektionsränder einerseits und Gruppen mit ansteigendem Gleason-Score andererseits (2–4; 5–6; 7; 8–10 [76]).

Potentielle neue prognostische Faktoren, die nach Empfehlung einer Expertenkommission einer eingehenden wissenschaftlichen Abklärung in der nahen Zukunft bedürfen, sind u. a. die Apoptose, die E-Cadherin-Expression, die Gefäßproliferation, neuroendokrine Zellen und die Tumorsuppressorgene [82].

5.2.1 Konventionelle pathomorphologische Prognosefaktoren

5.2.1.1 Bedeutung der Resektionsränder

Positive Resektionsränder beim radikalen Prostatektomiepräparat sind als prognostisch ungünstiges Zeichen zu werten (Literaturübersicht bei [213]).

Die mit 28–57% in den klinischen Stadien B2 und 68% im Stadium B3 [213] hohe Rate positiver Resektionsränder ist z. T. durch die anatomische Enge im kleinen Becken zu erklären. Es ist umstritten, ob auch nervenerhaltende Operationstechniken hierzu beitragen (Literaturübersicht bei [213]).

Mit 8,1% ist die Rate positiver Resektionsränder auf der nervenschonend operierten Seite bei kapsulär begrenztem Prostatakarzinom hoch. Prädilektionsstellen für positive Resektionsränder waren bei klinisch organbegrenztem radikal operiertem Prostatakarzinom mit je etwa 40% der Apex und die lateralen Seiten der Prostata. Bei organüberschreitendem Karzinom fanden sich positive Absetzungsränder bevorzugt am Apex (34%), anterior und am Blasenhals (je 23%). Von den insgesamt 68 Resektaten mit positiven Resektionsrändern betrafen 81% Karzinome der peripheren Zone [213]. Apex, laterale Seiten und Blasenhals waren auch hier in absteigender Häufigkeit die Gefahrenstellen für einen positiven Resektionsrand.

Die Entfernung der Denonvillier-Faszie ist entscheidend, um positive Resektionsränder am Apex bzw. an der Basis zu vermeiden. Da insgesamt knapp die Hälfte aller positiven Absetzungsränder auf die Apexregion entfielen und die gesamte Apexoberfläche betrafen, ist es zur intraoperativen Beurteilung des apikalen Resektionsrandes nicht ausreichend, nur die periurethrale Region zu untersuchen. Die Frequenz positiver apikaler Resektionsränder ist abhängig vom Tumorvolumen. Die Rezidivrate bei tumornegativen Resektionsrändern beträgt 19,6% im Gegensatz zu 54,5% bei tumorpositiven Rändern [213].

In der Gruppe mit positiven Absetzungsrändern lag die Rezidivrate nach mindenstens 18monatiger Nachbeobachtungszeit bei organbegrenzten Tumoren bei 47,1%, bei organüberschreitendem Wachstum bei 60,5%. Iatrogen bedingte positive Resektionsränder bei sonst organbegrenztem Prostatakarzinom gingen mit einer 4- bis 5fach höheren Rezidivrate nach wenigstens 18monatiger Nachbeobachtungszeit einher [213].

In einer Studie über das radikal operierte Prostatakarzinom im klinischen Stadium B mit einer Nachbeobachtungszeit von wenigstens 5 Jahren fanden Epstein et al. [77] ebenfalls einen hochsignifikanten Unterschied in der Progreßrate abhängig vom Status der Resektionsränder (18% bei negativen vs. 47% bei positiven Resektionsrändern). Zudem kommt es in ca. 40% der Fälle mit histopathologisch positiven Resektionsrändern nicht zum Rezidiv binnen eines 5jährigen postoperativen Zeitraumes [61, 80]. Dies läßt sich einerseits durch eine schmale Nekrosezone im Operationsbett mit Untergang von möglichen Karzinomresten oder andererseits durch artifizielles Ablösen spärlichen tumorfreien Gewebes am Operationspräparat erklären.

Nach einer jüngeren Studie an 104 histologisch komplett aufgearbeiteten radikalen Prostatektomiepräparaten mit einem Follow-up von wenigstens 5 Jahren läßt sich kein Zusammenhang zwischen der Häufigkeit eines Progresses und dem Minimalabstand des Karzinoms vom Resektionsrand erkennen. Der durchschnittliche Minimalabstand des Tumors lag mit durchschnittlich 0,3 mm in der progreßfreien Gruppe sogar unter dem durchschnittlichen Minimalabstand von 0,46 mm in der Gruppe mit Rezidiven [72].

5.2.1.2 Bedeutung der Kapselperforation

Eine extraprostatische Ausdehnung (Kapselperforation) geht mit einer deutlichen Prognoseverschlechterung einher [80, 213]. So lag beispielsweise die Rezidivrate bei vollständig aufgearbeitetem organüberschreitendem Karzinom etwa 4mal so hoch wie bei organbegrenzten Tumoren (49,2% vs. 12,8%). Dabei zeigt sich eine Abhängigkeit der Rezidivrate vom Ausmaß der Kapselperforation (bei <1 cm: 26,8% Rezidive, bei >2 cm: 73,3% Rezidive [213]). Einer großen systematischen Studie an 721 radikalen Prostatektomien zur Folge stellt die Kapselperforation neben dem Status der Resektionsränder und dem Gleason-Grading die dritte bedeutsame unabhängige Variable zur Vorhersage des Progresses eines Prostatakarzinoms dar [80]. Die vollständige Aufarbeitung von 397 klinisch organbegrenzten radikalen Prostatektomiepräparaten zeigte, daß in 47% eine Kapselperforation vorlag, was statistisch in enger Beziehung zum Tumorvolumen stand. Die Kapselperforation war bevorzugt an den Nerveneintrittsstellen des oberen Gefäßnervenbündels, des Prostataapex und basisnah in der Mitte der Prostata lokalisiert. In 70% dieser Fälle vollzog sich die Kapselperforation ausschließlich oder zumindest teilweise über perineurale Spalträume, die als ein Ausbreitungsweg mit geringem Gewebewiderstand und nicht als Lymphgefäßinvasion anzusehen sind (zit. nach [213]).

5.2.1.3 Samenblaseninvasion

Der Nachweis einer Samenblaseninvasion ist ein ungünstiger prognostischer Faktor, unabhängig vom Ausmaß der Samenblasenbeteiligung [188, 213]. Schon eine minimale Samenblaseninvasion von weniger als 1% des Organs führt in 70% der Fälle zum Rezidiv. Dabei ist in der Regel eine Samenblaseninvasion mit einer extraprostatischen Ausdehnung an der Prostatabasis vergesellschaftet [213].

5.2.1.4 Lymphknotenmetastasen

Lymphknotenmetastasen beim Prostatakarzinom sind ein prognostisch ungünstiges Zeichen und fast immer mit einem Progreß vergesellschaftet [77, 172, 213]. Dabei wird die Bedeutung, die die Zahl der Lymphknotenmetastasen für die Gefahr des Rezidivs bildet, in der Literatur kontrovers diskutiert [172, 213]. Mehrfach konnte eine positive Korrelation zwischen Differenzierungsgrad sowie dem Tumorstadium einerseits und der Frequenz von Lymphknotenmetastasen andererseits gezeigt werden (Übersicht bei [49]). So wurden bei Staging-Lymphadenektomien mit präoperativen G1-Karzinomen in 3,4% Lymphknotenmetastasen, bei G3-Karzinomen dagegen in 38,6% Lymphknotenmetastasen gefunden. Bei lymphogen metastasierten niederdifferenzierten Prostatakarzinomen besteht innerhalb von 2 Jahren eine 64%ige Wahrscheinlichkeit, daß ein Progreß auftritt. Im Mittel dauert es 31 Monate vom Zeitpunkt einer positiven Staging-Lymphadenektomie bis zur Entdeckung von Skelettmetastasen [172]. Nach 10 Jahren sind 60% der Patienten im Stadium D1 an ihrem Karzinom verstorben; die Heilungschance beträgt weniger als 5% [22].

5.2.1.5 Hämatogene Metastasen

Zwischen dem Auftreten hämatogener Metastasen im Knochen und dem Tumorvolumen im TUR-Material besteht eine positive Korrelation. Wenn mehr als 75% der Späne carcinomatös durchsetzt sind, liegt die Wahrscheinlichkeit von Knochenmetastasen bei über 90% [129]. Zudem besteht eine Abhängigkeit der Fernmetastasierung vom Differenzierungsgrad des Karzinoms (zit. nach [49]). Die tumorspezifische 10-J.-Überlebensrate liegt im Stadium D2 bei 10%; die Heilungsrate unter 1% [22].

5.2.1.6 Bedeutung des Tumorvolumens

Das Tumorvolumen des Prostatakarzinoms korreliert mit dem Gleason-Grading und anderen prädiktiven Faktoren für ein aggressives biologisches Verhalten, wie pathologisches Stadium, Kapselperforation, Samenblaseninvasion und Lymphknotenmetastasen. Es wird als bedeutsamer, wenn nicht als wichtigster Faktor für ein aggressives Verhalten des Prostatakarzinoms angesehen [213]. Da es jedoch zum einen methodisch sehr schwierig und aufwendig ist, das Volumen des makroskopisch oft nicht gut abgrenzbaren Prostatakarzinoms zu bestimmen und es zum anderen keine vom Gleason-Score und dem Status der Resektionsränder unabhängige zusätzliche prognostische Aussage liefert, scheint die Bestimmung des Tumorvolumens derzeit für klinisch-praktische Belange nicht erforderlich zu sein [77].

5.2.2 Prospektive pathomorphologische Prognosefaktoren

5.2.2.1 Neovaskularisation

Das Ausmaß der Neovaskularisation des Prostatakarzinoms wird als hoffnungsvolles Kriterium angesehen, um zukünftig ein besseres prätherapeutisches Staging und eine bessere Vorhersage zum Krankheitsverlauf zu treffen [30, 81]. Wenngleich die quantitative Erfassung der Angioneogenese aufwendig ist, so ließ sich die Vorhersage des korrekten pathologischen Stadiums durch Hinzufügen dieses Parameters zu den Faktoren Alter, Gleason-Score und PSA von 75% auf 87,5% steigern [30]. Hierbei konnte gezeigt werden, daß zum einen die Gefäßdichte in Stanzzylindern gut mit der im radikalen Prostatektomiepräparat korreliert [30], zum anderen mit ansteigendem pathologischen Stadium eine Zunahme der Neovaskularisation zu verzeichnen ist [33]. Weiterhin ließ sich in 80% radikal operierter Prostatakarzinome mit Stadium C unter Berücksichtigung der Gefäßdichte ein Progreß im langjährigen Follow-up vorhersagen [34]. Auch korreliert im initialen Stanzzylinder die gefundene Gefäßdichte mit der Rezidivfrequenz nach definitiver externer Strahlentherapie [109].

5.2.2.2 Proliferationskinetik

Die Proliferationskinetik des Prostatakarzinoms, die immunhistochemisch durch Antikörper gegen Zellzyklusproteine wie Ki-67 (MIB 1) erfaßt werden kann, ist ausgiebig untersucht worden. Der Proliferationsindex liegt bei durchschnittlich 3,8% (Prozentsatz positiver Tumorzellen/Gesamtzahl der ausgezählten Tumorzellen) im Gegensatz zu durchschnittlich 0,9% proliferativ aktiver Zellen in nicht tumorösem Prostatagewebe. Der Index ist signifikant höher bei metastasierten Karzinomen und bei höherem Gleason-Score. In einer jüngeren Studie ließ sich abhängig von einem Proliferationsindex über oder unter 6% ein signifikanter Unterschied im Gesamtüberleben der Patienten, nicht aber beim karzinomspezifischen Überleben finden [99].

Ein Proliferationsindex über 4% war in einer weiteren Untersuchung an einem kleinen Patientenkollektiv statistisch signifikant mit einem frühen Auftreten eines Rezidivs vergesellschaftet, das durch einen erneuten PSA-Anstieg diagnostiziert wurde [148]. Der prädiktive Wert des Ki-67-Proliferationsindex für die Tumorprogression bzw. Ansprechrate auf Hormontherapie bzw. Radiotherapie ist noch nicht abschließend geklärt (zit. nach [99]).

5.2.2.3 Apoptose und ihre Regulatoren

Androgenablative Maßnahmen führen an Prostatakarzinomzellen zur Derepression testosteronabhängiger Gene, so z. B. zur Aktivierung von Endonukleasen [140] mit nachfolgender DNA-Fragmentierung und lichtmikroskopisch nachweisbarer Apoptose. Diese nimmt im Tierexperiment ab dem 2. Tag nach Androgenentzug zu und endet am 21. Tag mit dem Tod aller androgenabhängigen Zellen und Verschwinden aller Apoptosekörper [60, 125]. Dabei ist die durch Androgenablation induzierte Apoptose von der Zellproliferation unabhängig [125]. Da früher oder später alle Prostatakarzinome androgenrefraktäre Zellpopulationen entwickeln, die keine Apoptose nach Androgenentzug entwickeln, kommt der Beeinflussung anderer Apoptoseregulatoren große Bedeutung zu.

Hierzu gehören sowohl p53 wie auch bcl-2. Mutiertes p53-Suppressorgen wird in 27% von fortgeschrittenen Prostatakarzinomen mit hohem Gleason-Score gefunden [17, 57]. Es reguliert physiologischerweise die Expression von bcl-2-Protein, das – im Überschuß exprimiert – zur Inhibition der Apoptose führt. Insgesamt ist der Angriffspunkt des p53 beim Prostatakarzinom noch nicht vollständig geklärt. Zum einen könnte eine verminderte Aktivität von p53 aufgrund seiner physiologischen regulatorischen Wirkung am Übergang einer Zelle von der G0- in die G1-Phase ein frühes Ereignis in der Prostatakarzinom-Onkogenese sein [93, 122], die sich durch p53-Wildtyp-Substitution möglicherweise vermeiden läßt. Andererseits scheint – durch experimentelle Untersuchung gestützt – eine vermehrte p53-Expression beim fortgeschrittenen androgenresistenten Prostatakarzinom zur Apoptoseinduktion zu führen [223].

Da die bcl-2-Proteinüberexpression in vivo mit einer vermehrten Ausbildung antiandrogenrefraktärer Zellpopulationen einhergeht [173], und zum anderen bcl-2-Suppression invers mit dem Auftreten von Apoptose korreliert ist, liegt es nahe, eine bcl-2-Blockierung als ein adjuvantes therapeutisches Konzept zusätzlich zur Hormonablation und zytotoxischer Chemotherapie anzuwenden [43, 162]. Analoges gilt für Eingriffe in die Regulation der p53-Funktion.

Eine retrospektive Studie an 175 Patienten mit klinisch organbegrenztem radikal operiertem Prostatakarzinom (durchschnittliches Follow-up 4,6 Jahre) konnte zeigen, daß sowohl p53 als auch bcl-2 von Alter, Rasse, Grading und Staging unabhängige Prognosefaktoren für das rezidivfreie Überleben waren [13]. Bei einer Überexpression von bcl-2, die in 25% der Fälle nachweisbar war, lag die Rezidivrate in 5 Jahren bei 67% gegenüber 31% ohne Überexpresssion. Die bei zwei Dritteln der Patienten nachgewiesene p53-Expression ging mit einer Rezidivrate von 51% gegenüber 22% bei p53-negativen Patienten einher. Bei Analyse beider Apoptose-regulierender Proteine lag die Rezidivrate bei 75% im Fall der Expression im Gegensatz zu 20,4% bei fehlender Expression [13].

5.2.2.4 Neuroendokrine Differenzierung

Die Bedeutung des Ausmaßes der neuroendokrinen Differenzierung im Prostatakarzinom für die Prognose wird kontrovers diskutiert. Ein mit steigendem Grad der prostatischen intraepithelialen Neoplasie (PIN) und zunehmender Entdifferenzierung des Prostatakarzinoms ansteigender Verlust neuroendokriner Differenzierungsmerkmale deutet auf einen progressiven Verlust von Regulationsmechanismen in fortgeschrittenen Stadien der Kanzerogenese des Prostatakarzinoms hin [27].

Jüngere Studien deuten auf eine inverse Korrelation zwischen dem Ausmaß der neuroendokrinen Differenzierung und der Prognose hin. Dieses Kriterium erwies sich nach multivariater Analyse als unabhängig vom Tumorstadium und Grading [42, 79, 103]. Allerdings ist die Unabhängigkeit der prognostischen Relevanz der neuroendokrinen Differenzierung von anderen Prognosefaktoren beim Prostatakarzinom nicht unumstritten [5, 82, 222]. Zur Klärung der Wirkung und Bedeutung neuroendokriner Transmitter auf das biologische Verhalten des Prostatakarzinoms bedarf es noch der Entwicklung neuer Methoden, um z. B. Ligand-Rezeptor-Interaktionen exakt analysieren zu können oder um m-RNA-Analysen als bessere Parameter der tatsächlichen Sekretion von Transmittern durchzuführen [53].

Weiterhin ist noch nicht befriedigend geklärt, welcher neuroendokrine Marker die größte prognostische Bedeutung hat und ob die Bestimmung des Markers im Serum oder im Gewebe von unterschiedlicher Aussagekraft ist. Als nützliche neuroendokrine Marker für das Prostatakarzinom werden bisher die neuronenspezifische Enolase, Chromogranin A und Serotonin angesehen [82]. Zur Prognoseabschätzung ist das Kriterium der neuroendokrinen Differenzierung im Prostatakarzinom zur Zeit noch nicht in der Praxis etabliert.

5.2.2.5 Androgenrezeptoren

Androgenrezeptoren finden sich sowohl beim lokalisierten wie auch beim metastasierten Karzinom, wobei der Prozentsatz Androgenrezeptor-positiver Tumorzellen keinen Vorhersagewert für das Zeitintervall bis zum Progreß nach vorausgegangener hormonablativer Therapie hat [183, 184]. Allerdings findet sich bei Karzinomen, die therapeutisch schlecht ansprechen, immunhistochemisch eine größere Androgenrezeptorheterogenität. Möglicherweise wird zukünftig aus der Analyse von Androgenrezeptormutationen ein größerer prognostischer Gewinn zu erzielen sein [82].

5.2.2.6 Zelladhäsionsmolekül E-Cadherin

Die Verminderung oder der Verlust der E-Cadherin-Expression, die für die Aufrechterhaltung des epithelialen Phänotyps verantwortlich ist, steht bei mehreren Tumoren in Beziehung zur Invasion und zum metastatischen Potential (z. B. Mammakarzinom [94]). Tierexperimentell ließ sich in invasiven Prostatakarzinomen im Gegensatz zu nicht-invasiven Karzinomen keine E-Cadherin-Expression mehr auf Protein- wie auf m-RNA-Ebene nachweisen [36]. Bei etwa 50% der Prostatakarzinome ist die E-Cadherin-Expression reduziert oder fehlt vollständig, wobei eine statistisch signifikante inverse Korrelation zum Tumorgrad, dem Tumorstadium und insbesondere zum Gesamtüberleben besteht [206, 207]. Dennoch wird E-Cadherin als unabhängiger prognostischer Marker für das Prostatakarzinom kontrovers diskutiert [122]. Weitere potentielle Marker der Zell-Zell-Interaktion, die prognostische Bedeutung erlangen könnten, sind Integrin-a_6, Integrin-b_F, Catenin-a, Catenin-b_1.

5.2.2.7 DNA-Ploidie

Mehrere Studien konnten eine gute Korrelation zwischen der Aneuploidierate nach DNA-Ploidiebestimmung und dem pathologischen Stadium zeigen (zit. nach [82]). Zudem könnte die DNA-Ploidieanalyse hinsichtlich der Prognose eine zusätzliche Stratifizierung der Karzinome mit gleichem pathologischen Stadium ermöglichen. So wiesen nach 13jährigem Verlauf diploide Prostatakarzinome des Stadiums C und D1 Überlebensraten von 90% und 100% und aneuploide Prostatakarzinome von 55% und 30% auf (zit. nach Eble 1997), was von anderen Autoren bestätigt wurde [226]. Allerdings ist im Prostatakarzinom das Tumorgewebe oft sehr heterogen differenziert und somit die Gefahr des »sampling error« groß. Ferner erweist sich die Bestimmung der DNA-Ploidie für die Routine als relativ aufwendig und zudem nicht standardisiert [22, 82]. Ein routinemäßiger Einsatz im klinischen Alltag wurde daher auf einer internationalen DNA-Zytometrie-Konsensuskonferenz nicht empfohlen [195].

5.2.2.8 Zytogenetische und molekularbiologische Befunde

Zytogenetische und molekularbiologische Untersuchungen haben eine Vielzahl chromosomaler Aberrationen im Prostatakarzinom aufgezeigt, die die Heterogenität des Tumors widerspiegeln. Am häufigsten finden sich Allelverluste auf Chromosom 8p, 10q und 16q, wobei diese 3 Loci ca. 50% aller Allelverluste ausmachen [29, 145]. Der Verlust eines Tumorsuppressorgens auf 8p spielt möglicherweise eine entscheidende Rolle in der Karzinogenese [29, 126, 145]. Der Nachweis einer Trisomie 7 oder 8 soll ferner ein Indikator für Tumoraggressivität und schlechte Prognose sein [203]. Eine Inaktivierung des p53-Suppressorgens auf Chromosom 17p ist in etwa 25% der fortgeschrittenen Prostatakarzinome nachweisbar, spielt aber in der frühen Kanzerogenese keine Rolle [16, 17, 57, 156, 209, 212]. Die in 10–20% der Fälle nachweisbaren Mutationen des Androgenrezeptorgens, das auf dem proximalen X-Chromosom gelegen ist, sind wahrscheinlich für Tumoren mit verminderter oder fehlender Ansprechbarkeit auf eine antiandrogene Therapie verantwortlich [40, 88, 201].

Auf einem noch nicht genau lokalisierten als PAC1 bezeichneten Locus des Chromosoms 10 findet sich nach In-vivo- und In-vitro-Untersuchungen eine Genomsequenz, die in der Lage ist, eine nicht mehr stattfindende Apoptose wieder zu aktivieren und somit eine Tumorsuppression zu induzieren [189]. Bei einem Teil der Prostatakarzinome könnten somit Mutationen auf Chromosom 10 eine zentrale Rolle in der Progression dieses Tumors spielen [102]. Insgesamt ist der prognostische Wert und die klinische Anwendbarkeit chromosomaler Veränderungen im Genom des Prostatakarzinoms noch nicht ausreichend geklärt [16].

Literatur

1. Abrahamsson PA, Wadstrom LB, Alumets J, Falkmer S, Grimelius L (1987) Peptid hormone and serotonin-immunoreactive tumor cells in carcinoma of the prostate. Pathol Res Pract 182: 298–307
2. Alanen KA, Kuopio T, Koskinen PJ, Nevalainen TJ (1996) Immunohistochemical labelling for prostate specific antigen in nonprostatic tissues. Path Res Pract 192: 233–237
3 Albertsen PC, Fryback DG, Storer Be, Kolon TF, Fine J (1995) Long term survival among men with conservatively treated localized prostate cancer. JAMA 274: 626–631
4. Amin MB, Grignon D, Bostwick D, Reuter V, Troncoso P, Ayala AG (1996) Recommendations for the reporting of resected prostate carcinomas. Association of directors of anatomic and surgical pathology. Am J Clin Pathol 105: 667–670
5. Aprikian AG, Cordon-Cardo C, Fair WR, Reuter VE (1993) Characterisation of neuroendocrine differentiation in human benign prostate and prostatic adenocarcinoma. Cancer 71: 3952–3965
6. Asmar L, Gehan EA, Newton WA, Webber BL, Marsden HB, van Unnik AJM et al. (1994) Agreement among and within groups of pathologists in the classification of rhabdomyosarcoma and related childhood sarcomas. Report of aninternational study of four pathology classifications. Cancer 74: 2579–2588
7. Ayala AG, RO JY, Babaian RJ, Troncoso P, Grignon DJ (1989) The prostatic capsule: does it exist? Its importance in the staging and treatment of prostatic carcinoma. Am J Surg Pathol 13: 21–27
8. Badalament RA, Miller MC, Peller PA, Young DC, Bahn DK, Kochie P et al. (1996) An algorithm for predicting nonorgan confined prostate cancer using the results obtained from sextant core biopsies with prostate specific antigen level. J Urol 156: 1375–1380
9. Bain GO, Koch M, Hanson J (1982) Feasibility of grading prostate carcinomas. Arch Pathol Lab Med 106: 265–267
10. Bartha R, Altwein JE (1997) Das Prostatakarzinom in den Print-Medien. Akt Urol 28: 1–3
11. Bartha R, Griffiths K, Altwein JE (1996) Der Einfluß nutritiver und non-nutritiver Nahrungsinhaltsstoffe auf die Inzidenz des Prostatakarzinoms. Akt Urol 27: 373–380
12. Bastacky SJ, Wojno KJ, Walsh PC, Carmichael MJ, Epstein JI (1995) Pathological features of hereditary prostate cancer. J Urol 153: 987–992
13. Bauer JJ, Sesterhenn IA, Mostofi FK, Mc Leod DG, Srivastava S,Moul JW (1996) Elevated levels of apoptosis regulator proteins p53 and bcl-2 are independent prognostic biomarkers in surgically treated clinically localized prostate cancer. J Urol 156: 1511–1516
14. Böcking A, AuffermannW (1987) Cytological grading of therapy-induced tumorregression in prostatic carcinoma: proposal of a new system. Diagn Cytopathol 3: 108–111
15. Böcking A, Sommerkamp H (1981) Histologisches Malignitätsgrading des Prostatakarzinoms.Prognostische Validität, Reproduzierbarkeit und Repräsentativität. Verh Dtsch Ges Urol 32: 63–65
16. Bookstein R, Allred DC (1993) Recessive oncogenes. Cancer 71 (Suppl): 1179–1186
17. Bookstein R, Mac Grogan D, Hilsenbeck SG, Sharkey F, Allred DC (1993) p53 is mutated in a subset of advanced stage prostate cancers. Cancer Res 53: 3369–3373
18. Bostwick DG (1992) Prostatic intraepithelial neoplasia(PIN): current concepts. J Cell Biochem 16: 10–19
19. Bostwick DG (1994) Gleason grading of prostatic needle biopsies: correlation with grade in 316 matched prostatectomies. Am J Surg Pathol 18: 796–803
20. Bostwick DG (1996) Chapter 2: pathology of prostate cancer. In: Ernsthoff MS, Heaney JA, Peschel R (eds) Urologic cancer. Blackwell, Cambridge(USA London Paris Berlin Wien, pp 15–47
21. Bostwick DG (1997) Staging prostate cancer - 1997: current methods and limitations. Eur Urol 32(Suppl 3): 2–14
22. Bostwick DG (1997) Neoplasms of the prostate. In: Bostwick DG, Eble JN (eds) Urological surgical pathology Mosby, St.Louis Baltimore Boston, pp 343–421
23. Bostwick DG, Brawer MK (1987) Prostatic intraepithelial neoplasia and early invasion in prostatic cancer. Cancer 59: 788–794
24. Bostwick DG, Egbert BM, Fajardo LF (1982) Radiation injury of the normal and neoplastic prostate. Am J Surg Pathol 6: 501–505
25. Bostwick DG, Kindrachuk RW, Rouse RV (1985) Prostatic adenocarcinoma with endometroid features. Clinical, pathological and ultrastructural findings. Am J Surg Pathol 9: 595–609
26. Bostwick DG, Cooner WH, Denis L, Jones GW, Scardino PT, Murphy GP (1992) The association of benign prostatic hyperplasia and cancer of the prostate. Cancer 70: 291–301
27. Bostwick DG, Algaba F, Amin HB, Ayala A, Eble J, Goldstein N et al. (1994) Consensus statement on terminology: recommendation to use atypical adenomatous hyperplasia in place of adenosis of the prostate.Am J Surg Pathol 18: 1069–1070
28. Bostwick DG, Dousa MK, Crawford BG, Wollan PC (1994) Neuroendocrine differentiation in prostatic intraepithelial neoplasia and adenocarcinoma. Am J Surg Pathol 18: 1240–1246

29. Bova GS, Carter BS, Bussemakers MJG, Emi M, Fujiwara Y, Kyprianou N et al. (1993) Homozygous deletion and frequent allelic loss of chromosome 8 p 22 loci in human prostate cancer. Cancer Res 53: 3869–3873
30. Brawer MK (1996) Quantitative microvessel density. A staging and prognostic marker for human prostatic carcinoma. Cancer 78: 345–349
31. Brawer MK, Peehl DM, Stamey TA, Bostwick DG (1985) Keratin immunoreactivity in the benign and neoplastic human prostate. Cancer Res 45: 3663–3667
32. Brawer MK, Nagle RB, Pitts W, Freiha F, Gamble SC (1989) Keratin immunoreactivity as an aid to the diagnosis of persistent adenocarcinoma in irradiated human prostate. Cancer 63: 454–460
33. Brawer MK, Deering RE, Brown M, Preston SD, Bigler SA (1994) Predictors of pathologic stage in prostatic carcinoma. The role of neovascularity. Cancer 73: 678–687
34. Brawer MK, Jonsson E, Gibbons RP, Deering RE, Bigler SA, Preston SD (1994) Extent of prostate neovascularity predicts progression in patients with pathologic stage C adenocarcinoma treated with radical prostatectomy. J Urol 151(Suppl 246): 289 A
35. Brennick JB, O'Connell J, Dickersin GR, Pilch BZ, Young RH (1994) Lipofuscin pigmentation (so called »melanosis«) of the prostate. Am J Surg Pathol 18: 446–454
36. Bussemakers MJG, van Moorselaar RJA, Giroldi LA, Ichikawa T, Isaacs JT, Takeichi M et al. (1992) Decreased expression of E-Cadherin in the progression of rat prostatic cancer. Cancer Res 52: 2916–2922
37. Carmichael MJ, Veltri RW, Partin AW, Miller MC, Walsh PC, Epstein JI (1995) Deoxyribonucleic acid ploidy analysisas a predictor of recurrence following radical prostatectomy for stage T2 disease. J Urol 153: 1015–1019
38. Carter BS, Bova GS, Beaty TH, Steinberg GD, Childs B, Isaacs WB, Walsh PC (1993) Hereditary prostate cancer: epidemiologic and clinical features. J Urol 150: 797–802
39. Carter HB, Piantadosi S, Isaacs JT (1990) Clinical evidence for and implications of the multistep development of prostate cancer. J Urol 143: 742–746
40. Castagnaro M, Yandell DW, Dockhorn-Dworniczak B, Wolfe HJ, Poremba C (1993) Androgenrezeptor-Gen Mutationen und p53-Gen Analyse in fortgeschrittenen Prostata-Karzinomen. Verh Dtsch Ges Pathol 77: 119–123
41. Cheville JC, Dundore PA, Nascimento AG, Meneses M, Kleer E, Farrow GM, Bostwick DG (1995) Leiomyosarcoma of the prostate. Report of 23 cases. Cancer 76: 1422–1427
42. Cohen R, Glezerson O, Haffejee Z (1991) Neuroendocrine cells: a new prognostic parameter in prostate cancer.Br J Urol 68: 258–262
43. Dawson NA, Wilding G, Weiss RB, Mcleod DG, Linehan WM, Frank JA et al. (1992) A pilot study of chemohormonal therapy for metastatic prostate cancer. Cancer 69: 213–218
44. De La Monte SM, Moore GW, Hutchins GM (1986) Metastatic behaviour of prostate cancer. Cluster analysis of pattern with respect to estrogen treatment. Cancer 58: 985–993
45. De Las Morenas A, Siroky MB, Merriam J, Stilmant MM (1988) Prostatic adenocarcinoma: reproducibility and correlation with clinical stages of four grading systems. Hum Pathol 19: 595–597
46. Denholm SW, Webb JN, Howard GCW, Chisholm GD (1992) Basaloid carcinoma of the prostate gland: histogenesis and review of the literature. Histopathol 20: 151–155
47. Devaraj LT, Bostwick DG (1993) Atypical basal cell hyperplasia of the prostate. Immunophenotypic profile and proposed classification of basal cell proliferations. Am J Surg Pathol 17: 645–659
48. Dhom G (1981) Pathologie des Prostatakarzinoms. Verh Dtsch Ges Pathol 32: 9–16
49, Dhom G (1991) Prostata In: Doerr W, Seiffert G (Hrsg) Pathologie des männlichen Genitale, Bd 21. Springer, Berlin Heidelberg New York, S 455–642
50. Di Sant'Agnese PA (1992) Neuroendocrine differentiation in carcinoma of the prostate. Diagnostic, prognostic and therapeutic implications. Cancer 70: 254–268
51. Di Sant'Agnese PA (1992) Neuroendocrine differentiation in human prostatic carcinoma. Hum Pathol 23: 287–296
52. Di Sant'Agnese PA (1995) Neuroendocrine differentiation in prostatic carcinoma. Recent findings and new concepts. Cancer 75: 1850–1859
53. Di Sant'Agnese PA, Cockett ATK (1996) Neuroendocrine differentiation in prostatic malignancy. Cancer 78: 357–361
54. Donn AS, Muir CS (1985) Prostatic cancer. Some epidemiologic features. Bull Cancer (Paris) 72: 381–390
55. Dundore PA, Cheville JC, Nascimento AG, Farrow GM, Bostwick DG (1995) Carcinosarcoma of the prostate. Report of 21 cases. Cancer 76: 1035–1042
56. Eble JN, Epstein JI (1990) Stage A carcinoma of the prostate. In: Bostwick DG (ed) Pathology of the prostate, seminal vesicles and male urethra. Churchill-Livingstone, New York, pp 61–82
57. Effert PJ, Mc Coy RH, Walther PJ, Lin ET (1993) p53 gene alterations in human prostate carcinoma. J Urol 150: 257–261

58. Ekman H, Hedberg K, Persson PS (1967) Cytological vs. histological examination of needle biopsy specimens in the diagnosis of prostatic cancer. Br J Urol 39: 544–548
59. Elbadawi A, Craig W, Linke CA, Cooper RA Jr (1979) Prostatic mucinous carcinoma. Urol 13: 658–666
60. English HF, Kyprianou N, Issacs JT (1989) Relationship between DNA fragmentation and apoptosis in the programmed cell death in the rat prostate following castration. Prostate 15: 233–251
61. Epstein JI (1990) Evaluation of radical prostatectomy capsular margins of resection. The significance of margins designated as negative, closely approaching and positive. Am J Surg Pathol 14: 626–632
62. Epstein JI (1994) The prostate and seminal vesicles. In: Sternberg SS (ed) Diagnostic surgical pathology, vol 2, 2nd edn. Raven, New York, pp 1807–1853
63. EpsteinJI (1995) Benign and malignant prostate following treatment. In: Silverberg SG (ed) Prostate biopsy interpretation, 2nd edn. Lippincott-Raven, Philadelphia New York, pp 191–203
64. Epstein JI (1995) Mesenchymal tumors and tumor-like conditions. In: Silverberg SG (ed) Prostate biopsy interpretation, 2nd edn. Lippincott-Raven, Philadelphia New York, pp 235–248
65. Epstein JI (1995) Basaloid lesions of the prostate. In: Silverberg SG (ed) Prostate biopsy interpretation, 2nd edn. Lippincott-Raven, Philadelphia New York, pp 205–220
66. Epstein JI (1995) Transitional cell carcinoma. In: Silverberg SG (ed) Prostate biopsy interpretation, 2 nd edn. Lippincott-Raven, Philadelphia New York, pp 221–234
67. Epstein JI (1995) Misscellaneous tumors. In: Silverberg SG (ed) Prostate biopsy interpretation, 2nd edn.Lippincott-Raven, Philadelphia New York, pp 249–256
68. Epstein JI (1996) The diagnosis and reporting of adenocarcinoma of the prostate in core needle biopsy specimens. Cancer 78: 350–356
69. Epstein JI (1997) Non-neoplastic diseases of the prostate. In: Bostwick DG, Eble JN (eds) Urologic surgical pathology. Mosby, St. Louis Baltimore Boston, pp 307–340
70. Epstein JI, Armas OA (1992) Atypical basal cell hyperplasia of the prostate. Am J Surg Pathol 16: 1205–1214
71. Epstein JI, Liebermann PH (1985) Mucinous adenocarcinomas of the prostate gland. Am J Surg Pathol 9: 299–307
72. Epstein JI, Sauvageot J (1997) Do close but negative margins in radical prostatectomy specimens increase the risk of postoperative progression? J Urol 157: 241–243
73. Epstein JI, Woodruff J (1986) Prostatic carcinomas with endometroid features: a light microscopic and immunohistochemical study of 10 cases. Cancer 57: 111–119
74. Epstein JI, Kuhajda FP, Liebermann PH (1986) Prostatic specific acid phosphatase immunoreactivity in adenocarcinomas of the urinary bladder. Hum Pathol 17: 939–942
75. Epstein JI, Carmichael MJ, Pizov G, Walsh PC (1993) Influence of capsular penetration on progression following radical prostatectomy: a study of 196 cases with long term follow up. J Urol 150: 135–141
76. Epstein JI, Pizov G, Walsh PC (1993) Correlation of pathologic findings with progression after radical retropubic prostatectomy. Cancer 71: 3582–3593
77. Epstein JI, Carmichael M, Partin AW, Walsh PC (1993) Is tumor volume an independent predictor of progression following radical prostatectomy? A multivariate analysis of 185 clinical stage B adenocarcinomas of the prostate with 5 years of followup. J Urol 149: 1478–1481
78. Epstein JI, Walsh PC, Carmichael M, Brendler CB (1994) Pathologic and clinical findings to predict tumor extent of non palpable (stage 1c) prostate cancer. JAMA 271: 368–374
79. Epstein JI, Partin A, Veltri R (1995) Neuroendocrine differentiation(NE) in prostate cancer: enhanced prediction of progression following radical prostatectomy. Lab Invest 72: 75 A
80. Epstein JI, Partin AW,Sauvageot J, Walsh PC (1996) Prediction of progression following radical prostatectomy: a multivariate analysis of 721 men with long term follow up. Am J Surg Pathol 20: 286–292
81. Eschenbach AC von (1996) The biologic dilemma of early carcinoma of the prostate. Cancer 78: 326–329
82. Eschenbach AC von, Brawer MK, di Sant'Agnese PA, Humphrey PA, Mahran H, Murphey GP et al. (1996) Workgroup 4: Exploration of new pathologic factors in terms of potential for prognostic significance and future applications. Cancer 78: 372–375
83. Eschenbach AC von, Ho R, Murphy GP, Cunnuingham M, Lins N (1996) American Cancer Society guidelines for the early detection of prostate cancer: update, June 10, 1997. Cancer 80: 1805–1807
84. Esposti PL, Elman A, Norlen H (1975) Complications of transrectal aspiration biopsy of the prostate. Scand J Urol Nephrol 9: 208–213
85. Fell P, O'Connor M, Smith JM (1987) Primary lymphoma of prostate presenting as bladder outflow obstruction. Urology 29: 555–559

86. Foucar E, Haake G, Dalton L, Pathak DR, Lujan JP (1993) The area of cancer in transurethral resection specimens as a prognostic indicator in carcinoma of the prostate. Acomputer assisted morphometric study. Hum Pathol 21: 586–592
87. Frankel K, Craig JR (1974) Adenoid cystic carcinoma of the prostate. Am J Clin Pathol 62: 639–645
88. Gaddipati JP, McLeod DG, Heidenberg HB, Sesterhenn IA, Finger MJ, Moul JW, Srivastava S (1994) Frequent detection of codon 877 mutation in the androgen receptor gene in advanced prostate cancers. Cancer Res 54: 2861–2864
89. Gaudin PB, Epstein JI (1994) Adenosis of the prostate. Histologic features in transurethral resection specimens .Am J Surg Pathol 18: 863–870
90. Geurin D, Hasan N, Keen CE (1993) Signet ring cell differentiation in adenocarcinoma of the prostate: astudy of five cases. Histopathol 22: 367–371
91. Giovannucci E, Ascherio A, Rimm EB, Colditz GA, Stampfer MJ, Willett WC (1992) A prospective cohort study of vasectomy and prostate cancer in US men. JAMA 269: 873–877
92. Giovannucci E, Tosteson TD, Speizer FE, Ascherio A, Vassey MP, Colditz GA (1992) A retrospective cohort study of vasectomy and prostate cancer in US men. JAMA 269: 878–882
93. Girinsky T, Koumenis C, Graeber TG, Peehl DM, Giaccia AJ (1995) Attenuated response of p53 and p 21 in primary cultures of human prostatic epithelial cells exposed to DNA-damaging agents. Cancer Res 55: 3726–3731
94. Giroldi LA, Schalken JA (1993) Decreased expression of the intercellular adhesion molecule E-Cadherin in prostate cancer: biological significance and clinical implications. Cancer Metastasis Rev 12: 29–37
95. Gleason DF (1966) Classification of prostatic carcinomas. Cancer Chemother Rep 50: 125–128
96. Gleason DF (1977) The veterans administration cooperative urological research group. Histologic grading and clinical staging of prostatic carcinoma. In: Tannenbaum M (ed) Urologic pathology: the prostate. Lea & Febiger, Philadelphia, pp 171–197
97. Gleason DF (1990) Histologic grading of prostatic carcinoma. In: Bostwick DG (ed) Pathology of the prostate. Churchill Livingstone, New York, pp 83–93
98. Gleason DF (1992) Histologic grading of prostate cancer: a perspective. Hum Pathol 23: 273–279
99. Goel A, Abou-Ellela A, De Rose PB, Cohen C (1996) The prognostic significance of proliferation in prostate cancer. J Urol Pathol 4: 213–225
100. Green DR, Egawa S, Neerhut G, Flanagan W, Wheeler TM, Scardino PT (1991) The distribution of residual cancer in radical prostatectomy specimens in stage A prostate cancer. J Urol 145: 324–329
101. Green LF, Farrow GM, Ravits JM, Tomera FM (1979) Prostatic adenocarcinoma of ductal origin. J Urol 121: 303–305
102. Greschner M, Siegsmund M, Alken P (1997) Genetische Grundlagen hereditärer Erkrankungen Teil 2: maligne Erkrankungen und Syndrome. Akt Urol 28: 4–23
103. Grignon D, Caplan R, Sakr W, Porter A, Doggen RLS, John M et al. (1995) Neuroendocrine (NE) differentiation as a prognostic indicator in locally advanced prostate cancer (PCa). Lab Invest 72: 76 A
104. Grignon DJ, Hammond EH (1995) College of american pathologists conference XXVI on clinical relevance of prognostic markers in solid tumors. Report of the prostate cancer working group. Arch Pathol Lab Med 119: 1122–1126
105. Grignon DJ, Sakr WA (1996) Pathologic staging of prostate carcinoma . Cancer 78: 337–340
106. Grignon DJ, Ro JY, Ordonez NG, Ayala AG, Cleary KR (1988) Basal cell hyperplasia, adenoid basal cell tumor and adenoid cystic carcinoma of the prostate: an immunohistochemical study. Hum Pathol 19: 1425–1433
107. Grignon DJ, Ro JY, Ayala AG, Johnson DE, Ordonez NG (1991) Primary adenocarcinoma of the urinary bladder: clinicopathologic analysis of 72 cases. Cancer 67: 2165–2172
108. Hall GS, Kramer CE, Walsh PC, Epstein JI (1992) Evaluation of radical prostatectomy specimens: a comparative analysis of various sampling methods. Am J Surg Pathol 16: 315–324
109. Hall MC, Troncoso P, Pollack A, Zhau HYE, Zagars GK, Chung LWK, von Eschenbach AC (1994) Significance of tumor angioneogenesis in clinically localised prostate carcinoma treated with external beam radiotherapy. Urol 44: 869–875
110. Hammerer P, Huland H, Sparenberg S (1992) Digital rectal examination, imaging and systematic-sextant biopsy in identifying operable lymph node negative prostatic carcinoma. Eur Urol 22: 281–287
111. Hanchette CL, Schwartz GG (1992) Geographic patterns of prostate cancer mortality. Evidence for a protective effect of ultraviolett radiation. Cancer 70: 2861–2869
112. Hanke P, Götting B, Burk K, Schneider M, Weber W (1987) Prognose und Beurteilung von Prostatakarzinomen. Ein Vergleich der Klassifikation nach Dhom und der kombinierten histologisch-zytologischen Klassifikation des onkologischen Arbeitskreises Prostatakarzinom. Verh Dtsch Ges Urol 38: 216–218

113. Hedrick L, Epstein JI (1989) Use of keratin 903 as an adjunct in the diagnosis of prostate carcinoma. Am J Surg Pathol 13: 389-396
114. Helpap B (1989) Do precursor lesions of prostatic carcinoma exist? World Urol 7: 27-33
115. Helpap B (1989) Prostata. In: Helpap B (Hrsg) Pathologie der ableitenden Harnwege und der Prostata. Springer, Berlin Heidelberg New York, S 161-354
116. Helpap B (1991) Atypical hyperplasia, intraepithelial neoplasia and incidental carcinoma of the prostate. In: Altwein JE, Faul P, Schneider W (eds) Incidental carcinoma of the prostate. Springer, Berlin Heidelberg New York, pp 74-91
117. Helpap B (1993) Review of the morphology of prostatic carcinoma with special emphasis of subgrading and prognosis. J Urol Pathol 1: 13-19
118. Helpap B, Weißbach L (1984) Retrospektive Untersuchungen über Behandlung und Verlauf des Prostatakarzinoms auf der Basis eines histologisch-zytologischen Gradings. Verh Dtsch Ges Path 68: 376
119. Helpap B, Bostwick DG, Montironi R (1995) The significance of atypical adenomatous hyperplasia and prostatic intraepithelial neoplasia for the development of prostate carcinoma. Virch Arch 426: 425-434
120. Henson DE, Hutter RVP, Farrow GM (1994) Practise protocol for the examination of specimens removed from patients with carcinoma of the prostate gland. Arch Pathol Lab Med 118: 779-783
121. Heyderman E, Brown VE, Richardson TC (1984) Epithelial markers in prostatic, bladder and colo-rectal cancer: an immunoperoxidase study of epithelial membrane antigen,carcinoembryonic antigen and prostatic acid phosphatase. J Clin Pathol 37: 1363-1369
122. Honn KV, Aref A, Chen YQ, Cher ML, Crissman JD, Forman JD et al. (1996) Prostate cancer. Old problems and new approaches Part II. Diagnostic and prognostic markers, pathology and biological aspects. Pathol Oncol Res 2: 191-211
123. Hsing AW, Mc Laughlin JK, Hrubec Z, Blot WJ, Fraumeni JF Jr (1991) Tobacco use and prostate cancer: 26 year follow up of US-veterans. Am J Epidemiol 133: 437-441
124. Hutter RVP, Montie JE, Busch CH, Grignon DJ, Lieber M, Logothetis CH et al. (1996) Workgroup 3: Current prognostic factors and their relevance to staging. Cancer 78: 369-371
125. Isaacs JT, Lundmo PI, Berges R, Martikainen P, Kyprianou N, English HF (1992) Androgen regulation of programmed death of normal and malignant prostatic cells. J Androl 13: 457-464
126. Isaacs WB, Bova GS, Morton RA, Bussemakers MJ, Brooks JD, Ewing CM (1994) Molecular biology of prostate cancer. Seminar Oncol 21: 514-521
127. Johnson DE, Chalbaud R, Ayala AG (1974) Secondary tumors of the prostate. J Urol 112: 507-508
128. Kahane H, Sharp JW, Shuman GB, Dasilva G, Epstein JI (1995) Utilisation of high molecular weight cytokeratin on prostate biopsies in an independent laboratory. Urol 45: 981-986
129. Kang F, Chung-Fu P (1983) Predicting the probability of bone metastasis through histological grading of prostate carcinoma: a retrospective correlative analysis of 81 autopsy cases with antemortem transurethral resection specimen. J Urol 130: 708-711
130. Kastendieck H (1987) Klinisches vs. inzidentes Prostatakarzinom: pathomorphologische Aspekte als Therapiegrundlage. In: Nagel R (Hrsg) Konservative Therapie des Prostatakarzinoms. Springer, Berlin Heidelberg New York, S 1-19
131. Kastendieck H, Hüsselmann H (1982) Postoperative pathomorphologische Klassifikation des Prostatakarzinoms. Empfehlungen zur Bearbeitung totaler Prostatektomien und Relevanz der Befunde. Pathologe 3: 278-286
132. Kastendieck H, Bressel M, Henke A, Hüsselmann H (1980) Häufigkeit regionärer Lymphknotenmetastasen beim operablen Prostatakarzinom. DMW 105: 1348-1354
133. Keeley FX, Gomella LG (1996) Chapter 1: Epidemiology of prostate cancer. In: Ernsthoff MS, Heaney JA, Peschel RE (eds) Urologic cancer. Blackwell, Cambridge/MA Oxford London, pp 2-14
134. Keetch D, Catalona W (1991) Familial aspects of prostate cancer: a case -control review. J Urol 145: 250 A
135. Keillor JS, Aterman K (1987) The response of poorly differentiated prostatic tumors to staining for prostate specific antigen and prostate acid phosphatase: a comparative study. J Urol 137: 894-898
136. Kerr WK, Keresteci AG, Mayoh H (1960) The distribution of zinc within the human prostate. Cancer 13: 550-554
137. Key T (1995) Risk factors for prostate cancer. Canc Surv 23: 67-77
138. Kopper B, Dhom G, Schwaiger R, Neisius D, Ziegler M (1986) Erfahrungen mit der pelvinen Lymphadenektomie beim Prostatakarzinom. Akt Urol 17: 129-133
139. Kost LV, Evans GW (1964) Occurrence and significance of striated muscle within the prostate. J Urol 92: 703-704
140. Kyprianou N, English SH, Issacs JT (1988) Activation of a Ca 2+ -Mg 2+ – dependent endonuclease as an early event in castration-induced prostatic cell death. Prostate 13: 103-118
141. Lange PH (1995) Editorial: a potpourri of new observations about prostate cancer. J Urol 153: 1009-1010

142. Lee SS (1994) Endometroid adenocarcinoma of the prostate. A clinicopathologic and immunohistochemical study. J Surg Oncol 55: 235–238
143. Leistenschneider W, Nagel R (1980) Zytologisches Regressionsgrading und seine prognostische Bedeutung beim konservativ behandelten Prostatakarzinom. Akt Urol 11: 263–275
144. Lepor H, Gregerman M, Crosby R, Mostofi FK, Walsh PC (1985) Precise localisation of the autonomic nerves from the pelvic plexus to the corpora cavernosa: a detailed anatomical study of the adult male pelvis. J Urol 133: 207–212
145. MacGrogan D, Levy A, Bostwick D, Wagner M, Bookstein R (1994) Loss of chromosome arm 8 p loci in prostate cancer: mapping by quantitative allelic balance. Genes Chomosom Cancer 10: 151–159
146. Mahadevia PS, Koss LG, Tar IJ (1986) Prostatic involvement in bladder cancer: prostatic mapping in 20 cystoprostatectomy specimens. Cancer 58: 2096–2102
147. Manley CB Jr (1966) The striated muscle of the prostate. J Urol 95: 234–240
148. Mashal RD, Lester S, Corless C, Riechie JP, Chandra R, Propert KJ, Dutta A (1996) Expression of cell cycle-regulated proteins in prostate cancer. Cancer Res 56: 4159–4163
149. McNeal JE (1980) Anatomy of the prostate: a historical survey of divergent views. Prostate 1: 3–13
150. McNeal JE (1981) Normal and pathologic anatomy of prostate. Urol 17 (Suppl): 11–16
151. McNeal JE (1992) Cancer volume and site of origin of adenocarcinoma in the prostate: relationship to local and distant spread. Hum Pathol 23: 258–266
152. McNeal JE, Redwine EA, Freiha FS, Stamey TA (1988) Zonal distribution of prostatic adenocarcinoma: correlation with histologic pattern and direction of spread. Am J Surg Pathol 12: 897–906
153. McNeal JE, Villers A, Redwine EA, Freiha FS, Stamey TA (1990) Histologic differentiation, cancer volume and pelvic lymphnode metastasis in adenocarcinoma of the prostate. Cancer 66: 1225–1233
154. McNeal JE, Alroy J, Villers A, Redwine EA, Freiha FS, Stamey TA (1991) Mucinous differentiation in prostatic adenocarcinoma. Hum Pathol 22: 979–988
155. Meikle AW, Smith JA (1990) Epidemiology of prostate cancer. Urol Clin North Am 17: 709–718
156. Mellon K, Thompson S, Charlton RG, Marsh C, Robinson M, Lane DP et al. (1992) P53, c-erb B-2 and the epidermal growth factor receptor in the benign and malignant prostate. J Urol 147: 496–499
157. Mettlin C, Natarajan N, Huben R (1990) Vasectomy and prostate cancer risk. Am J Epidemiol 132: 1056–1061
158. Minkowitz G, Peterson P, Godwin TA (1990) A histochemical and immunohistochemical study of adenocarcinoma involving urinary bladder. Mod Pathol 3: 68 A
159. Mishina T, Shimada N, Toki J, Ikehara S (1990) A case report of phylloides tumor of the prostate: review of the literature and analysis of bizarre giant cell origin. Acta Urol Jpn 36: 1185–1188
160. Moskovitz B, Munichor M, Bolkier M, Livne PM (1993) Squamous cell carcinoma of the prostate. Urol Int 51: 181–183
161. Mott LJM (1979) Squamous cell carcinoma of the prostate. Report of 2 cases and review of the literature. J Urol 121: 833–836
162. Mukamel E, Nussbaum B (1992) Fifteen years experience of combined hormone/chemotherapy in metastatic prostate cancer. Urol 39: 274–276
163. Müller H-A, Altenähr E, Böcking A, Dhom G, Faul P, Göttinger H et al. (1980) Über Klassifikation und Grading des Prostatakarzinoms. Verh Dtsch Ges Path 64: 609–611
164. Nakada SY, di Sant'Agnese PA, Moynes RA, Hiipakka RA, Liao S, Cockett AT et al. (1993) The androgen receptor status of neuroendocrine cells in human benign and malignant prostatic tissue. Cancer Res 53: 1967–1970
165. O'Malley FP, Grignon DJ, Shum DT (1990) Usefulness of immunoperoxidase staining with high molecular-weight cytokeratin in the differential diagnosis of small acinar lesions of the prostate gland. Virch Arch A Pathol Anat Histopathol 417: 191–196
166. Orell SR, Sterrett GF, Walters MN-I, Whitaker D (1992) Chapter 10: Male and female genital organs. In: Manual and atlas of fine needle aspiration cytology . Churchill Livingstone, Edinburgh London Madrid Melbourne, pp 268–297
167. Partin AW, Oesterling JE (1994) The clinical usefulness of prostate specific antigen: update 1994. J Urol 152: 1358–1368
168. Partin AW, Yoo J, Carter HB, Pearson JD, Chan DW, Epstein JI, Walsh PC (1993) The use of prostatic specific antigen, clinical stage and gleason score to predict pathological stage in men with localized prostate cancer. J Urol 150: 110–114
169. Petersen RO (1992) Chapter 8: Prostate and seminal vesicles. In: Petersen RO (ed) Urologic pathology, 2nd edn. Lippincott, Philadelphia, pp 575–651
170. Pienta KJ, Esper PS (1993) Risk factors for prostate cancer. Ann of Intern Med 118: 793–803
171. Pienta KJ, Esper PS (1993) Is dietary fat a risk factor for prostate cancer? J Natl Cancer Inst 85: 1538–1540

172. Prout GR, Heaney JA, Griffin PP, Daly JJ, Shipley WV (1980) Nodal involvement as a prognostic indicator in patients with prostatic carcinoma. J Urol 124: 226–231
173. Raffo AJ, Perlman H, Chen MW, Day ML, Streitman JS, Buttyan R (1995) Overexpression of bcl-2 protects prostate cancer cells from apoptosis in vitro and confers resistance to androgen depletion in vivo. Cancer Res 55: 4438–4445
174. Raney RB Jr, Gehan EA, Hays DM, Tefft M, Newton WA Jr, Haeberlen V, Maurer HM (1990) Primary chemotherapy with or without radiation therapy and/or surgery for children with localized sarcoma of the bladder, prostate, vagina uterus and cervix. A comparison of the results in intergroup rhabdomyosarcoma studies I and II. Cancer 66: 2072–2081
175. Ravery V, Schmid HP, Toublanc M, Boccon-Gibod L (1996) Is the percentage of cancer in biopsy cores predictive of extracapsular disease in T1-T2 prostate cancer ? Cancer 78: 1079–1084
176. Reese JH, Freiha FS, Gelb AB, Lum BL, Torti FM (1991) Transitional cell carcinoma of the prostate in patients undergoing radical cysto-prostatectomy. J Urol 147: 92–95
177. Ro JY, Ayala AG, Wishnow KI, Ordonez NG (1988) Prostatic duct adenocarcinoma with endometroid features: immunhistochemical and electron microscopic study. Semin Diag Pathol 5: 301–311
178. Ro JY, El Naggar A, Ayala AG, Mody DR, Ordonez NG (1988) Signet ring cell carcinoma of the prostate.Electronmicroscopic and immunohistochemical studies of 8 cases. Am J Surg Pathol 12: 453–460
179. Ro JY, Grignon J, Ayala AG, Fernandez PL, Ordonez NG, Wishnow KI (1990) Mucinous adenocarcinoma of the prostate: histochemical and immunohistochemical studies. Hum Pathol 21: 593–600
180. Rohan TE, Howe GR, Burch JD, Jain M (1995) Dietary factors and risk of prostate cancer: a case-control study in Ontario, Canada. Canc Causes Control 6: 145–154
181. Ross RK, Bernstein L, Judd H, Hanisch R, Pike M, Henderson B (1986) Serum testosteron levels in healthy young black and white man. J Nat Canc Inst 76: 45–48
182. Saarländisches Krebsregister: Prostatakarzinom 1990–1993: Neumeldungen und Sterbefälle
183. Sadi MV, Barrack ER (1993) Image analysis of androgen receptor immunostaining in metastatic prostate cancer. Cancer 71: 2574–2580
184. Sadi MV, Walsh PC, Barrack ER (1991) Immunohistochemical study of androgen receptors in metastatic prostate cancer. Comparison of receptor content and response to hormonal therapy. Cancer 67: 3057–3064
185. Saitoh H, Hida M, Shimbo T, Nakamura K, Yamagata J, Satoh T (1984) Metastatic patterns of prostatic cancer. Correlation between sites and number of organs involved. Cancer 54: 3078–3084
186. Sakr WA, Haas GP, Cossin BF, Pontes JE, Crissmann JD (1993) The frequency of carcinoma and intraepithelial neoplasia of the prostate in young male patients. J Urol 150: 379–385
187. Sakr WA, Grignon DJ, Visscher DW, Wolman SR, Crissman JD (1995) Evaluating the radical prostatectomy specimen: a protocol for establishing prognostic parameters and harvesting fresh tissue samples. J Urol Pathol 3: 355–364
188. Sakr WA, Wheeler TM, Blute M, Bodo M, Calle-Rodrigue R, Henson DE et al. (1996) Workgroup 2: staging and reporting of prostate cancer – sampling of the radical prostatectomy specimen. Cancer 78(2): 366–368
189. Sanchez Y, Lovell M, Marin MC, Wong PE, Wolf-Ledbetter ME, McDonnell TJ, Killary AM (1996) Tumor suppression and apoptosis of human prostate carcinoma mediated by genetic locus within human chromosome 10 pter-q11. Nat Acad Sci 93: 2551–2556
190. Sarma DP, Weilbaecher TG, Moon TD (1991) Squamous cell carcinoma of prostate. Urol 37: 260–262
191. Scardino PT, Frankel JM, Wheeler TM, Meacham RB, Hoffmann GS, Seale C et al. (1986) The prognostic significance of post irradiation biopsy results in patients with prostatic cancer. J Urol 135: 510–516
192. Schellhammer PF, Bean MA, Whitmore WF Jr (1977) Prostatic involvement by transitional cell carcinoma: pathogenesis, patterns and prognosis. J Urol 118: 399–403
193. Schmid HP, McNeal JE (1992) An abbreviated standard procedure for accurate tumor volume estimation in prostate cancer. Am J Surg Pathol 16: 184–191
194. Seidman H, Mushinski MH, Gelb SK, Silverberg E (1985) Probabilities of evetually developing or dying of cancer-United States 1985. CA Cancer J Clin 35: 36–56
195. Shankey TV, Kallioniemi O-P, Koslowski JM, Lieber MM, Mayall BH, Miller G, Smith GJ (1993) Consensus review of the clinical utility of DNA content cytometry in prostate cancer. Cytometry 14: 497–500
196. Sobin LH, Wittekind CH (1997) Prostate (ICD-O C61). In: Sobin LH, Wittekind CH (eds) TNM Classification of malignant tumors, 5th edn. Wiley-Liss, New York Chichester Weinheim, pp 170–173
197. Spires SE, Cibull ML, Wood DP Jr, Miller S, Spires SM, Banks ER (1994) Gleason histologic grading in prostatic carcinoma. Correlation of 18 gauge core biopsy with prostatectomy. Arch Pathol Lab Med 118: 705–708
198. Spitz M, Currier R, Fueger JJ, Babaian RJ, Newell GR (1991) Familial patterns of prostate cancer: a case-control analysis. J Urol 146: 1305–1307

199. Statistisches Bundesamt (1994): Gesundheitswesen Fachserie 12, Reihe 4 Todesursachen in Deutschland, Wiesbaden
200. Steinberg D, Sauvageot J, Epstein JI (1996) Correlation of prostate needle biopsy and radical prostatectomy: gleason grade in academic and community settings. Mod Pathol 9: 83 A
201. Suzuki H, Sato N, Watabe Y, Masai M, Seino S, Shimazaki J (1993) Androgen receptor gene mutations in human prostate cancer. J Steroid Biochem Mol Biol 46: 759–765
202. Svanholm H (1986) Evaluation of commercial immunoperoxidase kits for prostate specific antigen and prostatic acid phosphatase. Acta Pathol Microbiol Immunol Scand (A) 94: 7–15
203. Takahashi S, Qian J, Brown JA, Alcaraz A, Bostwick DG, Lieber MM, Jenkins RB (1994) Potential markers of prostate cancer aggressiveness detected by fluorescence in situ hybridisation in needle biopsies. Cancer Res 54: 3574–3579
204. Terris MK, McNeal JE, Stamey TA (1992) Detection of clinically significant prostate cancer by transrectal ultrasound-guided systematic biopsies. J Urol 148: 829–832
205. Thomas R, Lewis R, Sarma D, Coker GB, Rao MK, Roberts JA (1982) Aid to accurate clinical staging – histopathologic grading in prostatic cancer. J Urol 128: 726–728
206. Umbas R, Schalken JA, Aalders TW, Carter BS, Karthaus HF, Oosterhof GO et al. (1992) Expression of the cellular adhesion molecule, E-cadherin, is reduced or absent in high grade prostate cancer. Cancer Res 52: 5104–5109
207. Umbas R, Isaacs WB, Bringuier PP, Schaafsma HE, Karthaus HF, Oosterhof GO et al.(1994) Decreased E-Cadherin expression is associated with poor prognosis in patients with prostate cancer. Cancer Res 54: 3929–3933
208. Vaughan ED (1994) Editorial: localized prostatic cancer: clinical concerns. J Urol 152: 1922
209. Veldhuizen PJ van, Sadasivan R, Garcia F, Austenfeld MS, Stephens RL (1993) Mutant p53 expression in prostate carcinoma. Prostate 22: 23–30
210. Viadana E, Bross IDJ, Pickren JW (1978) An autopsy study of the metastatic patterns of human leukemias. Oncol 35: 87–96
211. Villers A, McNeal JE, Freiha FS, Boccon-Gibod L, Stamey SA (1993) Invasion of Denonvilliers' fascia in radical prostatectomy specimens. J Urol 149: 793–798
212. Voeller HJ, Sugars LY, Pretlow T, Gelmann EP (1994) P53 oncogene mutations in human prostate specimens. J Urol 151: 492–495
213. Voges GE (1992) Das klinisch organbegrenzte, radikal operierte Adenokarzinom der Prostata: Invasionscharakteristika, Prognosefaktoren sowie ihr Einfluß auf diagnostische und therapeutische Entscheidungen. Habilitationsschrift, Johannes Gutenberg Universität Mainz
214. Walsh PC, Lepor H, Eggleston JC (1983) Radical prostatectomy with preservation of sexual function: anatomical and pathological considerations. Prostate 4: 473–485
215. Warhol MJ, Longtine JA (1985) The ultrastructural localisation of prostatic specific antigen and prostatic acid phosphatase in hyperplastic and neoplastic human prostates. J Urol 134: 607–613
216. Whittemore AS, Kolonel LN, Wu AH, John EM, Gallagher RP, Howe GR et al. (1995) Prostate cancer in relation to diet, physical activity and body size in blacks, whites and asians in the United States and Canada. J Nat Canc Inst 87: 652–661
217. Wingo PA, Landis S, Ries LAG (1997) An adjustment to the 1997 estimate for new prostate cancer cases. Cancer 80: 1810–1813
218. Wingo T, Tong T, Bolden S (1995) Cancer statistics 1995. CA Center J Clin 45: 8–30
219. Wojno KJ, Epstein JI (1995) The utility of basal cell specific anticytokeratin antibody (34 beta E12) in the diagnosis of prostate cancer: a review of 228 cases. Am J Surg Pathol 19: 251–260
220. Wood DP Jr, Montie JE, Pontes JE, Medendore SV, Levin HS (1989) Transitional cell carcinoma of the prostate in cystoprostatectomy specimens removed for bladder cancer. J Urol 141: 346–349
221. World Health Organisation (1992) Trends in prostate cancer 1980–1988. WHO Weekly Epidemiol Rec 67: 281–288
222. Wright C, Grignon D, Shum D, Porter A (1992) Neuroendocrine differentiation in prostatic adenocarcinoma is not an independent prognostic indicator. Mod Pathol 5: 61 A
223. Yang C, Cirielli C, Capogrossi MC, Passaniti A (1995) Adenovirus-mediated wild-type p53 expression induces apoptosis and suppresses tumorigenesis of prostatic tumor cells. Cancer Res 55: 4210–4213
224. Young RH, Frierson HF Jr., Mills SE, Kaiser JS, Talbot WH, Bhan AK (1988) Adenoid cystic-like tumor of the prostate gland. A report of two cases and review of the literature on »adenoid cystic carcinoma« of the prostate. Am J Clin Pathol 89: 49–56
225. Zein TA, Huben R, Lane W, Pontes JE, Englander LS (1985) Secondary tumors of the prostate. J Urol 133: 615–616
226. Zwicke H, Bergstrahl EJ, Larsson-Keller JJ, Farrow GM, Myers RP, Lieber MM et al. (1992) Stage D1 prostate cancer treated by radical prostatectomy and adjuvant hormonal treatment. Evidence for favorable survivial in patients with DNA diploid tumors. Cancer 70 (Suppl 1): 311–323

Teil 2: Radiologische Diagnostik

KAPITEL 2

Stellenwert der Magnetresonanztomographie in der primären und Verlaufsdiagnostik des Prostatakarzinoms

V. Nicolas, G. Krupski, M. Henschel, P. Hammerer

1 Einleitung

In den letzten Jahren hat die MRT bei der Untersuchung der Beckenorgane zunehmend an Bedeutung gewonnen. Verglichen mit anderen Schnittbildverfahren sind als Vorteile dieser Untersuchungsmethode die Möglichkeit frei wählbarer Untersuchungsebenen und der bessere Weichteilkontrast zu nennen. In den Anfängen der MRT stand für die Untersuchung der Prostata lediglich die Körperspule zur Verfügung, die zwar eine übersichtliche Darstellung der Beckenorgane unter Einschluß knöcherner Strukturen und der Lymphabflußwege gewährleistete, deren Signal-Rauschen-Verhältnis jedoch keine hochauflösende Darstellung der Prostata zuließ.

Erst mit Entwicklung endorektal applizierbarer Spulen, die derzeitig Standard in der Untersuchung der Prostata sind, sowie neuerdings auch in Kombination mit Body-array-Spulen gelang eine detaillierte Darstellung der zonalen Anatomie, der Nachweis auch kleiner Prostatakarzinome und die Darstellung der für eine exakte lokale Stadieneinteilung unabdingbaren Visualisierung anatomisch relevanter Strukturen, wie der Prostatakapsel und des neurovaskulären Bündels.

2 MR-tomographische Untersuchungstechnik

Entscheidendend für eine adäquate Darstellung der Prostata und der zonalen Anatomie ist neben der Verwendung endorektaler Spulen eine Standardisierung der Untersuchungsebenen. Ausgehend von einer Suchschicht in der koronaren und sagittalen Ebene sollten als erstes transversale Schichten, beginnend von knapp unterhalb der Apex prostatae bis oberhalb der Samenblasen, durchgeführt werden. Dabei ist auf eine möglichst achsengerechte Schichtplanung zu achten, die eventuell durch eine Änderung des a.-p.-Winkels korrigiert werden muß. Als 2. Ebene ist die koronare Schichtführung zu empfehlen, da sie sowohl die kraniokaudale Tumorausdehnung als auch die Beteiligung der Samenblasen per continuitatem darzustellen vermag. Die Darstellung der zonalen Anatomie der Prostata erfolgt durch T2-gewichtete schnelle (Turbo-) Spin-Echo-Sequenzen mit einer Untersuchungsdauer von ca. 8 min für die Untersuchung in 2 Ebenen. T1-gewichtete Bilder dienen zum Nachweis postbioptischer Einblutungen und entzündlicher Prozesse. Eine intravenöse Kontrastmittelgabe bietet nach unseren Erfahrungen, mit Ausnahme sarkomatöser Prozesse, keine Zusatzinformationen zu den oben angegebenen Sequenzen. Die Schichtdicke sollte zwischen 2 und 4 mm bei angrenzender Schichtführung liegen.

3 Normalanatomie der Prostata

Die glandulären Elemente der Prostata lassen sich in 4 Komponenten aufteilen: die periphere, zentrale und Übergangszone sowie das periurethrale Drüsengewebe. Die normale, ovalär konfigurierte Prostata weist im T1-gewichteten Bild eine homogene, mittlere Signalintensität auf, die nur gering über der des Muskelgewebes liegt. Eine Differenzierung der inneren Drüsenarchitektur, der Prostatakapsel, des neurovaskulären Bündels und des periprostatischen Venenplexus sowie eine exakte Abgrenzung zum M. levator ani gelingt nicht. Erst mit Verlängerung der Repetitions- und Echozeiten bzw. zunehmender T2-Wichtung kommt es zu einer Akzentuierung des Signalunterschieds zwischen den einzelnen Organzonen.

Die periphere Zone charakterisiert sich in der transversalen Ebene als sichelförmiges Gewebe mit homogener, hoher Signalintensität. Apexnah grenzt sie ventral an die von einem singnalarmen Randsaum umgebene prostatische Urethra und an das signalarme anteriore fibromuskuläre Band. Beim Gesunden kann ihr maximaler Durchmesser in den lateralen/laterodorsalen mittleren Organabschnitten gemessen werden. An der Basis prostatae ist sie als relativ schmale Zone darstellbar. In der koronaren Ebene bildet die periphere Zone die bandförmige, nach kaudal konisch zulaufende laterale Organbegrenzung. Auf sagittalen Aufnahmen kann speziell die Ausdehnung nach dorsal zum Rektum und zur Samenblasenbasis bestimmt werden.

Im Vergleich zur Körperspule läßt sich bei Anwendung der Endorektalspule eine schmale signalarme äußere Organbegrenzung in bis zu 75% darstellen, die der Prostatakapsel entspricht. Nach dorsal ist sie von der Denonvillier-Faszie mit bildgebenden Verfahren nicht zu trennen.

Die zentralen Drüsenanteile bestehen aus der zentralen Zone und der Überganszone und weisen teils signalarme, teils signalreiche Anteile auf. Eine sichere Differenzierung der im anatomischen Präparat beschriebenen Übergangszone, deren Lokalisation lateral des periprostatischen Sphinkters in Höhe der proximalen Urethra und kranial des Colliculus seminalis angegeben wird, gelingt nicht. Dies mag zum einen durch den nur geringen Anteil der Übergangszone am gesamten prostatischen Drüsengewebe bedingt sein (5–10%), zum anderen weist die Übergangszone einen – entsprechend ihres embryonalen Ursprungs, dem Sinus urogenitalis der peripheren Zone – identischen Aufbau auf. Somit ist eine bildliche Trennung anhand der Relaxationszeiten der Gewebe in der MRT auch nicht zu erwarten. Eine mögliche Erklärung für die zu beobachtenden unterschiedlichen T2-Relaxationszeiten der peripheren und zentralen Zone ist in ihrem embryonalen Ursprung und unterschiedlichen histologischen Aufbau zu finden. So ist das stromale Gewebe der zentralen Zone aus langen, dicht um die Acini gelagerten Fasern glatter Muskulatur aufgebaut. Die Acini der peripheren Zone hingegen sind klein und dünnwandig mit nur vereinzelten Muskelfasern in dem umgebenden lockeren periacinären Stroma angeordnet. Somit wäre die niedrige Signalintensität der zentralen Zone auf den hohen Anteil an glatter Muskulatur zurückzuführen [16]. Gleichzeitig legt der differente histologische Aufbau dieser beiden Zonen funktionelle Unterschiede in ihrer Sekretion bzw. in ihrem Flüssigkeitsgehalt nahe, welche die verschiedenen Signalintensitäten in T2-gewichteten SE-Aufnahmen erklärt [2].

Bei den in der MR-Tomographie im Bereich der zentralen Drüsenabschnitte nachweisbaren nodulären, teils signalarm, teils signalreich oder mit intermediärem Signal erkennbaren Areale handelt es sich in vielen Fällen um Veränderungen im Rahmen einer benignen Prostatahyperplasie (BPH). Dabei basiert das Signalverhalten auf ihren verschiedenen Anteilen stromaler (signalarm) oder epithelialer (signalreich) Komponenten. Bei Vorliegen einer ausgeprägten BPH zeigt sich als Abgrenzung zur peripheren Zone ein signalarmes Band, die sogenannte Pseudokapsel, die komprimiertem Drüsengewebe entspricht [14].

Ventral und lateral der Prostata lassen sich im T2-Bild girlandenförmige signalreiche Areale erkennen, die dem periprostatischen Venenplexus entsprechen. Für die Ausbreitung des Prostatakarzinoms und insbesondere für die nervenerhaltende Chirurgie ist die Darstellung und Beurteilung des neurovaskulären Bündels wichtig, erkennbar als rundliche extraprostatische Struktur auf Höhe des kraniodorsalen Drittels der Prostata. Tabelle 2.1 gibt einen Überblick über das Signalverhalten der einzelnen Zonen sowie angrenzender Strukturen im T1- und T2-Bild.

Tabelle. 2.1. Signalverhalten der Prostata in der MRT

	SE-T2-gewichtet	SE-T1-gewichtet
Periphere Zone	++	0
Zentrale Zone	+/-	0
Prostatakapsel	-	n.a.
Samenblasen	++	0
Fettgewebe	+	++
Muskulatur	-	0
BPH	+/-	0
Tumor	-*	n.a.
Postbioptische Einblutung	+	++

+ signalreich, - signalarm , 0 mittlere Signalintensität;
* selten signalreich (muzinöses Karzinom, endometriodes Karzinom), s. Text.

4 Prostatakarzinom – Signalcharakteristik und lokales Staging

Als Prädilektionsstelle des Prostatakarzinoms gilt in bis zu 80% die periphere Zone mit Bevorzugung des dorsolateralen Anteils. Das Signalverhalten und der Nachweis des Prostatakarzinoms hängt von der Lokalisation des Tumors und der Art der gewählten MR-Sequenz ab. Im T1-gewichteten Bild weisen Karzinome äquivalente oder etwas niedrigere Signalintensitäten im Vergleich zum normalen Drüsengewebe auf. Als typischer Befund im T2-gewichteten Bild charakterisieren sie sich als signalarme Raumforderung innerhalb der signalreichen peripheren Zone. Allerdings gibt es sehr unterschiedliche Meinungen zur Signalcharakteristik des Prostatakarzinoms relativ zur signalreichen peripheren Zone. Verschiedene Autoren postulieren, daß Karzinome entweder signalreich, signalarm oder aber isointens zum umliegenden Gewebe zur Darstellung kommen können. Für diese z. T. erheblich diskrepanten Befunde mag die unterschiedliche Magnetfeldstärke von 0,15–1,5 T verantwortlich sein, da bei kleinen Feldstärken der T2-Gewebekontrast niedriger als bei Geräten >0,5 T ist. Zusätzlich bestehen in den Untersuchungsprotokollen erhebliche Unterschiede in den für die T2-Wichtung notwendigen Parameter. Eine weitere Erklärung wäre der unterschiedliche Aufbau des Karzinoms, d. h. ob eine adenoide, muzinöse oder fibröse Komponente innerhalb des Tumors vorherrscht. Das muzinöse und endometriode Karzinom der Prostata als signalreicher Tumor in unserem Kollektiv von über 700 Patienten stellt mit 2 Fällen eher eine Rarität dar und kann nicht als repräsentativ für das Signalverhalten des Prostatakarzinoms angesehen werden. Entsprechend den Untersuchungen von Schiebler ist nach unserer Meinung das niedrige Signal des Prostatakarzinoms auf den sehr eng gelagerten Anteil zellulärer Elemente mit nur geringer Kapazität von Muzin oder Flüssigkeit zurückzuführen [14].

Der Nachweisgrenze des Prostatakarzinoms in der MRT liegt, abhängig von der verwandten Spule und Schichtdicke, bei einer Größe von 3–7 mm. Entscheidend für die Zuordnung des pathologischen Gewebes ist die Lokalisation des Tumors innerhalb der peripheren Zone (Abb. 2.1).

In vielen Fällen findet sich in den zentralen Drüsenanteilen ein inhomogenes Muster mit tumoräquivalenter Signalintensität neben signalreichen Arealen, die bei einer benignen Prostatahyperplasie beobachtet werden. Dabei entsprechen die signalreichen Anteile vorwiegend zystischen Komponenten. Die signalarmen Anteile, stromalem Bindegewebe entsprechend, sind dabei – allein auf ihrem Signalverhalten basierend – nicht von Tumorgewebe zu differenzieren [10, 13]. Das heißt, daß die zentralen Anteile, wenn keine direkte Verbindung zum Tumorgewebe vorliegt, nicht mit in die Berechnung des Tumorvolumens einbezogen werden dürfen. Die Volumetrie des Prostatakarzinoms gestaltet sich somit schwierig. Während eine gute Korrelation zwischen den volumetrischen Daten in der MRT und den Ergebnissen der histologischen Volumetrie an Großflächenschnitten von 80% für kleine Karzinome mit einem Volumen <5 cm^3 besteht, sind die Ergebnisse bei großvolumigen, die zentralen Organabschnitte einbeziehenden und multifokalen Tumoren mit 50% unbefriedigend [11]. Dementsprechend schwierig ist die Diagnostik des Transitionalzellkarzinoms. Dieses relativ seltene, primär von den zentralen Drüsenanteilen ausgehende Karzinom ist erst bei Beteiligung der peripheren Zone in der MRT diagnostizierbar. Charakteristisch ist dabei die homogen signalarme Darstellung des Tumors. Die Diagnostik des Prostatakarzinoms in der MRT basiert also ausschließlich auf der Darstellung eines signalarmen Fokus innerhalb der peripheren Zone. Die fehlende tumorspezifische

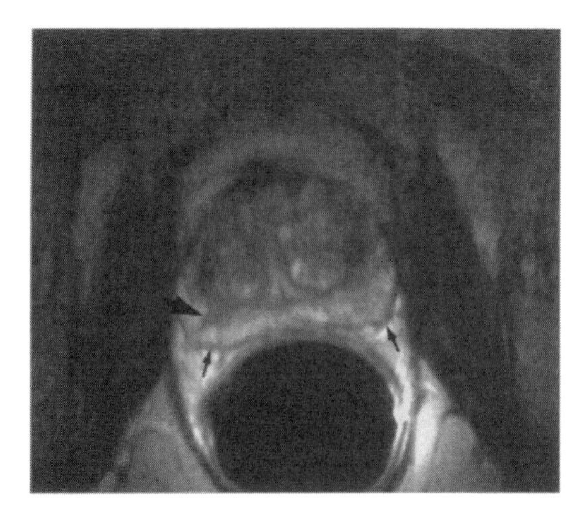

Abb. 2.1. Prostatakarzinom Stadium T2: endorektale Spule, T2-gewichtete Turbo-SE-Sequenz. Befund: 4 mm großer signalarmer Fokus innerhalb der peripheren Zone rechts (*großer Pfeil*). Regelrechte Darstellung der Prostatakapsel (*kleine Pfeile*). Inhomogenes Signal der zentralen Drüsenabschnitte bei vorwiegend stromaler BPH

Signalintensität, speziell im Vergleich zu den zentralen Drüsenabschnitten, schließt diese Untersuchungsmethode somit als reines Screeningverfahren aus.

Der Tumornachweis kann insbesondere durch postbioptische Einblutungen erschwert werden. Dabei lassen sich in der MRT charakteristische Signalalterationen abhängig vom Zeitpunkt der Biopsie erkennen. Frische Einblutungen weisen ein niedriges Signal im T1- und T2-Bild auf. Nach ca. 7 Tagen (subakute Blutung) kommt es durch extrazelluläres Methämoglobin zu einer Verkürzung der T1-Zeit mit einem Signalanstieg im T1- und T2-Bild [20]. Diese Anteile können in der T2-Wichtung ein scheinbar völlig normales Signalverhalten der peripheren Zone vortäuschen, und der pathologische Befund kann der Diagnostik entgehen. Nach unseren Erfahrungen sollte deshalb die Untersuchung möglichst vor oder aber ca. 4–6 Wochen nach ausgedehnten Biopsien erfolgen [11].

Für die Beurteilung der lokalen Tumorausbreitung sind verschiedene, auch bei der Untersuchung anderer Organregionen gültige Kriterien, wie die Abgrenzung der normalen Organkontur, eine intakte Organkapsel, Signalalterationen des peritumorösen Gewebes und die Abgrenzung zu umliegenden Organen, zu berücksichtigen. Erste Barriere zwischen organbegrenztem, die Kapsel infiltrierendem Wachstum und extraprostatischer Tumorausbreitung ist die Prostatakapsel. Falsch-positive Ergebnisse in der Abgrenzung der Tumorstadien T2 und T3 in der konventionellen MRT beruhen auf der nur unzureichenden Trennung zwischen Tumorgewebe und Organkapsel im Gegensatz zur endorektalen MRT. Als Kriterien für eine Beteiligung der Prostatakapsel gelten nach Outwater et al. [12] verschiedene Kriterien. Hierzu zählen eine plateauartige Konfiguration, eine Retraktion und eine Verdickung und Vorwölbung der Prostatakapsel als Hinweis für eine Kapselinfiltration, streifenförmige Ausläufer und Gewebe tumoräquivalenter Signalintensität außerhalb der normalen Organkontur als Zeichen für ein organüberschreitendes Wachstum (Abb. 2.2). Die Tumorausbreitung beim Prostatakarzinom erfolgt dabei nicht willkürlich, sondern entlang der die Kapsel penetrierenden Nervenfasern unter Einbeziehung des neurovaskulären Bündels [19].

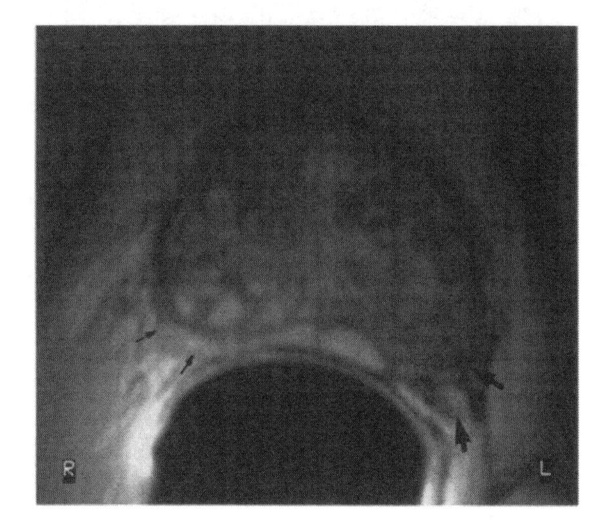

Abb. 2.2. Prostatakarzinom Stadium T3a: endorektale Spule, T2-gewichtete Turbo-SE-Sequenz. Befund: Signalverlust der dorsolateralen peripheren Zone links mit breitflächiger Kapseleinfiltration und Beteiligung des neurovaskulären Bündels (*großer Pfeil*). Deutliche Kompression der peripheren Zone rechts (*kleine Pfeile*) durch eine ausgedehnte BPH

Bei kleinen, solitären organbegrenzten Tumoren wird in einigen Fällen eine nervenerhaltende Prostatektomie durchgeführt. Die MRT erlaubt hier eine exakte Darstellung der operativ zu erhaltenden kontralateralen Seite durch Darstellung der unauffälligen peripheren Zone, der Prostatakapsel und des neurovsakulären Bündels im mittleren/basisnahen Abschnitt. Die MRT weist nach Literaturangaben eine Sensitivität zwischen 75 und 89% im Nachweis eines Tumorstadiums T3 auf [4, 7, 10, 11, 15, 18]. Dabei wird in bis zu 15% der Fälle eine transkapsuläre Ausdehnung nicht diagnostiziert. In unserem Patientenkollektiv lag hier eine mikroskopische transkapsuläre Infiltration oder ein extraprostatischer Tumorsaum von nur wenigen Millimetern vor [11].

Die MRT ist anderen bildgebenden Verfahren wie der CT und der transrektalen Sonographie im Nachweis einer Samenblaseninfiltration (Stadium T3b) überlegen, da sie bereits eine frühzeitige Tumorinvasion erfaßt, bevor Änderungen bezüglich der Organkonfiguration und -größe darstellbar sind. Kernspintomographisch zeigt sich im Falle einer Tumorinfiltration eine ein- oder auch beidseitige Signalabnahme der betroffenen Samenblase im T2-Bild mit Zerstörung des normalerweise lobulierten Drüsenaufbaus. Dabei können 2 unterschiedliche Infiltrationswege beobachtet werden. So kann eine Infiltration per continuitatem entlang des Colliculus seminalis direkt oder aber bei breitflächiger, extrakapsulärer Infiltration entlang der äußeren Organkontur in die Samenblase erfolgen.

Für eine sichere Diagnostik ist eine Untersuchung in 2 Ebenen unabdingbar. Dabei ermöglicht eine Angulierung der Schichtebene parallel zur Längsachse der Samenblasen die simultane Darstellung der tumorbefallenen Anteile der peripheren Zone und Samenblasen (Abb. 2.3). Die Sensitivität der MRT zum Nachweis einer Samenblasenbeteiligung wird dabei in der Literatur mit 90–95% bei einer Spezifität von bis zu 90% angegeben [4, 7, 10, 11, 15, 18].

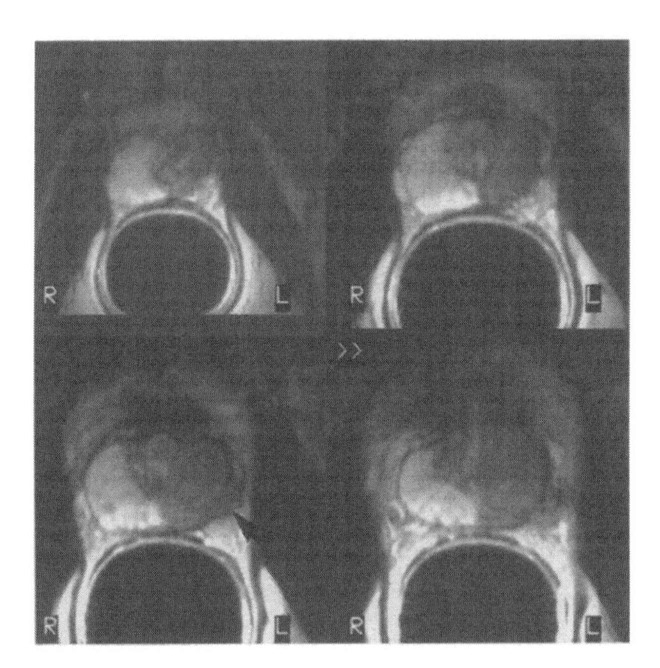

Abb. 2.3 a–c. Prostatakarzinom Stadium T3b: endorektale Spule, T2-gewichtete Turbo-SE-Sequenz. Befund: *a* Transversalschnitte knapp oberhalb der Apex beginnend zeigen einen kompletten Signalverlust der peripheren Zone links mit Kapseldurchbruch im mittleren Drüsendrittel.

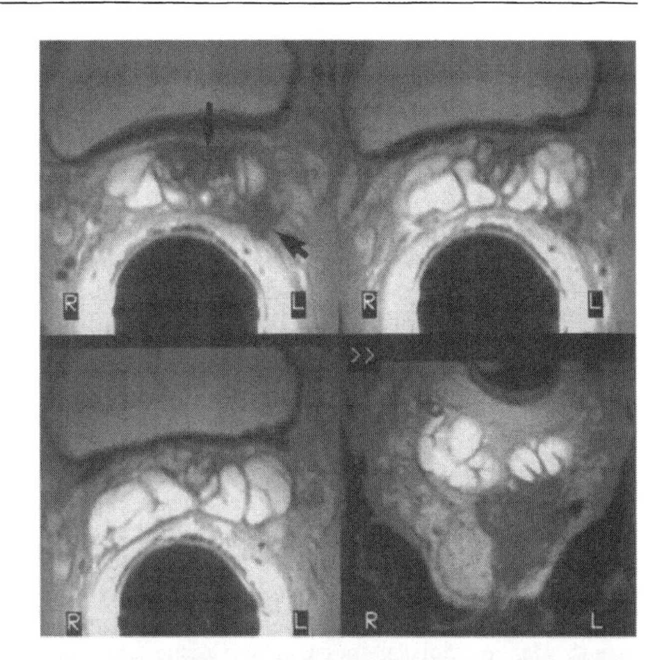

b Transversalschnitte in Höhe der Samenblasen: Die Tumorausbreitung (*Pfeile*) ist sowohl entlang der Colliculi seminalis als auch entlang der äußeren Samenblasenbegrenzung erfolgt.

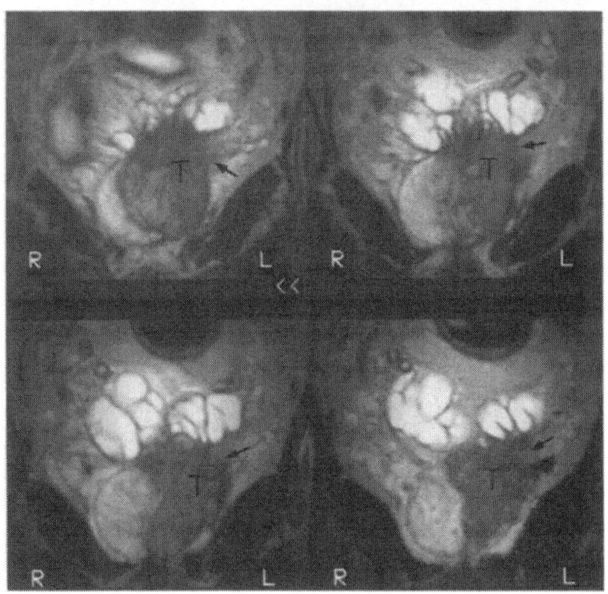

c Koronare Schnittebene: Übersichtliche Darstellung der kraniokaudalen Tumorausdehnung (*T*) mit breitflächigem Kapseldurchbruch (*Pfeile*) und Samenblaseninfiltration.

Bei Tumoren im Stadium T4 handelt es sich per definitionem um fixierte Prozesse mit Infiltration in die Nachbarorgane, wie z. B. die Harnblase oder das Rektum. Während die T2-gewichteten Aufnahmen primär zur Lokalisation des Prostatakarzinoms und zur Beurteilung der direkt benachbarten Strukturen herangezogen werden, wird die

Notwendigkeit T1-gewichteter Untersuchungen nach Kontrastmittelgabe bei der Abklärung einer Organinfiltration, wie bereits bei Harnblasenkarzinomen beschrieben [9], deutlich. Im T2-Bild zeigt sich im Falle einer Harnblaseninfiltration eine Unterbrechung der signalarm dargestellten Harnblasenwand mit gutem Kontrast zum signalreichen Urin. Analog ist eine Infiltration des Rektums an einer Unterbrechung der Denonvillier-Faszie und einer Signalanhebung der normalerweise mit niedriger Signalintensität dargestellten Rektummuskulatur erkennbar. Die hohe Ortsauflösung und der gegenüber der T2-Wichtung bessere Kontrast zwischen Tumor und Blasen- bzw. Rektumwand im T1-gewichteten Bild nach Kontrastmittelgabe erlaubt dabei eine deutlich bessere Abgrenzung.

5 Lymphknotenstaging

Ein weiterer wesentlicher, die Prognose und Therapieentscheidung beeinflussender Faktor stellt das Vorliegen einer lymphogenen Tumormanifestation dar. Die Überlebensrate von Prostatakarzinompatienten nach radikaler Prostatektomie verschlechtert sich bei Vorliegen einer lymphogenen Metastasierung zum Zeitpunkt der Operation [1, 5, 6]. Die Inzidenz einer lymphogenen Metastasierung ist abhängig vom Tumorvolumen, dem Differenzierungsgrad und dem Tumorstadium [5]. Voraussetzung für einen nodalen Befall scheint dabei eine lokale Expansion des Tumors mit Infiltration bzw. Penetration der Organkapsel sowie eine zusätzliche Infiltration der Samenblasen zu sein. In über 90% der N-positiven Prostatakarzinome sind die obturatorischen und/oder externen iliakalen Lymphknoten befallen, während ein isolierter Befall der Iliaca-communis-Lymphknoten eine Ausnahme darstellt. Die Beurteilung einer lymphogenen Metastasierung mit nichtinvasiven bildgebenden Verfahren basiert vornehmlich auf einer Messung der Lymphknotengröße und ihrer, soweit bestimmbar, inneren Architektur.

In der MRT lassen sich normale Lymphknoten in Abhängigkeit von der gewählten Schichtdicke und dem Ausmaß des retroperitonealen Fettgewebes ab einer Größe von 3 mm als kleine noduläre Strukturen neben den Gefäßen darstellen. Im Gegensatz zur CT ist zur Detektion von Lymphknoten keine Kontrastierung der Gefäße notwendig, da infolge des Blutflusses Gefäße signalleer zur Darstellung kommen. Gefäße mit langsamem Blutfluß lassen sich durch die peripher entlang der Gefäßwand nachweisbare signalarme Randzone von Lymphknoten unterscheiden. In Zweifelsfällen erfolgt eine Zuordnung anhand der Analyse der berechneten Phasenbilder.

Entsprechend den Kriterien in der Computertomographie gelten eine Lymphknotengröße >1–1,5 cm bzw. eine asymmetrisch gruppierte Anordnung kleinerer Lymphknoten als pathologisch. Eine dichtespezifische Bewertung malignomverdächtiger Lymphknoten ist jedoch nicht möglich. Auch die MRT erlaubt derzeit keine Unterscheidung zwischen normalen und pathologischen Lymphknoten anhand der Messung der T1- und T2-Zeiten.

In dem von uns untersuchten Kollektiv von 354 Patienten nach Lymphadenektomie und radikaler Prostatektomie fanden sich in 22,3% Lymphknotenmetastasen überwiegend im Bereich der obturatorischen und Iliaca-externa-Abflußwege [10]. Dabei handelte es sich bei allen Patienten um ein Tumorstadium T3, Malignitätsgrad III. Eine gleichzeitige Samenblaseninfiltration lag in über 50% der Fälle vor. Die Ergebnisse

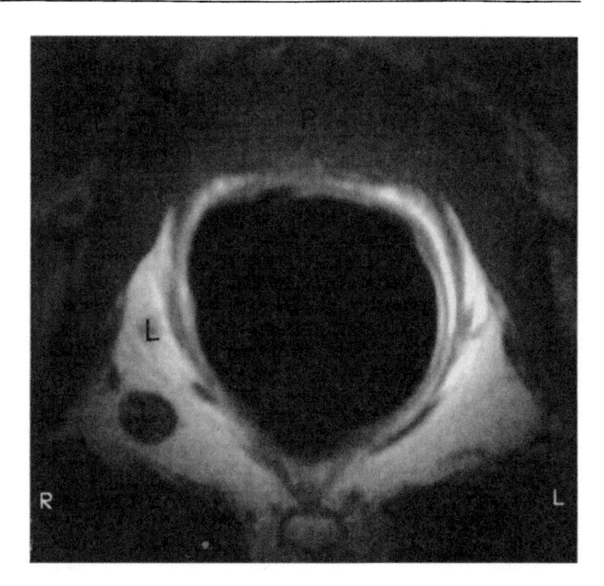

Abb. 2.4. Lokoregionäre Lymphknotenmetastasen. Endorektale Spule, T1-gewichtete SE-Sequenz. Befund: Nachweis zweier im Durchmesser 3 mm bzw. 5 mm großer obturatorischer Lymphknotenmetastasen (*L*). (*P*) Prostata

des MR-tomographischen Lymphknotenstagings mit einer Sensitivität von 54% sind enttäuschend. Als Ursache hierfür ist der sehr hohe Anteil an Mikrometastasen und Lymphknoten mit einer Größe <1,5 cm anzusehen, deren Dignitätszuordnung bisher mit keinem bildgebenden Verfahren verläßlich möglich ist (Abb. 2.4).

Vergleicht man die in der Literatur angegebenen Ergebnisse der CT und MRT, so finden sich äquivalente Werte für die Sensitivität und Treffsicherheit. Als möglicher Ansatz für eine verbesserte Lymphknotendiagnostik in der MRT kann z. B. die interstitielle, evtl. intratumorale Gabe superparamagnetischer Eisenoxide gelten, deren erste Ergebnisse im Tierexperiment bereits vielversprechend sind [3, 17].

6 Rezidivdiagnostik

Die Nachsorge von Patienten unter antiandrogener Therapie und nach Strahlentherapie in der MRT ist problematisch. Eine langandauernde Androgenblockade und die Bestrahlung führen zu charakteristischen histologischen Veränderungen, deren Korrelat in der MRT dargestellt werden können. Analog zur transrektalen Sonographie ist unter den oben angegebenen Therapiemodalitäten eine Größenabnahme der Prostata nachweisbar. Zusätzlich zeigt sich ein Signalabfall sowohl der zentralen Drüsenanteile als auch der peripheren Zone, der eine klare Abgrenzung zwischen Tumorgewebe und regressiv/fibrotisch verändertem Drüsengewebe nicht mehr zuläßt. Die Frage nach aktivem Tumorgewebe und Resttumor kann somit durch die MRT nicht beantwortet werden.

Ein weiteres Problem in der Nachsorge bei Patienten mit Prostatakarzinom stellen Tumorrezidive und Metastasen dar. Der klinische Verdacht auf eine erneute Tumormanifestation basiert vornehmlich auf einem kontinuierlichen Anstieg des PSA bei zunächst unauffälligem posttherapeutischem Verlauf. Die Ursache der PSA-Erhöhung kann dabei vielfältig sein. So ist zunächst zu klären, ob nach radikaler Prostatektomie ein lokales Tumorrezidiv bzw. nach Bestrahlung aktives Tumorgewebe vorhanden ist, oder aber eine lymphogene bzw. ossäre Metastasierung vorliegt.

Tumorrezidive nach radikaler Prostatektomie entstehen vorwiegend bei Patienten mit histologisch positiven Schnitträndern (positive Margin) in enger Nachbarschaft zum Resektionsgebiet. Dementsprechend stehen die Palpation in Kombination mit der transrektalen Sonographie und, bei positivem Befund, anschließenden Biopsie in der Diagnostik an erster Stelle. Die MR-tomographische Rezidivdiagnostik setzt zur Erfassung kleiner Befunde den Einsatz endorektaler oder hochauflösender Oberflächenspulen voraus. Kernspintomographisch charakterisieren sich Tumorrezidive als polyzyklisch begrenzte Raumforderungen mit relativ niedriger Signalintensität im T2-Bild. Ihr Signalverhalten liegt jedoch in den meisten Fällen über dem von Narben- und Muskelgewebe und läßt sich zusätzlich anhand der Asymmetrie im Vergleich zur Gegenseite meist eindeutig zuordnen. Bei negativem Palpationsbefund kann die MRT somit zur Festlegung des Biopsieortes in der transrektalen Sonographie hilfreich sein.

Die Diagnostik des lokalen Tumorrezidivs in der MRT nach Bestrahlung ist durch die oben angegebenen Signaländerungen der Prostata von limitiertem Wert und rechtfertigt den primären Einsatz dieser Untersuchungsmethode nicht. Ob durch spektroskopische Untersuchungen eine Differenzierung zwischen Tumor und normalem Gewebe möglich wird, ist derzeit Gegenstand wissenschaftlicher Untersuchungen.

Die CT ist zum Nachweis eines lokalen Tumorrezidivs infolge der unzureichenden Gewebedifferenzierung nicht geeignet. Allenfalls zur Beurteilung des pelvinen Lymphknotenstatus kann der Einsatz der CT diskutiert werden, sofern dies nicht im Rahmen der MRT bereits erfolgt ist.

7 Wertung der MRT im Vergleich zu anderen bildgebenden Verfahren

Für den klinischen Einsatz der MRT in der Stadieneinteilung des Prostatakarzinoms ergeben sich folgende Schlußfolgerungen:

1. Der klinische Verdacht auf einen malignen Prozeß der Prostata indiziert die transrektale Sonographie mit anschließender Biopsie des tumorverdächtigen Herdes. Für die MR-Tomographie ergeben sich keine diagnostisch verwertbaren Relaxationszeiten, die eine Unterscheidung zwischen einem benignen und malignen Prozeß, ausschließlich basierend auf den Signalintensitätsunterschieden, zulassen, da die gewebliche Zuordnung nur anhand der anatomischen Lokalisation des Karzinoms erfolgt. Das heißt, daß der Einsatz der MRT als Screeningverfahren derzeit nicht gerechtfertigt ist.
2. Bei der Beurteilung der lokalen Tumorausbreitung ist die MRT speziell unter Anwendung einer endorektalen Spule anderen Untersuchungsverfahren überlegen. Dies betrifft sowohl die Differenzierung zwischen organbegrenztem und organüberschreitendem Tumorwachstum, die Abklärung einer Infiltration in die Samenblasen als auch den Nachweis einer Beteiligung des neurovaskulären Bündels bei geplanter nervenerhaltender Therapie. Bei negativer Knochenszintigraphie ist die MR-Tomographie hier als Untersuchungsverfahren der Wahl vor anstehender operativer oder strahlentherapeutischer Intervention zu sehen. Eine Indikation zur

MRT im Rahmen der lokalen Rezidivdiagnostik besteht bei negativem endorektalsonographischem Befund und zur exakten Lokalisation und Volumetrie vor geplanter Bestrahlung.

3. Im Vergleich zur Computertomographie sind derzeit keine Vorteile für die MR-Tomographie bei der Abklärung einer lymphogenen Tumormanifestation zu erkennen. Die während einer Untersuchung gleichzeitig darstellbaren Lymphabflußgebiete der Prostata schließen die Computertomographie als notwendiges zusätzliches Untersuchungsverfahren jedoch aus.

Literatur

1. Gervasi LA, Mata J, Easley JD et al. (1989) Prognostic significance of lymph nodal metastases in prostatic cancer. J Urol 142: 332–336
2. Gevenois PA, Salmon I, Stallenberg B et al. (1990) Magnetic resonance imaging of the normal prostate at 1.5 T. Br J Radiol 63: 101–107
3. Hamm B, Taupitz M, Hussmann P, Wagner S, Wolf KJ (1992) MR lymphography using iron oxide particles: dose-response studies and pulse sequence optimization in rabbits. Am J Radiol 158: 183–190
4. Hricak H, White S, Vigneron D et al. (1994) Carcinoma of the prostate gland: MR imaging with pelvic phased-array coils vs. integrated endorectal-pelvic phased-array coils. Radiology 193: 703–709
5. Kastendieck H, Bressel M, Henke A, Hüsselmann H (1980b) Häufigkeit regionärer Lymphknotenmetastasen beim operablen Prostatakarzinom. Dtsch Med Wochenschr 105: 1348–1354
6. Lee JKT, Heiken JP, Ling D et al. (1984) Magnetic resonance imaging of abdominal and pelvic lymphadenopathy. Radiology 153: 181–188
7. Maio A, Rifkin MD (1995) Magnetic resonance imaging of prostate cancer: update. Topics Magn Reson Imag 7:54–68
8. Milestone BN, Seidmon EJ (1995) Endorectal coil magnetic resonance imaging of prostate cancer. Semin in Urol 13/2: 113–121
9. Nicolas V, Spielmann R, Maas R et al. (1990) Diagnostische Aussagekraft der MR-Tomographie nach Gadolinium-DTPA im Vergleich zur Computertomographie bei Harnblasentumoren. Fortschr Röntgenstr 153: 197–203
10. Nicolas V, Beese M, Keulers A et al. (1994) MR-Tomographie des Prostatakarzinoms – Vergleich konventionelle und endorektale MRT. Fortschr Röntgenstr 161: 319–326
11. Nicolas V, Beese M, Lund C et al. (1995)Endorectal surface coil: (ERC) of prostate carcinoma – Staging and volumetry. Radiology 179: (P)
12. Outwater EK, Petersen RO, Siegelman ES et al. (1994) Prostate carcinoma: assessmentof diagnostic criteria for capsular penetration on endorectal coil MR images. Radiology 193: 333–339
13. Schiebler ML, Tomaszewski JE, Bezzi M et al. (1989) Prostatic carcinoma and benign prostatic hyperplasia: correlation of high-resolution MR and histopathologic findings. Radiology 172: 131–137
14. (siehe 13.)
15. Schiebler ML, Schnall MD, Pollack HM et al. (1993) Current role of MR imaging in the staging of adenocarcinoma of the prostate. Radiology 189: 339–352
16. Sommer FG, McNeal JE, Carrol CL (1986) MR depiction of zonal anatomy of the prostate at 1.5 T. J Comput Assist Tomogr 10: 983–989
17. Taupitz M, Wagner S, Hamm B,Binder A, Pfefferer D (1993) Interstitial MR lymphography with iron oxide particles: results in tumor-free and VX2 tumor-bearing rabbits. Am J Radiol 161: 193–200
18. Tempany CM, Zhou X, Zerhouni EA et al. (1994) Staging of prostate cancer: results of radiology diagnostic oncology group project. Comparison of three MR imaging techniques. Radiology 192: 47–54
19. Villers A, McNeal JE, Redwine EA, Freiha FS, Stamey TA (1989) The role of perineural space invasion in the local spread of prostatic adenocarcinoma. J Urol 142: 763–768
20. White S, Hricak H, Forstner R et al. (1995) Prostate cancer: effect of postbiopsy hemorrhage on interpretation of MR images. Radiology 195: 385–390

Teil 3: Stagingprobleme, operative und Hormontherapie

Stagingprobleme beim Prostatakarzinom aus urologischer Sicht

J. Breul, R. Paul

1 Einleitung

Die Diagnostik des Prostatakarzinoms stützt sich auf 3 Untersuchungsparameter: die digitale rektale Untersuchung (DRU), den transrektalen Ultraschall (TRUS) und die Bestimmung des prostataspezifischen Antigens (PSA) im Serum.

Ergibt sich aufgrund dieser Untersuchungen der Verdacht für das Vorliegen eines Prostatakarzinoms, muß immer dann, wenn Konsequenzen für den Patienten zu erwarten sind, die histologische Sicherung der Diagnose erfolgen.

Nach histologischem Nachweis des Karzinoms ist in der Regel eine Bestimmung der Tumorausbreitung (Staging) erforderlich. Die Festlegung des therapeutischen Vorgehens richtet sich neben üblichen Gesichtspunkten, wie Allgemeinzustand oder Lebenserwartung des Patienten, v. a. nach dem klinischen Tumorstadium, welches nach dem TNM-Schema der UICC beurteilt wird [20]. Die Probleme beim Staging des Prostatakarzinoms liegen in der Diskrepanz zwischen dem klinisch erfaßbaren Tumorstadium (cT, cN) und dem tatsächlich vorliegenden, pathohistologischen Stadium (pT, pN).

Der Umfang der Staginguntersuchung hängt von der geplanten Therapie ab. Bei einem kurativen Therapieansatz (radikale Prostatektomie oder Strahlentherapie) muß die lokale Tumorausdehnung (T-Stadium), der Lymphknotenstatus (N-Stadium) und die Fernmetastasierung (M-Stadium) beurteilt werden. Bei einem rein palliativen Konzept (Androgendeprivation) sind das T- und N-Stadium von untergeordneter Bedeutung.

2 Bestimmung des lokalen Tumorstadiums (T-Stadium)

Bei der Beurteilung der lokalen Tumorausdehnung ist die Frage zu beantworten, ob ein lokal weit fortgeschrittenes Tumorstadium vorliegt und damit eine lokale, kurative Therapiemaßnahme nicht mehr sinnvoll ist. Des weiteren ergibt sich die Frage nach der Kapselpenetration durch den Tumor. Die Heilungsrate bei Patienten mit Tumoren, die bereits die Kapsel durchbrochen haben, ist deutlich schlechter als bei denjenigen, deren Tumor auf die Prostata beschränkt ist [8].

Folgende Untersuchungsmethoden stehen zur Beurteilung des lokalen Tumorstadiums zur Verfügung.

2.1 Digitale, rektale Untersuchung (DRU)

Bei der digitalen, rektalen Untersuchung, die am besten bei stehenden, nach vornübergebeugten Patienten oder in Knie-Ellbogen-Lage durchgeführt wird, werden durch den tastenden Finger folgende Parameter beurteilt:
1. Größe der Prostata,
2. Abgrenzbarkeit,
3. Konsistenz,
4. Größe, Form und Lage einer Induration innerhalb der Prostata und
5. die Verschieblichkeit der Rektumschleimhaut.

Etwa die Hälfte der tastbaren Indurationen erweisen sich bei der Biopsie als Karzinom [12]. In der Regel sind nur die Karzinome in der peripheren Zone der Prostata palpabel (ca. 80%). Tumoren in der Prostata sind nach einer Untersuchung von Spigelman [21] ab einem Durchmesser von 7 mm bei der Palpation erfaßbar. Eine sichere Unterscheidung der tastbaren Tumoren (≥T2a) in die Tumorstadien T2, T3 oder T4 ist mit Hilfe der DRU nicht möglich, daher liegt die Understagingrate bei bis zu 60% [1].

2.2 Transrektaler Ultraschall (TRUS)

Die Sonographie der Prostata wird mit einer speziellen multiplanaren Ultraschallsonde (5–10 MHz) transrektal durchgeführt. Die zonale Anatomie der Prostata läßt sich mit Hilfe des TRUS gut darstellen. Beurteilt werden
1. die Größe, Form und Lage der Drüse,
2. Echoinhomogenitäten der zonalen Anteile der Prostata,
3. die Außenkontur (Kapsel) der Prostata, welche sich als schmale, kontinuierliche Echolinie von der Umgebung abgrenzt, sowie
4. die angrenzenden Strukturen, z. B. Samenblasen, neurovaskuläre Bündel und Rektumschleimhaut.

Prostatakarzinome stellen sich in der Mehrzahl der Fälle (ca. 75%) als echoarme Areale (Abb. 3.1) dar, wohingegen bis zu 25% der Karzinome der peripheren Zone ein gleiches Echomuster wie das umgebende Prostatagewebe aufweisen können [7]. Für die Stadieneinteilung ist eine Beurteilung des kapselüberschreitenden Wachstums, der Infiltration des periprostatischen Fettgewebes, der Samenblaseninfiltration, der Invasion des Blasenhalses und der Infiltration des Rektums von Bedeutung. Allerdings erlaubt auch der TRUS keine sichere Beurteilung des endgültigen pathohistologischen Befundes. So konnten Rovik et al. [18] für die Kapselpenetration eine Sensitivität von 63% und eine Spezifität von 78% und für die Samenblaseninfiltration eine Sensitivität von 62% und eine Spezifität von 81% nachweisen.

Besondere Bedeutung hat der TRUS neben der Beurteilung der Ausbreitung des Prostatakarzinoms in der Sicherung der Diagnose durch die Biopsie, die heute in Form einer ultraschallgesteuerten systematischen Mehrfachbiopsie, z. B. Sextantenbiopsie, durchgeführt werden sollte. Die Anzahl der tumorbefallenen Stanzzylinder korreliert mit der Tumorausdehnung und erlaubt somit eine Abschätzung des lokalen

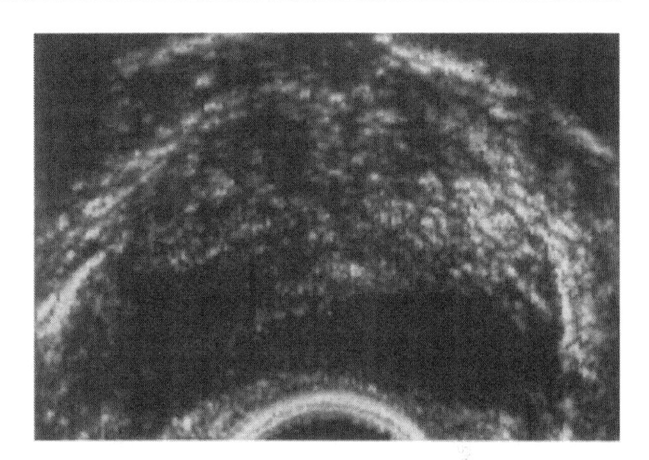

Abb. 3.1. Darstellung der Prostata im transrektalen Ultraschall (transversaler Schnitt). Man erkennt ein großes, echoarmes Areal, das einem lokal fortgeschrittenen Karzinom entspricht

Tabelle 3.1. Prozentsatz der durch Tumor befallenen Stanzzylinder in Abhängigkeit vom Tumorstadium (n=176)

Tumorstadium	Tumorbefallene Stanzzylinder (% der Fälle)			Durchschnittlich
	1–2	3–4	≥5	
pT2	78%	20,8%	1,2%	1,7
pT3	23%	38%	39%	3,7
pT4	0%	25%	75%	5,2

Tumorstadiums. So fanden sich im eigenen Krankengut bei 176 Patienten, bei denen die Diagnose vor radikaler Prostatektomie mit einer Sextantenbiopsie gestellt wurde, im Stadium pT2 durchschnittlich 1,7, im Stadium pT3 3,7 und im Stadium pT4 5,2 befallene Stanzzylinder (Tabelle 3.1). Dieser Unterschied ist statistisch hochsignifikant (p=0,0001).

2.3 Computertomographie (CT)

In der Computertomographie unterscheidet sich normales und malignes Gewebe der Prostata hinsichtlich der Dichtewerte nicht (35–40 HE). Auch durch eine intravenöse Kontrastmittelapplikation ist keine bessere Unterscheidungsmöglichkeit erzielbar. Allenfalls ein organüberschreitendes Wachstum ist in der CT nachweisbar. Ein verstrichener Samenblasenwinkel deutet auf ein fortgeschrittenes Stadium hin. Insgesamt erscheint die Sensitivität und Spezifität der CT zur Beurteilung des lokalen Tumorstadiums unzureichend und erbringt keinen zusätzlichen Informationsgewinn gegenüber der DRU und TRUS-Untersuchung. Für die Diagnostik des auf das Organ begrenzten Prostatakarzinoms spielt die CT keine Rolle, sie kann aber vor geplanter Strahlentherapie der Prostata im Rahmen der Bestrahlungsplanung notwendig sein [16].

2.4 Magnetresonanztomographie (MRT)

In T1-gewichteten Aufnahmen zeigt das Prostatakarzinom die gleiche Signalintensität wie normales Drüsengewebe. Auf T2-gewichteten Bildern stellen sie sich in der Regel hingegen als hypointense Areale dar. Die Verwendung von Gadolinium-DTPA scheint, insbesondere bei einer dynamischen Untersuchung, zu einem besseren Nachweis des Prostatakarzinoms zu führen, allerdings liegen noch keine vergleichenden Untersuchungen zu einer nativen MRT vor. Im Gegensatz zur CT erscheint eine Bestimmung der lokalen Tumorausdehnung mit der MRT möglich. So läßt sich auf T1-gewichteten Bildern eine Infiltration des periprostatischen Fettgewebes und auf T2-gewichteten Bildern eine eventuelle Infiltration des Blasenhalses beurteilen. Auch eine Infiltration der Samenblasen und des neurovaskulären Bündels erscheint mit Hilfe der MRT möglich.

Durch Verwendung von hochauflösenden, endorektalen Oberflächenspulen ist eine Verbesserung der Darstellung zu erzielen (Abb. 3.2), allerdings liegen auch hier noch keine vergleichenden Untersuchungen vor [19]. Es ist zu beachten, daß eine Biopsie durch Einblutung zu Artefakten führt, so daß eine MRT erst ca. 6 Wochen nach erfolgter Biopsie durchgeführt werden sollte.

Obwohl mit Hilfe der MRT eine Beurteilung der lokalen Tumorausbreitung möglich ist, bietet sie im Vergleich zur DRU und TRUS keine wesentlichen Vorteile, so daß unter dem Gesichtspunkt der Kosten-Nutzen-Relation die MRT bei der Ausbreitungsdiagnostik des Prostatakarzinoms in der Regel nur bei differenzierter Fragestellung notwendig wird.

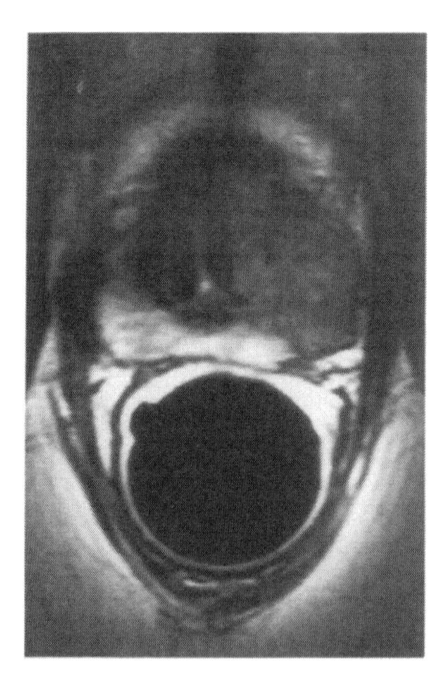

Abb. 3.2. Darstellung eines lokal fortgeschrittenen (T3-)Karzinoms in der peripheren Zone der Prostata in der MRT

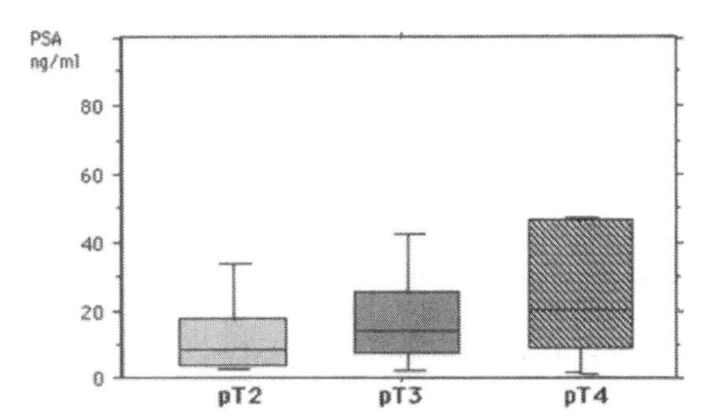

Abb. 3.3. Box-plot-Darstellung der PSA-Werte vor radikaler Prostatektomie in Abhängigkeit vom pT-Stadium. Der horizontale Balken kennzeichnet den Mittelwert, das Rechteck die 50%- und die Antennen die 90%-Perzentile (n=700)

2.5 Prostataspezifisches Antigen (PSA)

Die Bestimmung des Tumormarkers PSA hat sich in der Diagnostik und Tumornachsorge des Prostatakarzinoms als unverzichtbar erwiesen [17]. Verschiedene Untersuchungen haben eine Korrelation der PSA-Werte mit dem klinischen und pathologischen Tumorstadium nachgewiesen [10]. Auch im eigenen Krankengut bei 700 Patienten, die sich einer radikalen Prostatektomie unterzogen haben, zeigt sich eine deutliche Korrelation des präoperativ bestimmten PSA-Wertes mit dem T-Stadium (Abb. 3.3). Diese Korrelation gilt für ein großes Patientenkollektiv, im Einzelfall ist aber ein exaktes Festlegen des Stadiums aufgrund des großen Überlappungsbereiches der Werte nicht möglich.

3 Bestimmung des Lymphknotenstatus (N-Stadium)

Vor kurativer Therapie des Prostatakarzinoms ist eine Beurteilung des Lymphknotenstatus notwendig, um eine systemische Ausbreitung der Erkrankung auszuschließen. Lymphknotenmetastasen beim Prostatakarzinom finden sich neben der präsakralen und periprostatischen Region in erster Linie medial der Linie der V. iliaca externa bis unterhalb des N. obturatorius. Nach kranial wird dieses Gebiet durch die Bifurkation der A. iliaca interna und externa und nach distal durch den Femoralkanal begrenzt [22].

Auch hier ist eine klinische oder bildgebende Beurteilung äußerst schwierig, und es ergibt sich ein erhebliches Understaging im Vergleich zu den tatsächlichen pathohistologischen Befunden. Aus diesem Grund liefert allein die Staging-Lymphadenektomie zuverlässige Befunde. Allerdings läßt sich durch eine Kombination von verschiedenen Untersuchungsparametern die Wahrscheinlichkeit für das Vorliegen von Lymphknotenmetastasen abschätzen, so daß u. U. auf eine operative Sicherung des Lymphknotenbefalls verzichtet werden kann.

3.1 Sonographie

Die Sonogaphie ist nicht in der Lage, Lymphknoten in der oben beschriebenen Region darzustellen und besitzt daher keine Bedeutung in der Beurteilung des Lymphknotenstatus beim Prostatakarzinom.

3.2 Computertomographie (CT) und Magnetresonanztomographie (MRT)

Hinsichtlich des Kontrastes und des Signals in der CT und der MRT unterscheiden sich tumorbefallene Lymphknoten nicht von normalen oder entzündlich veränderten Lymphknoten, deswegen werden Lymphknoten aufgrund ihrer Vergrößerung ab einem Durchmesser von mehr als 1,5 cm als metastatisch bewertet. Falsch-positive Befunde sind häufig. Tumorbefallene Lymphknoten von weniger als ca. 1,5 cm können weder durch die CT noch durch die MRT erfaßt werden. Wegen der geringen Sensitivität und Spezifität erscheinen beide Verfahren zur Beurteilung des Lymphknotenstatus beim Prostatakarzinom nicht geeignet.

3.3 Prostataspezifisches Antigen (PSA)

Wie schon für die lokale Tumorausdehnung gezeigt, korreliert der PSA-Spiegel auch mit dem Vorhandensein von befallenen Lymphknoten (Abb. 3.4). Die PSA-Werte im Stadium pN1 unterscheiden sich nicht signifikant von denen im Stadium pN0. Dies kann an der Tatsache liegen, daß im Stadium pN1 in der Mehrzahl der Fälle meist nur mikroskopisch nachweisbare Metastasen in einem oder nur wenigen Lymphknoten vorliegen.

3.4 Staging-Lymphadenektomie

Die einzig verläßliche Methode, den Lymphknotenstatus zu erfassen, ist die pelvine Lymphadenektomie, welche offen chirurgisch oder laparoskopisch ausgeführt werden kann. Unter bestimmten Umständen erscheint es möglich, auf eine Staging-Lymphadenektomie vor geplanter kurativer Therapie des Prostatakarzinoms zu verzichten. So liegt im eigenen Krankengut die Wahrscheinlichkeit für das Vorliegen von Lymphknotenmetastasen bei einem PSA <7 ng/ml, einem Malignitätsgrad $\leq$G2 (Gleason-Score ≤ 7) und fehlenden Hinweisen für eine Samenblaseninvasion im TRUS deutlich unter 2%. Für diese Patientengruppe erscheint es vertretbar, auf eine Lymphadenektomie zu verzichten.

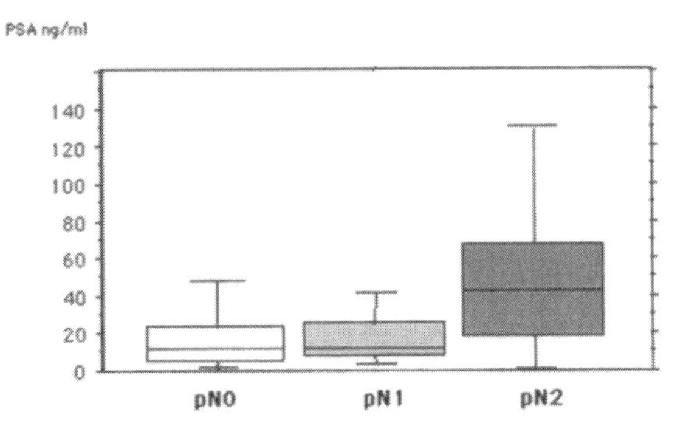

Abb. 3.4. Box-plot-Darstellung der PSA-Werte vor radikaler Prostatektomie in Abhängigkeit vom pN-Stadium. Der horizontale Balken kennzeichnet den Mittelwert, das Rechteck die 50%- und die Antennen die 90%-Perzentile (n=700)

4 Nachweis von Fernmetastasen (M-Stadium)

4.1 Knochenszintigramm

Ziel dieses Untersuchungsverfahrens ist die Erfassung von Knochenumbauprozessen, und somit die Erkennung von Knochenmetastasen. In der Regel werden ^{99m}Tc-markierte Diphosphonate eingesetzt, welche eine hohe Knochenaffinität besitzen. 2–3 h nach Injektion von 400–700 Mbq wird eine statische Szintigraphie mit der Gammakamera angefertigt. Zu besonders hohen Mehranreicherungen führen Knochentumoren und osteoplastische Metastasen, Frakturen, entzündliche Knochenprozesse, Arthrosen im Reizzustand und seltenere Erkrankungen des Knochens, wie beispielsweise M. Paget und primärer Hyperparathyreoidismus. Minderanreicherungen finden sich bei rein osteolytischen Veränderungen, verursacht z. B. durch Metastasen und nach lokaler Bestrahlung bzw. Knochennekrosen. Insgesamt gilt heutzutage die Knochenszintigraphie als die sensitivste Methode zur Entdeckung von Knochenmetastasen, wenn auch diese Methode nicht metastasenspezifisch ist und somit suspekte Mehranreicherungen im Skelett radiologisch gesichert werden müssen, um falsch-positive Ergebnisse auszuschließen.

4.2 Computertomographie (CT)

Die CT spielt für das Staging von Fernmetastasen keine Rolle. Osteoplastische und osteolytische Prozesse am Knochen können durch diese Untersuchungstechnik zwar erfaßt werden, aber aufgrund der hohen Sensitivität der Knochenszintigraphie und dem Erfassen des gesamten Skelettsystems in einer Untersuchung erbringt die CT keinen zusätzlichen Nutzen.

4.3 Magnetresonanztomographie (MRT)

Die MRT findet ähnlich wie die CT keinen Einsatz beim Staging von Fernmetastasen beim Prostatakarzinom. Da die Sensitivität der Erfassung von metastatischen Prozessen im Knochen bei der MRT jedoch höher ist als bei der CT, kann es notwendig sein, bei einer Mehranreicherung im Skelettszinitgramm, welche in der konventionellen Röntgendiagnostik noch nicht erfaßt werden kann, eine MRT zur Klärung der Ursache der Mehranreicherung durchzuführen. Dies ist jedoch nur für Spezialindikationen notwendig und heutzutage kein Routinevorgehen.

4.4 Prostataspezifisches Antigen (PSA)

Chybrowski et al. [2] untersuchten 521 Patienten mit unbehandelten Prostatakarzinomen mittels Knochenszintigraphie und PSA-Bestimmung. Auf der Basis eines logistischen Regressionsmodells konnte eine Wahrscheinlichkeitsanalyse für das Vorliegen von Knochenmetastasen in Abhängigkeit vom PSA-Wert durchgeführt werden. Aufgrund dieser Untersuchungen liegt die Wahrscheinlichkeit für ein positives Knochenszinitgramm bei einem PSA von 40 ng/ml bei ca. 20%, bei einem PSA von 80 ng/ml bei 40%, bei einem PSA von 300 ng/ml über 80%. Oesterling et al. [15] fanden bei Patienten mit niedrigen PSA-Werten zwischen 0 und 4 ng/ml keine Knochenmetastasen, zwischen 4 und 15 ng/ml in 0,8% und zwischen 15 und 20 ng/ml in 2,6% der Fälle ein positives Knochenszintigramm.

Aufgrund dieser Untersuchungen erscheint es möglich, über die Notwendigkeit der Anfertigung eines Knochenszintigramms in Abhängigkeit von dem PSA-Wert zu entscheiden. Bei Patienten mit einem PSA-Wert unter 10 ng/ml ist die Wahrscheinlichkeit für das Vorliegen von Knochenmetastasen extrem gering, so daß wir bei diesen Patienten auf ein Knochenszintigramm verzichten.

4.5 Alkalische Phosphatase (AP)

Knochenmetastasen des Prostatakarzinoms sind in der Mehrzahl der Fälle osteoplastische Metastasen [13]. Aus diesem Grund können Marker für die Osteoblastenaktivität, ähnlich dem Knochenszintigramm, ein diagnostisches Kriterium für das Vorliegen von Metastasen sein. Die alkalische Phosphatase (AP) ist ein Enzym, welches in hoher Konzentration in Osteoblasten und Chondroblasten gefunden werden kann, und eine Erhöhung dieses Enzyms im Serum ist hinweisend auf das Vorliegen von ossären Metastasen. Studien haben gezeigt, daß die Sensitivität dieses Serummarkers zwischen 64 und 94% liegt, bei jedoch einer korrespondierenden Spezifität von 88% bzw. 50% (eigene Ergebnisse [3, 4]).

Die niedrige Spezifität erklärt sich durch das Vorkommen der AP in anderen Organen wie Leber, Gallengangsystem und Dünndarmschleimhaut. Allerdings lassen sich Isoenzyme der AP unterscheiden, unter anderem die knochenspezifische AP (Ostase), die eine Erhöhung der Spezifität versprechen. Cooper et al. [5] beschrieben eine Sensitivät für die knochenspezifische AP von 86% bei einer Spezifität von 94%. Im eigenen Patientengut (Abb. 3.5) jedoch lag die Sensitivität nur bei 70% bei einer ebenfalls niedrigeren Spezifität von 90%. Mit diesen Ergebnissen kann auch die knochenspezifische AP, die zwar ein knochenspezifisches Isoenzym, aber kein tumorspezifisches Isoen-

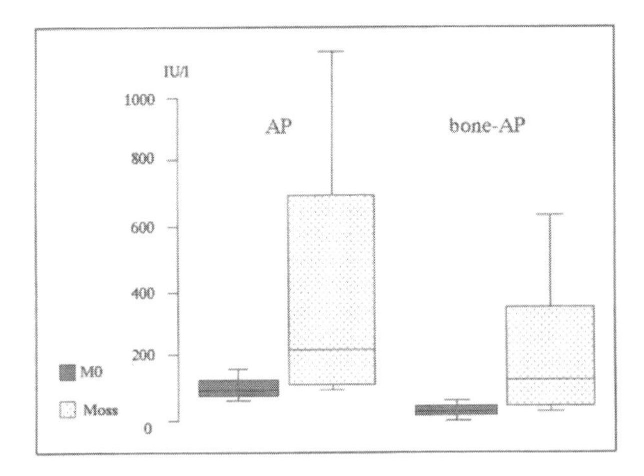

Abb. 3.5. Box-plot-Diagramm der Ergebnisse von alkalischer Phosphatase (AP) und knochenspezifischer alkalischen Phosphatase (»bone-AP«) im Serum bei Patienten (n=40) mit lokalisiertem Prostatakarzinom (M0) und Patienten (n=26) im metastasierten Tumorstadium

zym darstellt, im individuellen Fall nicht zum präoperativen Staging eingesetzt werden, da die Anzahl der falsch-negativen Ergebnisse zu hoch ist und somit fälschlicherweise Patienten einer kurativen Therapieform zugeführt werden würden, ohne davon zu profitieren. Andere Biomarker des Knochenstoffwechsels werden derzeit unter diesen Gesichtspunkten untersucht, wie z. B. Urinpyridinoline [11]. Ergebnisse darüber liegen derzeit noch nicht vor.

5 Bestimmung des Malignitätsgrades (Grading)

Das Grading ist ein klassischer Prognosefaktor beim Prostatakarzinom. Patienten mit niedrig differenzierten Tumoren weisen eine wesentlich schlechtere Prognose als Patienten mit gut differenzierten Tumoren auf [23]. Insofern scheint es notwendig, präoperativ eine Information über den Malignitätsgrad des Tumors zu erhalten.

5.1 Stanzbiopsie

Bei der zur Diagnostik eingesetzten systematischen Mehrfach-(Sextanten-)biopsie läßt sich ein Malignitätsgrad des Prostatakarzinoms bestimmen. Untersuchungen anhand des eigenen Krankengutes zeigten, daß das Grading der Stanzbiopsie mit einem Spearman-Koeffizienten von 0,397 signifikant mit dem Grading des Operationspräparates korreliert. Dieser Malignitätsgrad stimmt jedoch aufgrund der Heterogenität des Prostatakarzinoms und des damit verbundenen »sampling error« nur in 60–70% der Fälle mit dem endgültigen pathohistologischen Malignitätsgrad des Operationspräparates überein [24]. Eine individuelle Entscheidung aufgrund des bioptischen Malignitätsgrades erscheint nicht sinnvoll.

5.2 Prostataspezifisches Antigen (PSA)

Der Malignitätsgrad korreliert mit dem PSA-Wert (Abb. 3.6). Allerdings findet sich auch hier, wie bei den vorherigen Darstellungen, ein großer Überlappungsbereich der Werte.

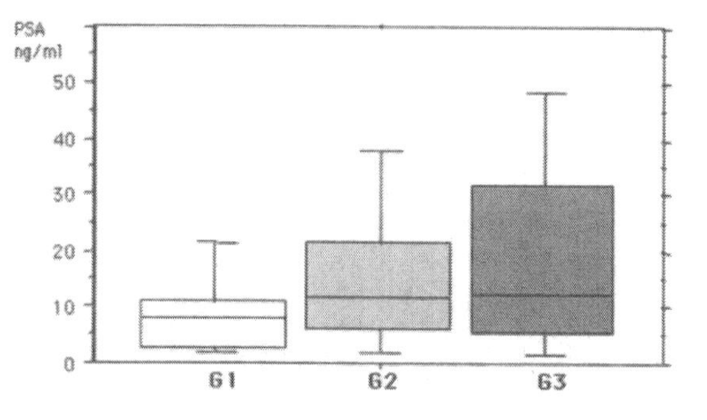

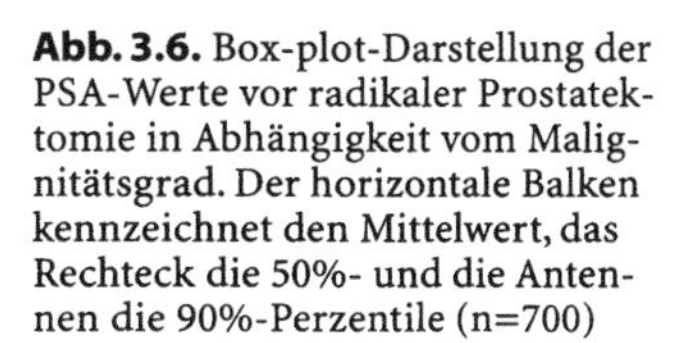
Abb. 3.6. Box-plot-Darstellung der PSA-Werte vor radikaler Prostatektomie in Abhängigkeit vom Malignitätsgrad. Der horizontale Balken kennzeichnet den Mittelwert, das Rechteck die 50%- und die Antennen die 90%-Perzentile (n=700)

6 Schlußfolgerungen

Es besteht eine erhebliche Diskrepanz zwischen dem klinischen Staging und der tätsächlich vorliegenden Tumorausbreitung. Die entscheidende Frage ist: Liegt eine systemische Erkrankung oder eine lokal begrenztesTumorstadium vor?

Für das *M-Stadium* lassen sich sichtbare Metastasen mit Hilfe der Knochenszintigraphie und, bei spezieller Fragestellung, in der MRT gut darstellen oder ausschließen. Mikrometastasen lassen sich aber mit Hilfe der heute zur Verfügung stehenden bildgebenden Verfahren nicht nachweisen. Durch Detektion von epithelialen Zellen im Knochenmark, die einer Tumorzellaussaat gleichgesetzt wird, glaubt man, frühzeitig eine systemische Ausbreitung diagnostizieren zu können [9]. Allerding steht der Beweis in einer multivariaten Analyse noch aus, daß ein solcher Nachweis mit einer schlechten Prognose korreliert. Auch für den Nachweis von PSA-positiven Zellen in der Zirkulation mit Hilfe der Polymerasekettenreaktion (PCR) steht der Beweis noch aus, daß es sich bei diesen Patienten bereits um eine systemische Erkrankung handelt [14]. Der Prozeß der Metastasierung ist hoch komplex und kann nur durch spezialisierte Tumorzellen erfolgen, so daß der alleinige Nachweis von Tumorzellen in der Peripherie nicht unbedingt mit einer Metastasierung gleichzusetzen ist. Allerdings ist die systemische Aussaat von Tumorzellen eine Conditio sine qua non für eine Metastasierung.

Das *N-Stadium* ist mit keiner der heute zur Verfügung stehenden bildgebenden Methoden sicher vorhersagbar. Nur die Staging-Lymphadenektomie bringt zuverlässige Ergebnisse. Durch Analyse präoperativ bestimmbarer Parameter erscheint der Verzicht auf einen solchen diagnostischen Eingriff möglich. Dies gilt insbesondere für die potentiell kurativen Therapiemodalitäten, bei denen eine Lymphadenektomie eine deutliche Ausweitung des therapeutischen Vorgehens darstellen würde, wie z. B. bei der perinealen Prostatektomie und der Radiotherapie.

Unabdingbar für eine sinnvolle Therapie des Prostatakarzinoms, vielleicht notwendiger als bei jedem anderen Tumor, erscheint es, Prognosefaktoren zu identifizieren, die über die heute bekannten hinaus eine zuverlässige Information über den zukünftigen Krankheitsverlauf erlauben. Die klassischen Parameter, die durch das TNM-System erfaßt werden, müssen durch eine Analyse des Genotyps des Tumors ergänzt werden (»molekulares Staging«), um so eine Beurteilung seiner Agressivität zu ermöglichen.

Es bleibt zu hoffen, daß eine derartige Analyse auch zu einem Informationsgewinn führt.

Literatur

1. Breul J et al. (1991) Fehler bei der präoperativen Bestimmung des lokalen Tumorstadiums bei der radikalen Prostatektomie. In: Hartung, Hübner, Kropp (eds) Urologische Beckenchirurgie. Springer, Berlin Heidelberg New York Tokio
2. Chybrowski F et al. (1991) Predicting radionuclid bone scan findings in patients with newly diagnosed, untreated prostate cancer: Prostate specific antigen is superior to all other clinical parameters. J Urol 145: 313
3. Cooper EH, Purves D (1994) Bone alkaline phosphatase and prostate specific antigen in the monitoring of prostate cancer. Prostate 25: 236–242
4. Cowan RJ YK (1973) Evaluation of serum alkaline phophatase dermination in patients with positive bone scans. Cancer 32: 887–889

5. DE/Editorial (1992) New biomarkers of bone resorption. J Clin Endocrin Met 74: 470 A–470 C
6. Desoize BAS et al. (1991) Phosphatase isoenzymes as bone metastasis markers in prostatic carcinoma. Clin Biochem 24: 443–446
7. Devonec M et al. (1990) The significance of the prostatic hypoechoic area: results in 226 ultrasonically guided prostatic biopsies. J Urol 143: 316–319
8. Epstein J et al. (1993) Correlation of pathologic findings with progression after radical retropubic prostatectomy. Cancer 71: 3586
9. Katz A et al. (1994) Molecular staging of prostate cancer with the use of an enhanced reverse transcriptase-PCR assay. Urology 43: 765–775
10. Kleer E, Oesterlin JE (1993) PSA and staging of localized prostate cancer. Urol Clin North Am 20: 695–705
11. Kramer S et al. (1980)Experience with Gleason's histopathologic grading in prostatic cancer. J Urol 124: 223
12. Lowe F, Brendler CB (1992) Evaluation of the urological patient. In: Walsh P et al. (eds) Cambell's urology, 6th edn. Saunders, Philadelphia
13. Merrick MV et al. (1985) Prognostic significance of alkaline and acid phosphatase and skeletal scintigraphy in carcinoma of the prostate. Br J Urol 57: 715–720
14. Oeffelein M et al. (1996) Molecular detection of prostate epithelial cells from the surgical field and peripheral circulation during radical prostatectomy. J Urol 155: 238–242
15. Oesterling J et al. (1993) The use of prostate-specific antigen in staging patients with newly diagnosed prostate cancer. JAMA 269: 57
16. Oyen R et al. (1994) Prostata, Samenblasen und Samenwege. In: Lüning M, Felix, R (Hrsg) Komplexe bildgebende Diagnostik - Becken. Thieme, Stuttgart
17. Partin A et al. (1990) Prostate specific antigen in the staging of localized prostate cancer: Influence of tumor differentiation, tumor volume and benign hyperplasia. J Urol 143: 747
18. Rovik J et al. (1994) zzzz. Br J Urol 73: 65
19. Schröder F et al. (1992) Prostate cancer - local staging with endorectal surface coil MR imaging. Radiology 178: 797–802
20. Schröder F et al. (1992) The TNM classifcation of prostate cancer. Prostate S4: 129–138
21. Spigelman et al. (1986) Rectal examination in volume determination of carcinoma of the prostate: clinical and anatomical correlations. J Urol 136: 1228–1230
22. Weingärtner K et al. (1996) Anatomical basis for pelvic lamphadenectomy in prostate cancer: results of an autopsy study and implications for the clinic. J Urol 156: 1969–1971
23. Whitemore W et al. (1988) Organ systems program staging classification for prostate cancer. In: Coffey D, Resnick, MI, Dorr, FA Karr, JP (eds) A multidisciplinary analysis of controversies in the management of prostate cancer. Plenum Press, New York
24. Wood D et al. (1994) Identification of bone marrow micrometastases in patients with prostate cancer. Cancer 74: 2533–2540

Radikale Prostatektomie – Indikationen und Ergebnisse

U. Steiner, K. Miller

1 Einleitung

Erstmals wurde im Jahre 1867 von Billroth eine partielle perineale Prostatektomie, 1889 von Czerny die erste totale perineale radikale Prostatektomie bei einem Patienten mit Prostatakarzinom durchgeführt. Der heute am häufigsten gewählte retropubische Zugang wurde erst 1947 von Millin eingeführt [60].

Durch die Einführung des prostataspezifischen Antigens (PSA) wurden die Entdeckungsraten bei der Früherkennung des Prostatakarzinoms deutlich verbessert [8]. Dadurch ist heute die Mehrzahl der Prostatakarzinome bei der Erstdiagnose lokal begrenzt [52]. Dies wiederum hat zu einer dramatischen Zunahme der operativen Behandlungen in den 80er Jahren geführt: in den USA stieg der Anteil der radikalen Prostatektomien an den verschiedenen Behandlungsformen des Prostatakarzinoms von 11% (1984) auf 32% (1991) [22]. Seit 1992 ist – parallel zur fallenden Inzidenz – die Tendenz wieder rückläufig [33]. Ähnliche Entwicklungen sind mit Verzögerung auch in den europäischen Ländern zu beobachten.

Die radikale Prostatektomie ist durch diese Entwicklung zum »Routineeingriff« geworden. Unabhängig von der Diskussion über die richtigen Indikationen ist – als positive Nebenerscheinung der Mengenausweitung – eine deutliche Abnahme der Morbidität zu verzeichnen [12].

2 Operative Techniken

2.1 Pelvine Lymphadenektomie

Die pelvine Staging-Lymphadenektomie ist zur Zeit das einzige Untersuchungsverfahren, mit dem der regionäre Lymphknotenstatus beim Prostatakarzinom sicher beurteilt werden kann. Die Sensitivität der zur Verfügung stehenden bildgebenden Verfahren wie Computer-, Kernspin- oder Positronenemissionstomographie bei Lymphknotenmetastasen ist niedrig [4, 51, 54]. Da die Prognose und das weitere therapeutische Vorgehen aber neben der T-Kategorie und dem Grading wesentlich von einer möglichen lymphogenen Metastasierung beeinflußt werden, sind die genannten bildgebenden Verfahren aufgrund der unzuverlässigen Ergebnisse als Basis für eine Therapieentscheidung nicht geeignet.

Die pelvine Lymphadenektomie (LAE) erfolgt innerhalb der Resektionsgrenzen A. iliaca externa nach ventral, Bifurkation von A. iliaca externa und interna nach kranial,

Beckenwand nach lateral, N. obturatorius nach dorsal und Schambeinast nach kaudal. Hinsichtlich der diagnostischen Sicherheit sind die offene und die laparoskopische Lymphadenektomie als gleichwertig anzusehen [25, 31, 41]. Welches Vorgehen gewählt wird, hängt vom Zugangsweg bei der radikalen Prostatektomie und von der Indikationsstellung ab: wird die Operation auch bei lymphknotenpositiven Patienten weitergeführt, ist die laparoskopische Lymphadenektomie nicht sinnvoll.

Die generelle Indikation zur pelvinen Lymphadenektomie wird heute von einigen Autoren in Frage gestellt: Grading der Biopsie und prätherapeutischer PSA-Wert ermöglichen eine Vorhersage der Metastasenwahrscheinlichkeit in den Lymphknoten [43]. Die LAE ist somit bei prognostisch günstigen Konstellationen verzichtbar, es bleibt jedoch ein Restrisiko, Metastasen zu übersehen, und die Möglichkeit der simultanen Orchiektomie zur adjuvanten Hormontherapie wird vergeben. Aufgrund der geringen Übereinstimmung des Biopsiegradings mit dem Grading des Operationspräparates sowie des schlechten Vorhersagewertes des PSA in eigenen Untersuchungen [29] bevorzugen wir weiterhin die LAE bei allen Patienten vor radikaler Prostatektomie.

2.2 Retropubischer Zugang

Der retropubische Zugang wird heute am häufigsten angewandt. Der wesentliche Vorteil im Vergleich zum perinealen Vorgehen ist, daß bei diesem Zugang gleichzeitig eine pelvine Lymphadenektomie zum Ausschluß von Lymphknotenmetastasen durchgeführt werden kann (s. oben). Die Operationstechnik in ihrer heutigen Form erfuhr die wesentlichen Impulse durch die anatomischen Studien von Walsh u. Donker [57]. Die Erkenntnisse über Blutversorgung, Faszienverhältnisse sowie die Lage der für die Potenz wesentlichen Gefäßnervenstränge haben die Morbidität dieses Eingriffs dramatisch verringert.

Trotz zahlreicher Modifikationen bleiben die entscheidenden Schritte des Eingriffs klar definiert (Abb. 3.7–3.10):

- Exakte Präparation der Prostataseitenflächen bis zum Apex mit palpatorischer Identifikation des Übergangs zur Harnröhre.
- Kontrolle des Plexus Santorini durch Umstechung oder Ligatur.
- Durchtrennung der gesamten Harnröhrenzirkumferenz sowie der kaudalen Ausläufer der Denonvillier-Faszie bis zur Rektummuskulatur unter genauer visueller Kontrolle.
- Weite Exzision des Gefäßnervenbündels auf der/den tumortragenden Seite(n) oder
- Präparation des Gefäßnervenbündels unmittelbar auf der Prostatakapsel bei einseitig »erektionsprotektiver« Technik auf der tumorfreien Seite.
- Weite Exzision des Blasenhalses unter Beachtung (temporärer Schienung) der Harnleiterostien.
- Rekonstruktion des Blasenhalses mit Evertieren der Mukosa.
- »Wasserdichte«, gut adaptierte Blasen-Harnröhren-Anastomose.

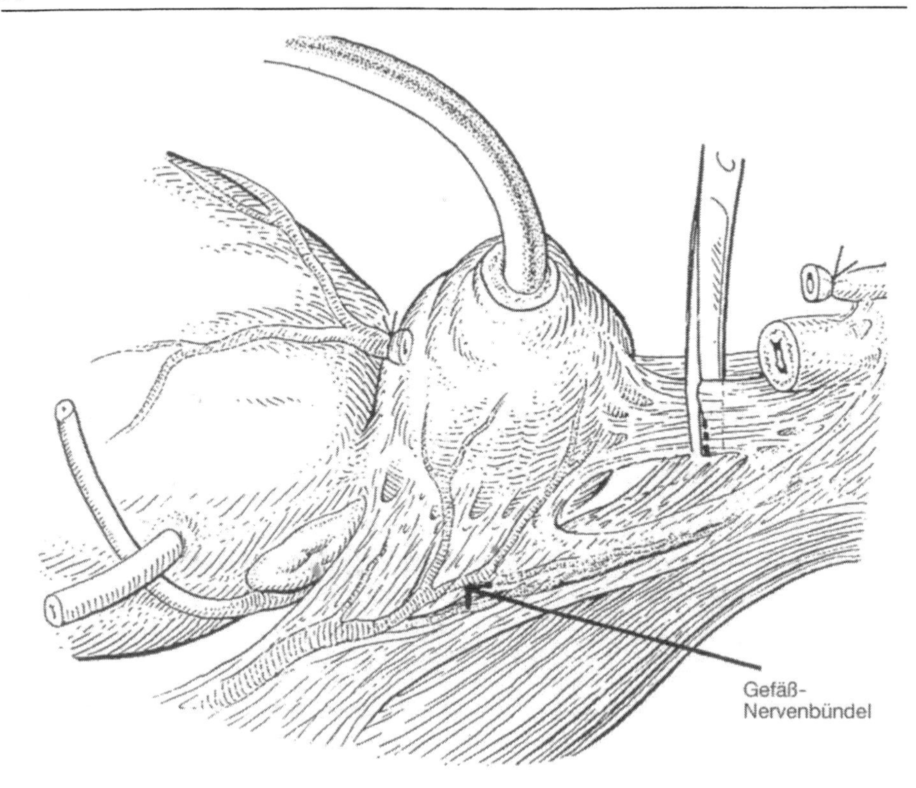

Abb. 3.7. Durchtrennung der Denonvillier-Faszie. (Aus Hohenfellner [26])

2.3 Perinealer Zugang

Die radikale perineale Prostatektomie wird entweder unmittelbar oder zweizeitig nach der pelvinen Lymphadenektomie durchgeführt.

Die perineale Technik hat zwei wesentliche Vorteile gegenüber vergleichbaren retropubischen Serien. Zum einen ist der Blutverlust geringer [16, 42, 55]. Zum anderen kann die vesikourethrale Anastomose »unter Sicht« genäht werden [23]. Dies soll die Inzidenz von Lecks verringern und kürzere Katheterliegezeiten ermöglichen. Limitiert ist die perineale Technik durch den engen Zugang zwischen den Sitzbeinästen inbesondere bei großer Prostata (Abb. 3.11–3.15).

3 Indikationen und Ergebnisse

3.1 Allgemeine Überlegungen

Studien zur »natural history« des Prostatakarzinoms haben gezeigt, daß bei entsprechender Patientenselektion (v. a. gut differenzierte Tumoren) 10-J.-Überlebensraten

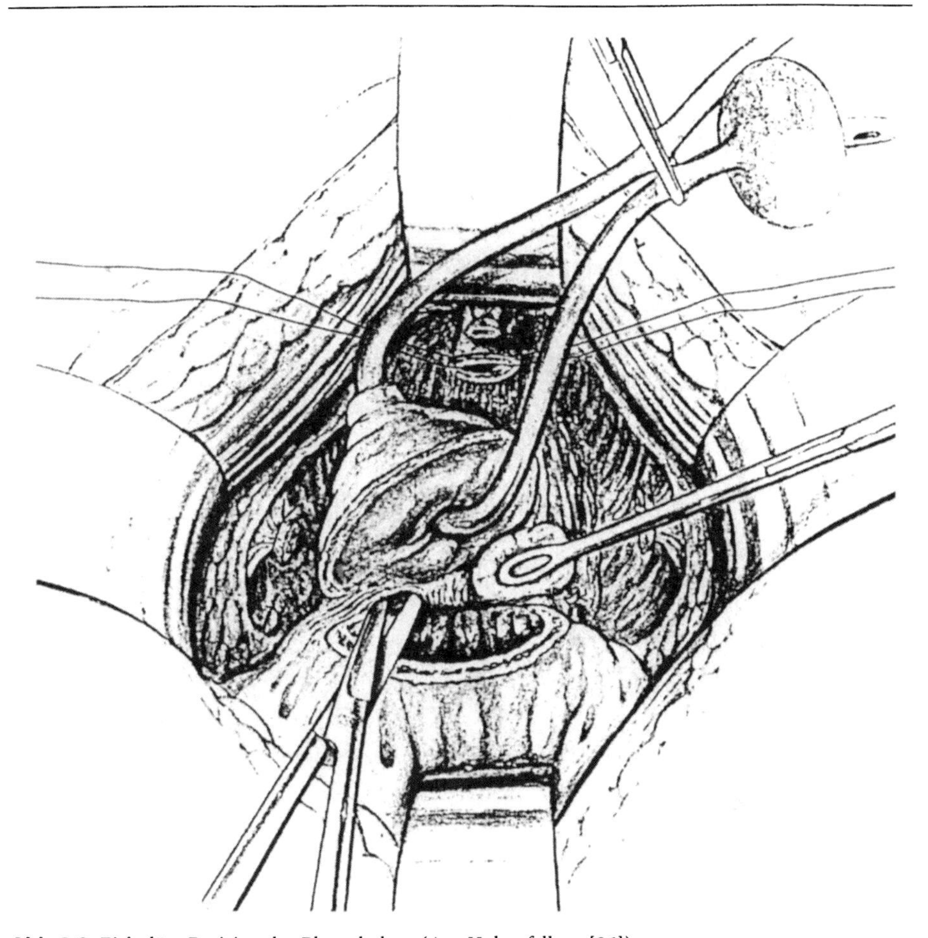

Abb. 3.8. Zirkuläre Exzision des Blasenhalses. (Aus Hohenfellner [26])

von 80% ohne Behandlung erzielt werden [28]. Diese Ergebnisse haben viele Kontroversen ausgelöst und zu weiteren Studien geführt. Quintessenz sind die folgenden Erkenntnisse:

- Patienten mit kleinen (<0,5 ml) und gut differenzierten Tumoren können ohne Therapie beobachtet werden (z. B. bei T1a-Karzinomen).
- Nach Zeiträumen von >10 Jahren tritt selbst bei hoch differenzierten Tumoren ein zunehmendes Progressionsrisiko ein [13].
- Damit ein Patient von der radikalen Prostatektomie mit hoher Wahrscheinlichkeit profitiert, sollte seine Lebenserwartung >10 Jahre sein.

Problematisch ist im individuellen Fall die Vorhersage der Lebenserwartung unter Einbeziehung des »biologischen« Alters und der Komorbidität. Nach den Sterbetafeln des statistischen Bundesamts betrug 1996 die Lebenserwartung von Männern in der BRD (bei der Geburt) 74 Jahre. Ein 65jähriger Mann hat jedoch noch eine Lebens-

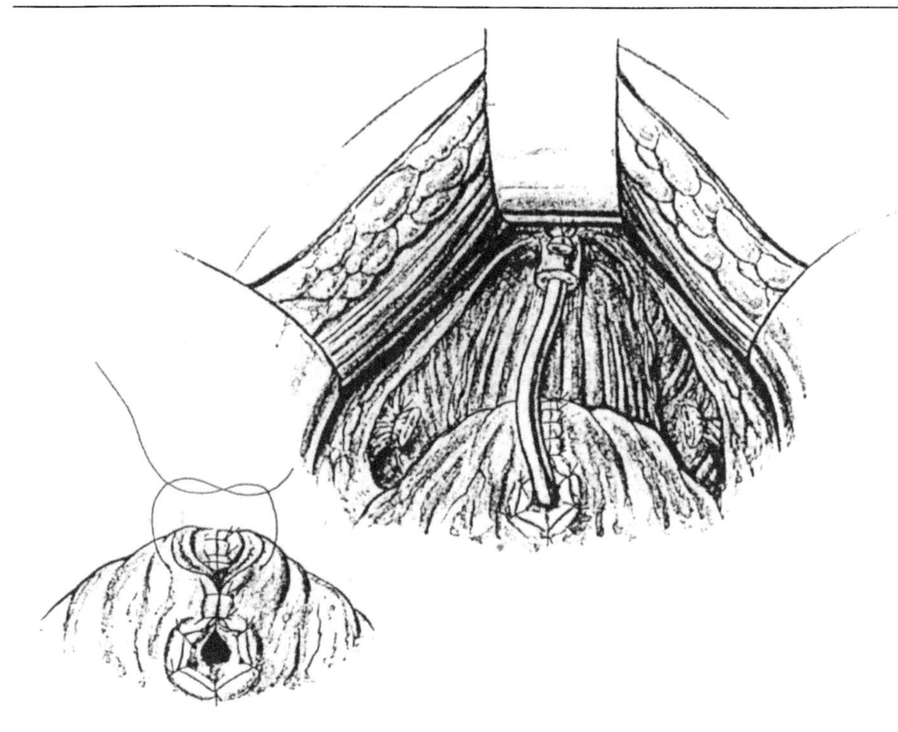

Abb. 3.9. Rekonstruktion des Blasenhalses mit Evertieren der Mukosa. (Aus Hohenfellner [26])

erwartung von 14,7 Jahren, ein 70jähriger von 11,6 Jahren und ein 75jähriger von 8,8 Jahren.

Durch Begleiterkrankungen werden diese Prognosen entsprechend (und oft schwer quantifizierbar) verändert. Somit können die Zahlen nur als Anhalt dienen. Es bleibt der mangels genauerer Prognoseparameter oftmals subjektiven Einschätzung des behandelnden Arztes überlassen, welcher Patient von der operativen Therapie profitiert. Dies gilt v. a. für die »Grauzone« der Patienten zwischen 70 und 75 Jahren.

3.2 Organbegrenztes Karzinom pT2

Die »klassische« Indikation für die radikale Prostatektomie ist das organbegrenzte Prostatakarzinom. Allerdings sind die Möglichkeiten einer zuverlässigen prä- oder intraoperativen Unterscheidung zwischen einem Stadium pT1/2 (organbegrenzt) und pT3 (lokal fortgeschritten) begrenzt. Die Übereinstimmungsrate von klinischer und pathologischer T-Kategorie für die rektale Palpation liegt bei 61% [7], für den transrektalen Ultraschall schwanken die Angaben zwischen 37 und 58% [5, 46]. Ebensowenig erlaubt der präoperative PSA-Wert oder das Grading der Prostatastanzbiopsien eine eindeutige Unterscheidung [37]. Dies führt in der Praxis dazu, daß 30–50% pT3-Karzinome operiert werden, die klinisch als T2 eingestuft waren.

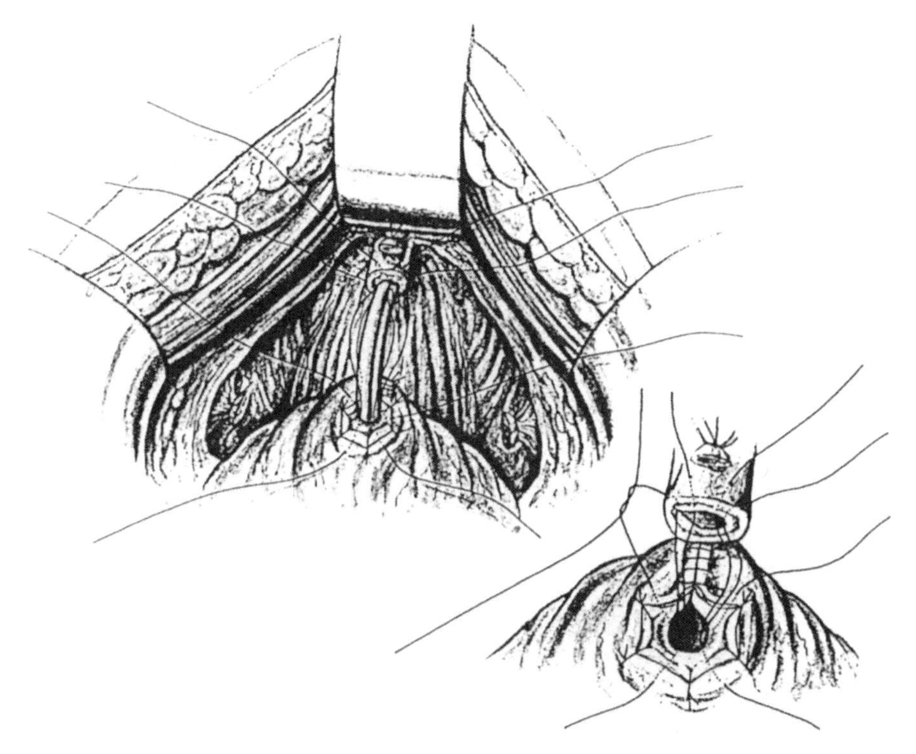

Abb. 3.10. Adaptieren der Blasenhals-Harnröhren-Anastomose. (Aus Hohenfellner [26])

Die Ergebnisse der radikalen Prostatektomie beim organbegrenzten Tumor sind überzeugend: die progressionsfreien Überlebensraten nach 10 Jahren liegen zwischen 70 und 90% (Tabelle 3.2). Die Gesamtüberlebensraten sind etwas besser als die einer altersbezogenen gesunden Vergleichsgruppe [18].

Sieht man von der Studie von Paulson [44] ab, die einen signifikanten Vorteil der Operation gegenüber der Strahlentherapie zeigt, liegen Ergebnisse aus randomisierten Studien »Radikale Prostatektomie vs. Strahlentherapie« nicht vor. Aufgrund methodischer Mängel werden die Ergebnisse der Paulson-Studie heute kaum mehr akzeptiert. Kurzzeitergebnisse (<3 Jahre) neuerer, nichtrandomisierter Studien [10] zeigen keinen Unterschied zwischen den Verfahren. Metaanalysen [1] weisen im Lang-

Tabelle 3.2. Progressionsfreies Überleben (ÜL in %) nach radikaler Prostatektomie bei organbegrenztem Prostatakarzinom

Autor/Jahr	n	ÜL 5 Jahre [%]	ÜL 10 Jahre [%]
Walsh 1994	356	97	85
Ohori 1994	226	94	90
Catalona 1994	590	91	70
Trapasso 1994	293	87	–

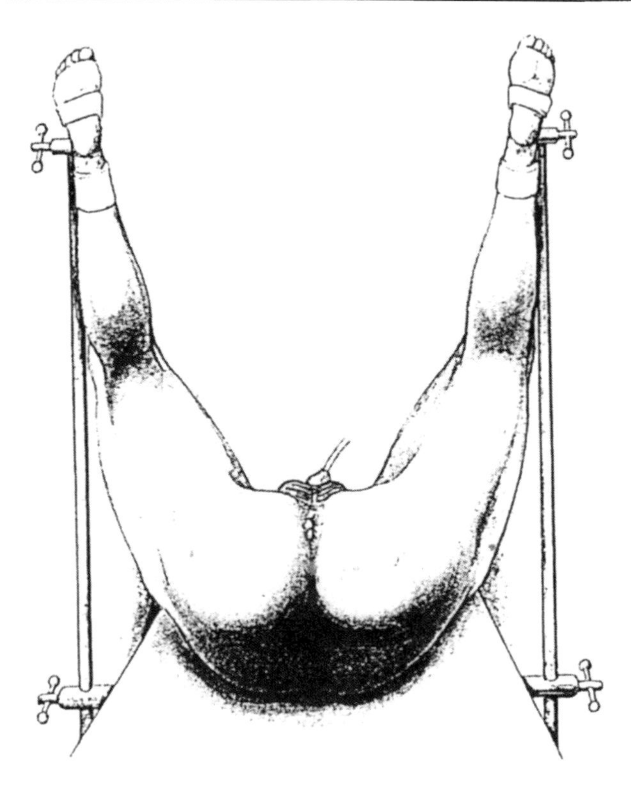

Abb. 3.11. Lagerung des Patienten zur perinealen Prostatektomie. (Aus Hohenfellner [26])

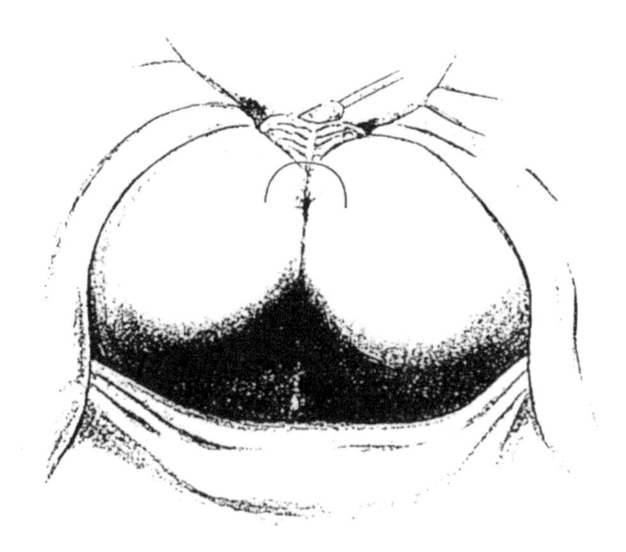

Abb. 3.12. Schnittführung umgekehrt U-förmig. (Aus Hohenfellner [26])

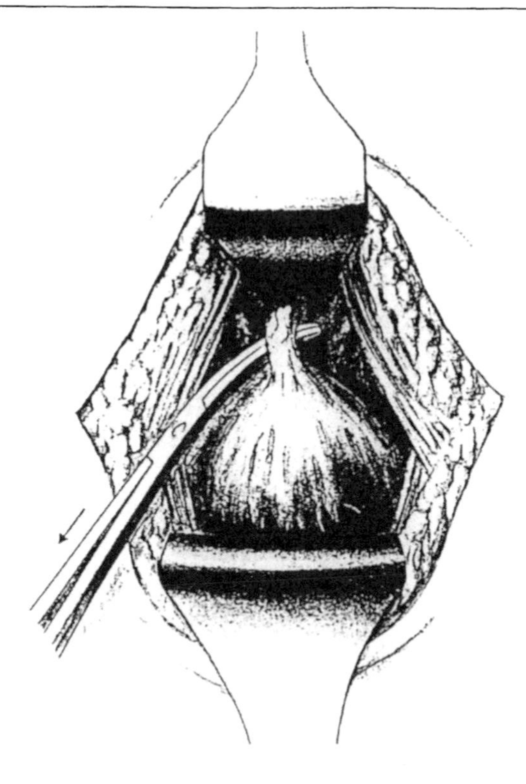

Abb. 3.13. Durchtrennung der Harnröhre am Apex nach Darstellen der Prostatarückfläche. (Aus Hohenfellner [26])

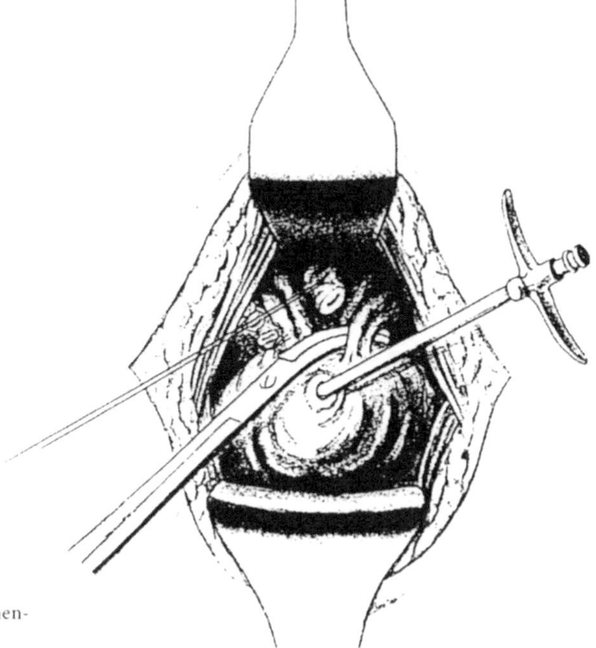

Abb. 3.14. Darstellung der Samenblasen. (Aus Hohenfellner [26])

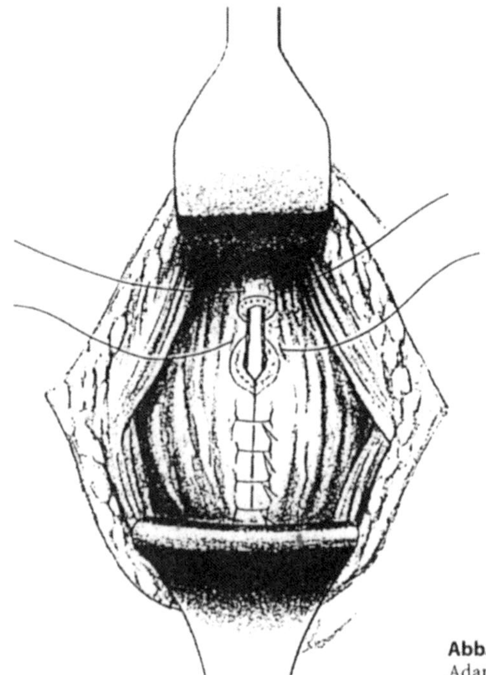

Abb. 3.15. Rekonstruktion des Blasenhalses und Adaptieren der Harnröhrenanastomose. (Aus Hohenfellner [26])

zeitverlauf auf einen Vorteil zugunsten der radikalen Prostatektomie hin. In der Praxis wird von der Mehrzahl der Urologen die radikale Prostatektomie heute als Therapie der ersten Wahl beim organbegrenzten Prostatakarzinom angesehen.

3.3 Lokal fortgeschrittenes Karzinom pT3 N0

Für das organbegrenzte Prostatakarzinom liegen die progressionsfreien 10-J.-Überlebensraten nach radikaler Prostatektomie zwischen 70 und 90% [58, 8, 39]. Bei lokal fortgeschrittenen Prostatakarzinomen verschlechtern sich die Ergebnisse auf 37–56% [6, 45, 35, 50] (Abb. 3.16). Ein PSA-Anstieg tritt in dieser Gruppe innerhalb von 4–5 Jahren bei 35–75% der Patienten auf [8, 14, 17, 61].

Die erheblichen Unterschiede machen klar, daß zum einen eine alleinige chirurgische Therapie bei vielen Patienten nicht ausreichend ist. Zum anderen müssen unabhängige Prognoseparameter herangezogen werden, um beim individuellen Patienten über die Notwendigkeit einer adjuvanten Therapie zu entscheiden.

Wesentliche Prognosefaktoren sind das Ausmaß der Kapselpenetration, ein Tumorbefall des Absetzungsrandes und der Gleason-Score [15] (Abb. 3.17–3.19). Liegt der Gleason-Score bei 7 und höher, so verschlechtert sich die Prognose unabhängig von den anderen Parametern von über 70% auf unter 50% [15] (Abb. 3.20 und 3.21).

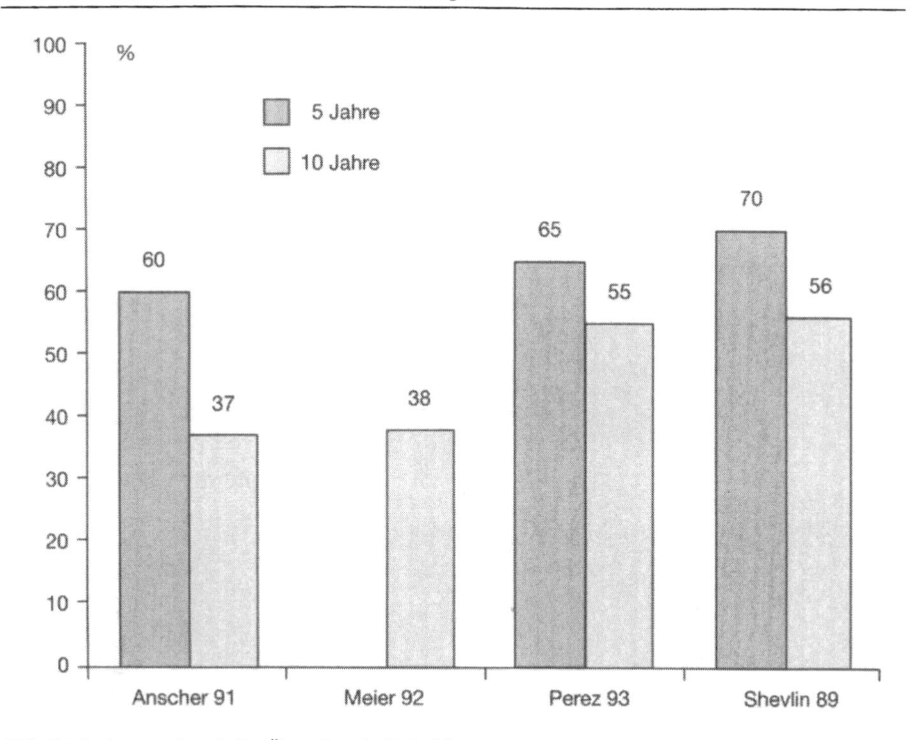

Abb. 3.16. Progressionsfreies Überleben bei lokal fortgeschrittenem Prostatakarzinom pT3

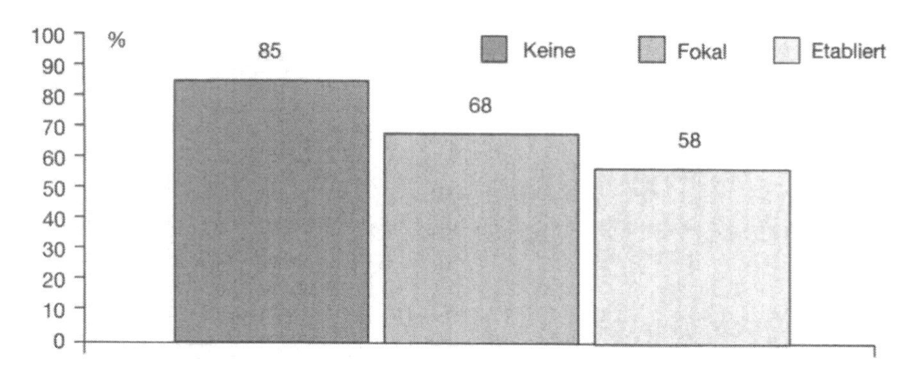

Abb. 3.17. Progressionsfreies Überleben in Abhängigkeit vom Ausmaß der Kapselpenetration

Die Prognose von Patienten mit Samenblasenbefall ist nochmals schlechter. Die Progessionsfreiheit nach 5 Jahren wird mit 25–45% angegeben [8, 14, 38]. Hierbei scheint die Art des Samenblasenbefalls (per continuitatem, aber organbegrenzt oder mit extrakapsulärem Wachstum bzw. isolierte Karzinomanteile in der Samenblase ohne Verbindung zum Primärtumor) von Bedeutung für den weiteren Verlauf zu sein [38].

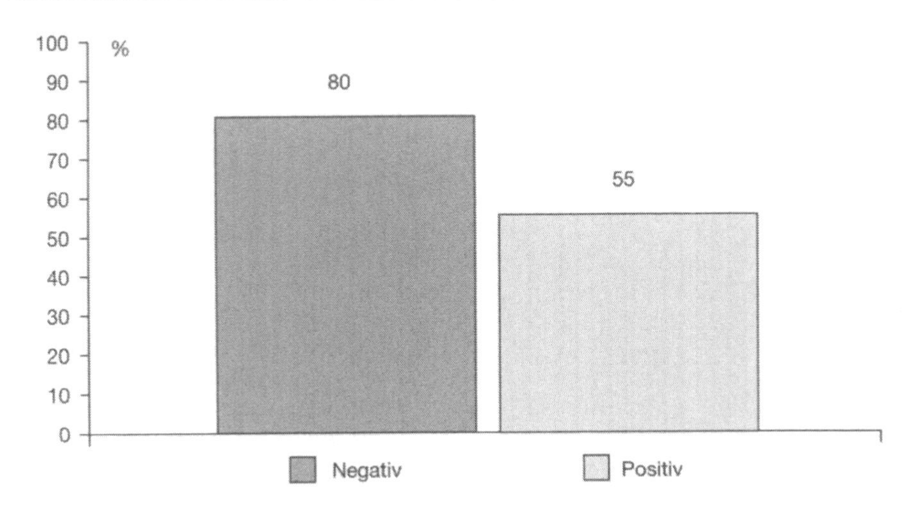

Abb. 3.18. Progressionsfreies Überleben in Abhängigkeit vom Absetzungsrand

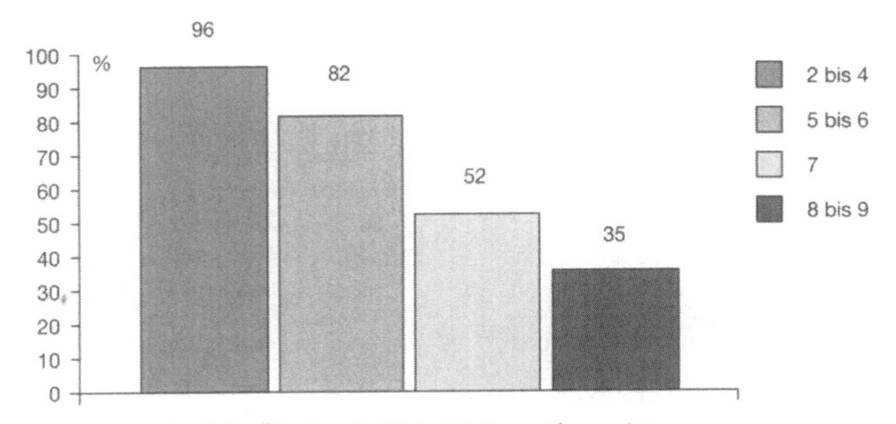

Abb. 3.19. Progressionsfreies Überleben in Abhängigkeit vom Gleason-Score

Zur Zeit werden in der Urologie drei mögliche Behandlungsstrategien bei Patienten mit lokal fortgeschrittenem Prostatakarzinom nach radikaler Prostatektomie verfolgt:

1. ein PSA-Monitoring mit weiterer Therapie erst bei PSA-Progreß,
2. eine primäre antiandrogene Therapie,
3. eine adjuvante Strahlentherapie.

Ergebnisse aus prospektiv randomisierten Studien, welche Therapieoption letztendlich für den individuellen Patienten die günstigste ist, liegen derzeit noch nicht vor. Die sofortige adjuvante antiandrogene Therapie und die Strahlentherapie scheinen sich nach einer großen retrospektiven Untersuchung aus dem Jahre 1993 hinsichtlich lokalrezidivfreiem und progressionsfreiem Überleben nicht signifikant zu unterschei-

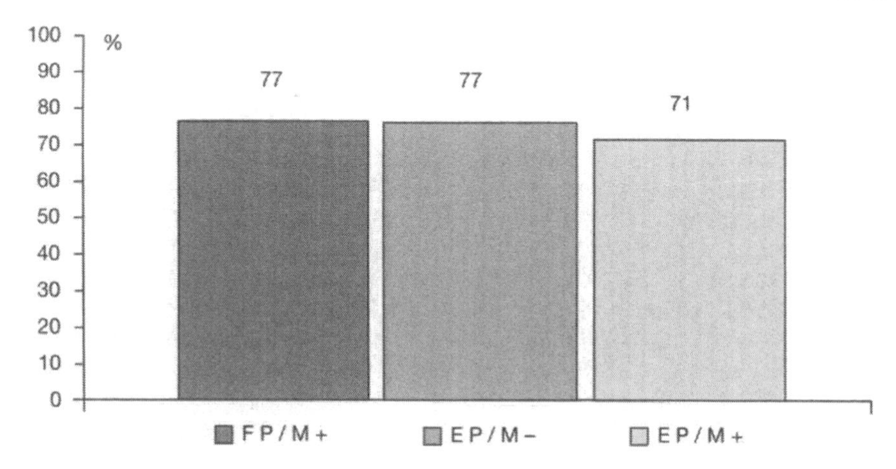

Abb. 3.20. Progressionsfreies Überleben bei Gleason-Score von 5–6

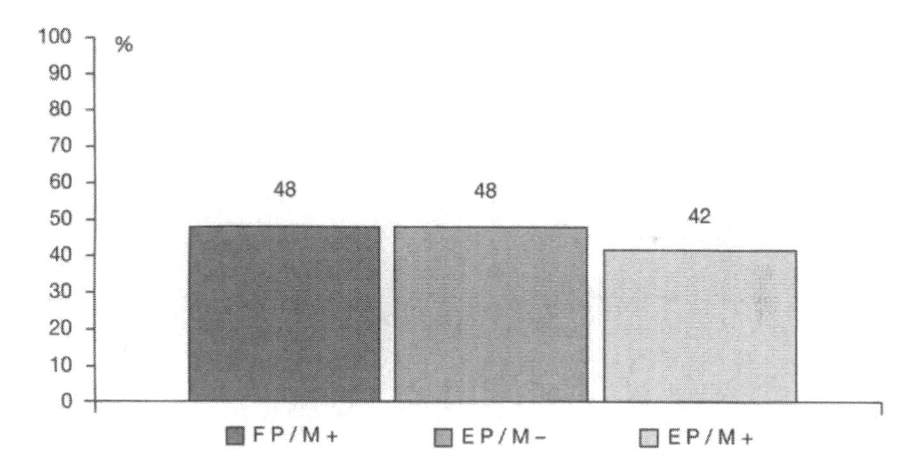

Abb. 3.21. Progressionsfreies Überleben bei Gleason-Score von 7

den, insgesamt jedoch scheinen sie einer verzögerten Therapie überlegen [9]. Der Wert der adjuvanten Strahlentherapie wird derzeit in randomisierten Studien geprüft.

Zusammenfassend bleibt festzustellen, daß die Prognose von Patienten mit lokal fortgeschrittenem Prostatakarzinom nach radikaler Prostatektomie abhängig vom Gleason-Score, vom Ausmaß der Kapselpenetration und vom Absetzungsrand sehr unterschiedlich ist.

Bei Patienten mit guter Prognose (Gleason-Score <7) werden durch die radikale Prostatektomie progressionsfreie 10-J.-Überlebensraten von 70% erzielt. Ob dieses Patientenkollektiv von einer adjuvanten Therapie meßbar profitieren kann, erscheint fraglich.

Bei höherem Gleason-Score (7 und mehr) erreichen die progressionsfreien 10-J.-Überlebensraten kaum mehr als 50%. Hier sind adjuvante Behandlungskonzepte gefragt. Durch retrospektive Untersuchungen konnte bisher nur gezeigt werden, daß die adjuvante Therapie (Hormontherapie oder Radiotherapie) die Progressionsfreiheit verlängern und die lokale Tumorkontrolle verbessern kann. Das Gesamtüberleben wird jedoch nicht beeinflußt.

Soll man den Patienten mit klinischem Verdacht auf organüberschreitenden Tumor radikal prostatektomieren? Bei bereits bestehender irritativer oder obstruktiver Miktionssymptomatik bietet die Operation eine ausgezeichnete lokale Kontrolle, verringert die Wahrscheinlichkeit von Folgeeingriffen (z. B. transurethralen Resektionen) und hat bei einer bis zu 30% Overstagingwahrscheinlichkeit [40] und den oben genannten Überlebensraten zumindest bei einem Teil der Patienten noch einen kurativen Therapieansatz. Bei asymptomatischen Patienten spielt die lokale Kontrolle – zumindest kurzfristig – keine dominierende Rolle. Das Argument des möglichen Overstagings und des potentiell kurativen Therapieansatzes trifft jedoch auch hier zu.

Die externe Strahlentherapie stellt beim klinischen T3-Tumor eine Alternative dar. Ob die Afterloadingtherapie (vgl. Kap. 4–5) zu einer Alternative wird, läßt sich derzeit noch nicht abschätzen. Beide Behandlungsformen bieten jedoch keine Verbesserung irritativer oder obstruktiver Symptomatik.

Die mit der radikalen Prostatektomie verbundene Morbidität spielt v. a. beim lokal fortgeschrittenen Tumor eine überragende Rolle: nur wenn man sie sehr niedrig halten kann, sollte man den Eingriff bei fraglicher kurativer oder palliativer Zielsetzung durchführen. In der pallitiven Situation spielt bekanntlich die Lebensqualität des Patienten die wichtigste Rolle.

3.4 Lokal fortgeschrittenes Karzinom pT3 N+

Das Dogma, die radikale Prostatektomie bei im Schnellschnitt nachgewiesenen Lymphknotenmetastasen abzubrechen, galt bis Mitte der 80er Jahre. Die Arbeiten von Zincke et al. [62] haben dieses Dogma erstmals in Frage gestellt: mit sofortiger adjuvanter Hormontherapie nach radikaler Prostatektomie betrugen die progressionsfreien 10-J.-Überlebensraten 80%. Derart gute Ergebnisse waren bis zu dieser Zeit beim N+-Karzinom nicht berichtet worden.

Welchen Einfluß die Operation und welchen Einfluß die Hormontherapie auf die Überlebensraten beim lymphknotenmetastasierten Karzinom haben, wird seither kontrovers beurteilt. In zahlreichen retrospektiven Serien konnte gezeigt werden, daß keine Unterschiede zwischen Operation + Hormontherapie vs. Hormontherapie alleine bestehen [49]. Andererseits existiert keine größere Serie mit alleiniger Hormontherapie, die die Ergebnisse der Mayo Clinic reproduzieren konnte.

4 Morbidität

Durch Verbesserung der Operationstechnik und des perioperativen Patientenmonitorings liegt die Mortalität nach radikaler Prostatektomie heute bei 0–1,5% [3, 11, 21].

Ebenso ließ sich die Morbidität stetig senken. Intraoperative Komplikationen wie Darmläsionen mit möglicher sekundärer Fistelbildung (0,6–4%) sowie Verletzungen von großen Gefässen, des N. obturatorius oder der Ureteren sind selten und werden am ehesten bei lokal fortgeschrittenen Prostatakarzinomen mit entsprechenden Verwachsungen bzw. Tumorinfiltration gesehen [19, 30, 32, 64].

Eine Anastomoseninsuffizienz mit längerfristiger Extravasation findet sich in 1,2–4% der Fälle [24, 27]. Ebenfalls selten sind interventionsbedürftige Nachblutungen oder Lymphozelen.

Nennenswerte Spätkomplikationen sind Harnröhren- oder Anastomosenstrikturen bei 6,3–9,5% der Patienten [19, 30, 32].

Die beiden für den Patienten wesentlichsten und häufigsten Komplikationen nach radikaler Prostatektomie sind die Impotenz und die Inkontinenz.

Ohne primär potenzerhaltende Operationstechnik mit Schonung des Gefäßnervenbündels beträgt die Rate der postoperativen Impotenz zwischen 90 und 100%. Die beidseitige Schonung des Gefäßnervenbündels gilt heute wegen der damit verbundenen Verminderung der Radikalität des Eingriffs in den meisten Zentren als obsolet. Bei Patienten mit frühen Tumorstadien ohne klinische Kapselpenetration und nur einseitigem Tumornachweis in den Stanzbiopsien kann das gegenseitige Gefäßnervenbündel erhalten werden (siehe Abb. 3.7). Dadurch kann die Impotenzrate auf bis zu 26% gesenkt werden [56].

Die Angaben zur Kontinenz nach radikaler Prostatektomie weisen erhebliche Unterschiede auf. Dies hat 2 wesentliche Gründe:

1. Die Definition von Kontinenz ist in den verschiedenen Veröffentlichungen uneinheitlich, objektive Untersuchungen wie der »Pad-Test« werden meist nicht durchgeführt.
2. Die Ergebnisse von Zentren mit hoher Operationsfrequenz unterscheiden sich signifikant von denen mit geringerer Erfahrung.

Bei einer Auswertung von 2122 Operationen an 484 Kliniken zeigt sich eine Kontinenzrate von nur 58% [36]. An anderen Zentren liegen die angegebenen Kontinenzraten über 90% [20, 59, 63]. Der Versuch, neben der Erfahrung des Operateurs weitere Prognosefaktoren für die postoperative Kontinenz zu etablieren, hat bisher das Patientenalter als einzige unabhängige Variable hervorgebracht: Patienten über 70 Jahre erreichen deutlich schlechtere Kontinenzraten als jüngere [53, 58]. Einen weiteren wesentlichen Einflußfaktor stellt die vorangegangene Bestrahlung dar: die Mehrzahl dieser Patienten muß mit einer postoperativen Inkontinenz rechnen [2, 34, 47]. Wegen zusätzlicher schwerwiegender Komplikationen sollte die radikale Prostatektomie nach Bestrahlung nur in Ausnahmefällen durchgeführt werden.

Andere Parameter wie die T-Kategorie, Harnröhrendruckprofil und neodadjuvante oder adjuvante Hormontherapie zeigen keinen Einfluß auf die Kontinenzergebnisse [56].

Die Lebensqualität nach radikaler Prostatektomie ist bei standardisierten Befragungen gut: 88% der Patienten sind mit der Therapie zufrieden [48]. Dies reflektiert in besonderem Maße die Fortschritte, die bei der operativen Therapie des Prostatakarzinoms in den letzten Jahren erzielt wurden.

Literatur

1. Adolfsson J (1995) Radical prostatectomy, radiotherapy or deferred treatment for localized prostate cancer? Cancer Surv 23: 141–148
2. Ahlering TE, Lieskovsky G, Skinner DG (1992) Salvage surgery plus androgen deprivation for radioresistant prostatic adenocarcinoma. J Urol 147: 900–902
3. Altwein JE, Keuler F (1989) Vorbeugung und Behandlung von Komplikationen nach radikaler Prostatektomie. In: Sommerkamp H, Altwein JE (Hrsg) Prostatakarzinom – Spektrum der kurativen Therapie. Karger, Basel S 215–243
4. Amo FH, Verdu Tartajo F, Diez Cordero JM et al. (1997) Reliability of CT for determining lymphatic involvement in patients with prostate cancer. Arch Esp Urol 50 : 464–468
5. Andriole GL, Kavoussi LR, Torrence RJ (1988) Transrectal ultrasonography in the diagnosis and staging of carcinoma of the prostate. J Urol 140: 758–760
6. Anscher MS, Robertson CN, Prosnitz LR (1995) Adjuvant radiotherapy for pathologic stage T3/4 adenocarcinoma of the prostate : ten year update. Int J Radiat Oncol Biol Phys 33: 37–43
7. Boxer RJ, Kaufman JJ, Goodwin JE (1977) Radical prostatectomy for carcinoma of the prostate: 1951–1976. A review of 329 patients. J Urol 117: 208–213
8. Catalona WJ, Smith DS (1994) 5-year tumor recurrence rates after anatomical radical retropubic prostatectomy for prostate cancer. J Urol 152: 1837–1842
9. Cheng WS, Frydenberg M, Bergstralh MS, Larson-Keller JJ, Zincke H (1993) Radical prostatectomy for pathologic stage C prostate cancer: influence of pathologic variables and adjuvant treatment on disease outcome. Urology 42: 283–291
10. D'Amico AV, Whittington R, Kaplan I et al. (1997) Equivalent biochemical failure-free survival after external beam radiation therapy or radical prostatectomy in patients with a pretreatment prostate specific antigen of >4–20 ng/ml. Int J Radiat Oncol Biol Phys 37: 1053–1058
11. Davidson PJ, Van den Ouden D, Schroeder FH (1996) Radical prostatectomy: prospective assessment of mortality and morbidity. Eur Urol 29: 168–173
12. Dillioglugil O, Leibman BD, Leibman NS et al. (1997) Risk factors for complications and morbidity after radical retropubic prostatectomy. J Urol 157: 1760–1767
13. Epstein JI, Paull G, Eggleston JC, Walsh PC (1986) Prognosis of untreated stage A1 prostatic carcinoma: a study of 94 cases with extended follow-up. J Urol 136: 837–839
14. Epstein JI, Carmichael MJ, Pizov G, Walsh PC (1993) Influence of capsular penetration on progression following radical prostatectomy: a study of 196 cases with long-term follow-up. J Urol 150: 135–141
15. Epstein JJ, Partin AW, Sauvageot J, Walsh PC (1996) Prediction of progression following radical prostatectomy. Am J Surg Pathol 20: 286–292
16. Frazier HA, Robertson JE, Paulson DF (1992) Radical prostatectomy : the pros and cons of the perineal vs. retropubic approach. J Urol 147: 888–890
17. Frazier HA, Robertson, JE, Humphrey PA, Paulson DF (1993) Is prostate specific antigen of clinical importance in evaluating outcome after radical prostatectomy? J Urol 149: 516–518
18. Frohmüller H, Theiß M, Wirth M, Hofmockel G (1995) 15-Jahres-Ergebnisse der radikalen Prostatektomie. Urologe A 34: 225–230
19. Frohmüller HGW, Grups J (1985) Komplikationen nach radikaler Prostatektomie. Urologe A 24: 142–147
20. Geary ES, Dendinger TE, Freiha FS, Stamey TA (1995) Incontinence and vesical neck strictures following radical retropubic prostatectomy. Urology 45: 1000–1006
21. Hammerer P, Hubner D, Gonnermann D, Huland H (1995) Perioperative und postoperative Komplikationen der pelvinen Lymphadenektomie und radikalen Prostatektomie bei 320 konsekutiven Patienten. Urologe A 34: 334–342
22. Harlan L, Brawley O, Pommerenke F, Wali P, Kramer B (1995) Geographic, age, and racial variation in the treatment of local/regional carcinoma of the prostate. J Clin Oncol 13: 93–100
23. Harris MJ, Thompson IM Jr (1996) The anatomic radical perineal prostatectomy: a contemporary and anatomic approach. Urology 48: 762–768
24. Hautmann RE, Sauter TW, Wenderoth UK (1994) Radical retropubic prostatectomy: morbidity and urinary continence in 418 consecutive cases. Urology 43: 47–51
25. Herrell SD, Trachtenberg J Theodorescu D (1997) Staging pelvic lymphadenectomy for localized carcinoma of the prostate: a comparison of 3 surgical techniques. J Urol 157: 1337–1339
26. Hohenfellner R (Hrsg) (1997) Ausgewählte urologische OP-Techniken. Thieme, Stuttgart
27. Igel TC, Barrett DM, Segure JW (1987) Perioperative and postoperative complications from bilateral pelvic lymphadenectomy and radical retropubic prostatectomy. J Urol 137: 1189–1191
28. Johansson JE, Adami HO, Andersson SO et al.(1989) Natural history of localized prostatic cancer. A population-based study in 223 untreated patients. Lancet I: 799–803

29. Klän R, Meier T, Knispel HH, Wegner HE, Miller K (1995) Laparoscopic pelvic lymphadenectomy in prostatic cancer : an analysis of seventy consecutive cases. Urol Int 55: 78–83
30. Kleinschmidt K, Vieweg J, Gottfried HW, Miller K, Hautmann R (1991) Intra- und postoperative Morbidität der radikalen Prostatektomie. Urologe A 30: 387–393
31. Lecuru F, Robin F, Neji K et al. (1997) Laparoscopic pelvic lymphadenectomy in an anatomical model : results of an experimental comparative trial. Eur J Obstet Gynecol Reprod Biol 72: 51–55
32. Lindner A, DeKernion JB, Smith RS, Katske FA (1983) Risk of urinary incontinence following radical prostatectomy. J Urol 129: 1007–1008
33. Lu Yao GL, Friedman M, Yao SL (1997) Use of radical prostatectomy among Medicare beneficiaries before and after the introduction of prostate specific antigen testing. J Urol 157: 2219–2222
34. Meacham RB, Scardino PT (1989) Salvage radical prostatectomy for recurrent prostate cancer after radiotherapy. Wld Urol 7: 51–56
35. Meier R, Mark R, Royal LS et al. (1992) Postoperative radiation therapy after radical prostatectomy for prostate carcinoma. Cancer 70: 1960–1966
36. Murphy MP, Mettlin C, Menck H, Winchester DP, Davidson AM (1994) National patterns of prostate cancer treatment of radical prostatectomy results of a survey by the American College of Surgeons Commission on Cancer. J Urol 152: 1817–1819
37. Noldus J, Stamey TA (1996) Limitations of serum prostate specific antigen in predicting peripheral and transition zone cancer volumes as measured by correlation coefficients. J Urol 155: 232–237
38. Ohori M, Scardino PT, Lapin SL et al. (1993) The mechanisms and prognostic significance of seminal vesicle involvement by prostate cancer. Am J Surg Pathol 17: 1252–1261
39. Ohori M, Goad JR, Wheeler TM et al. (1994) Can radical prostatectomy alter the progression of poorly differentiated prostate cancer? J Urol 152: 1843–1849
40. Ouden D van den, Davidson PJ, Hop W, Schroeder FH (1994) Radical prostatectomy as a monotherapy for locally advanced (stage T3) prostate cancer. J Urol 151: 646–651
41. Parra RO, Andrus C, Boullier J (1992) Staging laparoscopic pelvic lymph node dissection : a comparison of results with open pelvic lymphadenectomy. J Urol 147: 875–878
42. Parra RO, Boullier JA, Rauscher JA, Cummings JM (1994) The value of laparoscopic lymphadenectomy in conjunction with radical perineal or retropubic prostatectomy. J Urol 151: 1599–1602
43. Partin AW, Kattan MW, Subong EN et al. (1997) Combination of prostate-specific antigen, clinical stage, and Gleason score to predict pathological stage of localized prostate cancer. A multi-institutional update. JAMA 277: 1445–1451
44. Paulson DF, Lin GH, Hinshaw W, Stephani S (1982) Radical surgery vs. radiotherapy for adenocarcinoma of the prostate. J Urol 128: 502–504
45. Perez CA, Eisbruch A (1993) Role of postradical prostatectomy irradiation in carcinoma of the prostate. Semin Radiooncol 3: 198–209
46. Rifkin MD, Zerhoni EA, Gatsornis CA (1990) Comparison of magnetic resonance imaging and ultrasonography in staging early prostate cancer. N Engl J Med 323: 621–626
47. Rogers E, Ohori M, Kassabian VS, Wheeler TM, Scardino PT (1995) Salvage radical prostatectomy: outcome measured by serum prostate specific antigen levels. J Urol 153: 104–110
48. Rossetti SR, Terrone C (1996) Quality of life in prostate cancer patients. Eur Urol 30 (Suppl 1): 44–48
49. Schmeller N (1998) Adjuvante Therapie bei lymphknotenpositivem Prostatakarzinom? Urologe A 37: 141–144
50. Shevlin BE, Mittal BB, Brand WN, Shetty RM (1989) The role of adjuvant irradiation following primary prostatectomy, based on histopathologic extent of tumor. Int J Radiat Oncol Biol Phys 16: 1425–1430
51. Shreve PD, Grossman HB, Gross MD, Wahl RL (1996) Metastatic prostate cancer: initial findings of PET with 2-deoxy-2-[F-18]fluoro-D-glucose. Radiology 199: 751–756
52. Smith DS, Catalona WJ (1994) The nature of prostate cancer detected through prostate specific antigen-based screening. J Urol 152: 1732–1736
53. Steiner MS, Morton RA, Walsh PC (1991) Impact of anatomical radical prostatectomy on urinary continence. J Urol 145: 512–515
54. Suarez P, Mondes L, Bernardo N et al. (1997) Correlation between computed axial tomography and ileum obturating lymphadenectomy in localized adenocarcinoma of the prostate. Arch Esp Urol 50: 131–133
55. Teichman JM, Reddy PK, Hulbert JC (1995) Laparoscopic pelvic lymph node dissection, laparoscopically assisted seminal vesicle mobilization, and total perineal prostatectomy vs. radical retropubic prostatectomy for prostate cancer. Urology 45: 823–830
56. Walsh PC (1990) Die radikale Prostatektomie mit Erhalt der Sexualfunktion. In: Staehler G, Fabricius PG (Hrsg) Prostatakarzinom, Diagnostik und Therapie. Thieme, Stuttgart, S 81–90
57. Walsh PC, Donker PJ (1982) Impotence following radical prostatectomy: insight into etiology and prevention. J Urol 128: 492–497

58. Walsh PC, Partin AW, Epstein JI (1994) Cancer control and quality of life following anatomical radical retropubic prostatectomy: results at 10 years. J Urol 152: 1831–1836
59. Weldon VE, Tavel FR, Neuwirth H (1997) Continence, potency and morbidity after radical perineal prostatectomy. J Urol 158: 14476
60. Wöhr M, Bader P, Echtle D, Frohneberg D (1997) Fortschritt einer Operationstechnik am Beispiel der radikalen Prostatektomie. Urologe A 36 (Suppl 1): S85
61. Zietman AL, Edelstein RA, Coen JJ, Babayan RK, Krane RJ (1993) Radical prostatectomy for adenocarcinoma of the prostate: the influence of preoperative and pathologic findings on biochemical disease-free outcome. Urology 43: 828–833
62. Zincke H, Utz DC, Taylor WF (1986) Bilateral pelvic lymphadenectomy and radical prostatectomy for clinical stage C prostatic cancer: role of adjuvant treatment for residual cancer and in disease progression. J Urol 135: 1199–1205
63. Zincke H, Bergstralh EJ, Blute ML et al. (1994) Radical prostatectomy for clinically localized prostate cancer: long-term results of 1143 patients from a single institution. J Clin Oncol 12: 2254–2263
64. Zödler D, Hoffmeister R (1985) Komplikationen bei 266 totalen Prostatektomien. Urologe A 24: 148–149

Palliativtherapie des hämatogen metastasierten Prostatakarzinoms

D. Schnorr

1 Einleitung

Das Prostatakarzinom ist eine weltweite epidemische Erkrankung des alten Mannes. Die Inzidenz des klinischen Prostatakrebses zeigt einen dramatischen Anstieg in den letzten Jahren infolge größerer Aufklärungskampagnien und vermehrter Anwendung des PSA-Tests.

Für einen 50jährigen Mann besteht zeitlebens in etwa 4,2% der Fälle das Risiko, ein Prostatakarzinom zu entwickeln. Bei einem Alter von 60 Jahren muß bereits in 6,1% der Fälle mit Auftreten eines klinischen, symptomatischen Prostatakrebses gerechnet werden, und das Risiko, daran zu sterben, beträgt derzeit 3% [11]. Während man in Deutschland mehr als 15.000 Neuerkrankungen pro Jahr erwartet, wurden für die USA 1996 eine Zahl von 317.000 Neuerkrankungen angenommen mit 41.400 Todesfällen (Mortalitätsrate 7,7).

Damit ist das Prostatakarzinom in den USA mittlerweile der häufigste maligne Tumor des Mannes [55]. In Deutschland sterben jährlich etwa 11.000 Männer mit einem und/oder an den Folgen eines Prostatakarzinoms. Die Letalität entspricht derjenigen des Mammakarzinoms [37]. Ein Prostatakarzinom ist nur dann heilbar, wenn der Tumor streng auf die Drüse beschränkt ist, was generell nur für T1- und T2-Tumoren zutrifft.

Konsens besteht darüber, daß die disseminierte, metastasierte Erkrankung in der Mehrzahl der Fälle inkurabel ist, wenn auch die Hormonbehandlung seit Huggins (1940) zu den eindrucksvollsten Erfolgen in der medikamentösen Krebsbehandlung zählt [13].

2 Diagnostik

Dieser Grundsatz der Inkurabilität des metastasierten Prostatakarzinoms gilt für alle Stadien und betrifft sowohl die systemische Metastasierung zum Zeitpunkt der Diagnose als auch das Rezidiv nach potentiell kurativer Therapie. Korrekte Diagnose und Staging entsprechend der TNM-Klassifikation sind nach positiver Biopsie Voraussetzungen einer erfolgversprechenden, wenn auch palliativen Behandlung [53].

Diffuse Rückenschmerzen, eingeschränkter Allgemeinzustand, hohe PSA-Werte, erhöhte Ostase- (knochenspezifische alkalische Phosphatase) und alkalische Phosphatasewerte weisen bereits auf das Vorliegen von Knochenmetastasen hin [45].

Neben digital-rektaler Untersuchung (DRU), PSA, Sonographie (Abdomen, Retroperitonealraum, Prostata, Restharn) steht die ^{99m}Tc-Diphosphonat-Knochenszintigraphie als bildgebende Untersuchungsmethode an erster Stelle in der Metastasendiagnostik. Sie sollte generell bei Patienten mit PSA-Werten über 20 ng/ml erfolgen. Die Regionen erhöhter metabolischer Aktivitäten im Knochen (»hot spots«) werden in der Regel durch konventionelle Röntgenaufnahmen validiert.

Auch gezielte CT- oder MRT-Untersuchungen sind gelegentlich zur Identifizierung bzw. zum Ausschluß von Knochenmetastasen erforderlich (Kreuzbein/Steißbein, Wirbelkörper), wenn konventionelle Techniken versagen [46]. Die Thoraxröntgenuntersuchung zählt zum Routinestaging und zur Erkennung bzw. zum Ausschluß u. a. von Bronchialkarzinomen, spezifischen pulmonalen Prozessen und Zeichen kardialer Insuffizienz. Daneben gelten die Bestimmungen der üblichen Blutserumparameter wie kleines Blutbild, Kreatinin, alkalische Phosphatase, Leberenzyme sowie PSA als Indikatoren für die Krankheitsaktivität.

3 Therapiestrategien

Jede Art von Behandlung, die den Blutspiegel an männlichen Hormonen reduziert, wird als hormonelle Therapie bezeichnet. Die verschiedenen Formen der Androgendeprivation stellen seit ihrer Entdeckung durch Huggins die Hauptstützen in der Behandlung von Patienten mit symptomatischer, fortgeschrittener Erkrankung dar [16]. Ziel der Hormontherapie ist die Hemmung der Tumorzellstimulation durch männliche Hormone, die zum Wachstumsstopp und/oder zur vorübergehenden Tumorregression führt. Durch den Androgenentzug können für etwa 2 Jahre bei 40–60% der Patienten objektiv dramatische Tumormassenreduktionen von Prostata und Metastasen eintreten sowie subjektive klinische Remissionen bei 80% der Patienten beobachtet werden.

Die hormonelle Therapie kann jedoch das Fortschreiten der Metastasierung auf die Dauer nicht verhindern. Das Prostatakarzinom setzt sich aus heterogen kombinierten Zellkolonien von androgensensitiven und androgeninsensitiven Zellen zusammen.

Kommt es während einer zunächst effektiven Hormonbehandlung zur Progression der Erkrankung, spricht man von einem hormonrefraktären Krebs.

Als Zeichen einer effektiven Hormonbehandlung sinken die PSA-Werte innerhalb von 2–4 Monaten auf Normalwerte oder gar 0-Werte ab (PSA <0,1 ng/ml). Der PSA-Nadir hält im Durchschnitt 18–24 Monate an [29]. Der Wiederanstieg des PSA-Wertes kündigt eine symptomatische Progression bereits 6 Monate vorher an. Die PSA-Erhöhung gilt damit oft als frühestes Zeichen der metastastischen Erkrankung oder/und des Therapieversagens. Indikationen zur endokrinen Behandlung und zum Zeitpunkt des Therapiebeginns unterliegen subjektiven Erwägungen. Schlüssige Daten zum Nachweis des Überlebensvorteils durch Hormontherapie fehlen bisher [48].

Es wird immer wieder Patienten geben, die einen asymptomatisch und langsam wachsenden Tumor haben, die unter der metastatischen Krebskrankheit nicht leiden, von einer endokrinen Therapie nicht profitieren und aufgrund ihres Alters eher an anderen Krankheiten als an den Folgen des Prostatakrebses versterben.

Aus den EORTC-Studien 30805 und 30853 (MAB vs. Orchiektomie) geht allerdings hervor, daß 80% der Patienten mit metastasiertem Prostatakarzinom bei einer mittleren Überlebenszeit von 2,7 Jahren ganz eindeutig an den Folgen ihres Prostatakarzinoms verstorben sind [10]. Danach ist die Frage zur Therapieindikation und zum Therapiebeginn rein rhetorisch. Die Mehrzahl der Patienten mit metastasiertem Prostatakarzinom erhält eine endokrine Therapie sowieso erst in einem spät entdeckten Krankheitsstadium, in dem bereits Symptome aufgetreten sind. Gemessen an subjektiven und objektiven Kriterien führt die unverzügliche endokrine, palliative Therapie bei der Mehrzahl der symptomatischen Patienten zur Verbesserung der Lebensqualität. Die unterschiedlichen Möglichkeiten und routinemäßig eingesetzten Hauptstützen der First-line-Therapie beim metastasierten Prostatakarzinom sind in Tabelle 3.3 wiedergegeben.

Grundsätzlich handelt es sich um 3 Therapieprinzipien:

1. Androgenentzug (chirurgische und medikamentöse Kastration),
2. Androgenblockierung (Antiandrogene),
3. Kombinationstherapien (Androgenentzug plus Androgenblockierung).

Alle Formen der hormonellen Therapie haben die Impotenz zur Folge.

3.1 Androgenentzug

3.1.1 Orchiektomie

Die bilaterale Orchiektomie bleibt durch die rapide Absenkung von 90% der zirkulierenden Androgene und einer 100%igen Compliance die beste Option für symptomati-

Tabelle 3.3. Methoden der Anfangsbehandlung beim metastasierten Prostatakarzinom (D_1, D_2)

Therapiemodus	Wirkungsweise	Mögliche Nebenwirkungen, Komplikationen
Orchiektomie (subkapsuläre, bilaterale)	Testikulärer Androgenentzug	Hitzewallungen (60%), Impotenz, Anästhesierisiko, Wundheilungsstörungen, psychologische Effekte
Östrogene, Stilbene:[a] Ethinylestradiolsulfonat (Turisteron) 2 mg/Woche Diethylstilbestrol (DES) 1–3 mg/Tag Polyestradiolphosphat 160 mg/Monat Fosfestrol (Honvan) 300–600 mg/Tag Estramustinphosphat 560 mg/Tag (Estracyt)	LH- und FSH-Hemmung, antiandrogen, 5α-Reduktase-Hemmung, SHBG-Anstieg, Mikrotubulizerstörung	Kardiovaskuläre/thromboembolische Risiken, Hepatotoxizität, Gynäkomastie, Übelkeit, Erbrechen
LHRH-Agonisten (1-, 2-, 3-Monatsdepot)	LH- und FSH-Hemmung, antiandrogen	Tumor-flare-up, Hitzewallungen (60%), geringere Ausprägung der kardiovaskulären Risiken und Gynäkomastie gegenüber Östrogenen und Stilbenen
Antiandrogene:[a] Cyproteronacetat 300 mg/Tag Flutamid 750 mg/Tag Nilutamid 300 mg/Tag Bicalutamid 150 mg/Tag Kombinierte Androgenblockaden	Hemmung der Umwandlung von T in DHT, Blockierung der Androgenrezeptoren in Prostata (und Metastasen?) Androgenentzug plus Androgenblockierung	Leberfunktionsstörungen, Diarrhoe, Gynäkomastie

[a] Monotherapiedosierungen.

sche Patienten, an der alle anderen Formen der hormonellen Therapie gemessen werden. Der Testosteronspiegel wird dabei von 5 ng/ml auf etwa 0,5 ng/ml reduziert [26].

Dramatisches Nachlassen von Knochenschmerzen, Tumormassenreduktion und klinische Remission, bei 80% der Patienten für etwa 2 Jahre anhaltend, gelten als gravierende Vorzüge dieses Verfahrens.

Die Operationskosten für eine Orchiektomie betragen nach dem Tarif der Deutschen Krankenhausgesellschaft ca. 350,– DM; hinzu kommen noch 2–4 Tage Krankenhausaufenthalt.

3.1.2 Medikamentöse Kastration

Natürliche steroidale Östrogene und synthetische nichtsteroidale Stilbene üben ihren Effekt primär durch einen negativen Feedback via Hypothalamus-Hypophysen-Gonaden-Achse aus. Daraus resultiert eine LH-Hemmung, die wiederum eine Hemmung der testikulären Testosteronsynthese zur Folge hat. Neben dieser antigonadotropen Wirkung spielen antiandrogene Prozesse im Hoden, 5a-Reduktasehemmung und SHBG-Erhöhung in der Leber mit weiterer Neutralisierung von freiem, zirkulierendem Testosteron eine Rolle [14, 39].

Orale Östrogen- und Stilbenbehandlungen in adäquater Dosierung (2 mg Turisteron/Woche bzw. 1–3 mg DES/Tag) weisen eine vergleichbar gute Effektivität gegenüber Orchiektomie und den LHRH-Analoga auf mit einem allerdings verzögerten Wirkungseintritt über einen Zeitraum von 3 Wochen [18].

Estramustinphospat (Estrazyt) wird gelegentlich bei jungen Patienten mit ungünstigen Prognosefaktoren auch primär eingesetzt (560 mg/Tag) [17].

Polyestradiolphosphat (Estradurin) wird vorwiegend in den skandinavischen Ländern als intramuskulär appliziertes Depotpräparat meist in Kombination mit einem oral einzunehmenden Ethinylestradiol (Ethivex) verwendet [47].

Fosfestrol (Honvan), dessen pharmakologisch aktiver Metabolit das Diethylstilbestrol (DES) ist, wird in Deutschland nur selten, primär wegen der bekannten kardiovaskulären Komplikationen, eingesetzt.

In der randomisierten EORTC-Studie 30805 wurden mit 1 mg DES/Tag die gleichen Überlebensraten wie nach Orchiektomie oder bei der kombinierten Orchiektomie plus CPA- (Cyproteronacetat-)Therapie ermittelt. Bei 1 mg DES/Tag traten die kardiovaskulären Nebenwirkungen (Unterschenkelödeme und Dyspnoe) noch signifikant gehäuft auf, aber in keinem Fall als kardiotoxische oder gar letale Komplikationen [36].

Seit 1978 findet das natürliche, steroidale Depotöstrogen Ethinylestradiolsulfonat (Turisteron) routinemäßig Anwendung beim metastasierten Prostatakarzinom. Es stellt eine weitere Verbesserung der Östrogentherapie gegenüber synthetischen Stilbenen dar mit weniger schwerwiegenden Auswirkungen am kardiovaskulären System [4, 14, 39]. Turisteron wird in der Dosierung von 2 mg/Woche als Dragee angewandt. Es handelt sich damit um eine niedrige Dosierung, die einer täglichen Dosis von 0,285 mg entspricht. Art und Ausmaß von Nebenwirkungen sind bekanntlich von der Art und Dosis des verwendeten Östrogens abhängig. Nach oraler Einnahme von Östrogenen kommt es als Folge des First-pass-Effekts des Portalblutes mit erhöhten Östrogenkonzentrationen zu Störungen der Proteinsynthese und inbesondere von

Gerinnungsfaktoren. Die aufgeführten möglichen Nebenwirkungen treffen für synthetische nichtsteroidale Stilbene und natürliche steroidale Östrogene gleichermaßen zu, in allerdings unterschiedlicher Ausprägung und Dosisabhängigkeit:

- *Kardiovaskulär:* Stauungsinsuffizienz des Herzens, venöse Thrombosen, arterielle Zirkulationsstörungen wie Infarkte und zerebrale Ischämien [52].
- *Elektrolyt- und H_2O-Retention:* Hypertonus, erhöhte Thrombozytenaggregation [25].
- *Gerinnungssystem:* Anstieg der Gerinnungsfaktoren VII und X durch verstärkte Proteinsynthese, Antithrombin-III-Abfall mit erhöhtem Thromboserisiko [49].
- *Lipidstoffwechsel:* HDL-Anstieg, LDL-Abfall (Arterioskleroseprotektion!).
- *Hepatogen:* intrahepatische Cholestase [4].

Gynäkomastie, Libidoverlust und Impotenz sind obligate Nebenwirkungen. Depressive und hypochondrische Stimmungsveränderungen, Schwindel, Übelkeit und Erbrechen können gelegentlich vorkommen [27].

Wirkungen und Nebenwirkungen, besonders der steroidalen Östrogene, werden seit etwa 1945 gesammelt, dokumentiert und publiziert, da natürliche steroidale Östrogene bei Millionen von Frauen als Bestandteil der Antikonzeptiva genutzt werden. Daher ist die überwiegende Anzahl der Nebenwirkungen von Östrogen bekannt. Durch internistische Maßnahmen kann eine Gegensteuerung erfolgen, wie beispielsweise die Behandlung mit Kardiaka, Saluretika, Aspirin und auch Antikoagulanzien der ohnehin alten Patienten.

Vor Beginn einer Östrogentherapie sollte immer eine perkutane Brustdrüsenbestrahlung mit 10 Gy vorgenommen werden, um die schmerzhafte Gynäkomastie zu vermindern oder ganz zu verhindern.

3.1.3 LHRH-Analoga

LHRH-Analoga sind Superagonisten des natürlichen im Hypothalamus vorkommenden Hormons LHRH. Die Analoga besitzen jedoch eine höhere Affinität zu den LH-Rezeptoren in der Hypophyse und eine höhere Resistenz gegenüber abbauenden Enzymen als das natürliche LHRH. LHRH-Analoga führen initial zu einer LH- und FSH-Stimulation. Durch die übermäßige Hormonkonzentration der Superagonisten kommt es zum Rezeptorenverlust in der Hypophyse. LH und FSH werden nicht mehr sezerniert, demzufolge wird auch kein testikuläres Testosteron mehr synthetisiert. Der Testosteronspiegel erreicht nach 2–3 Wochen Kastrationsniveau.

Das Tumor-flare-up gilt als spezifischer Nebeneffekt der LHRH-Therapie infolge der initialen FSH-, LH- und Testosteronstimulation und führt bei 10% der Patienten zu einer Zunahme von Metastasenschmerzen, Miktionsbeschwerden und zu unerwünschter subjektiver Verschlechterung des Krankheitsbildes [23]. Bei Patienten mit drohender Komplikation durch Lähmung aufgrund von Wirbelkörpermetastasen ist die Initialbehandlung mit LHRH-Agonisten daher kontraindiziert. Das Tumor-flare-up kann verhindert werden durch eine antiandrogene Behandlung mit Cyproteronacetat (CPA) oder Flutamid oder auch Östrogenen 4–7 Tage vor der ersten LHRH-Injektion/Implantation und sollte über 1–4 Wochen fortgesetzt werden [44].

Auch eine simultane Gabe von Antiandrogenen (CPA, Flutamid) zur ersten LHRH-Applikation ist legitim, da der Testosteronpeak erst innerhalb von 72 h auftritt [32].

LHRH-Agonisten führen – wie auch die Orchiektomie – zu Hitzewallungen, Schweißausbrüchen, Libidoverlust und Impotenz. Wassereinlagerungen, Haut- und Haarveränderungen sowie Gynäkomastie sind häufig zu beobachten.

3.2 Androgenblockierung

3.2.1 *Steroidale Antiandrogene (Cyproteronacetat, Megestrolacetat)*

Antiandrogene blockieren die Interaktionen zwischen Androgenen aus Hoden und Nebennieren und ihren Rezeptoren in der Prostata und in Metastasen durch kompetitive Hemmung von Androgenrezeptoren. Cyproteronacetat (Androcur) wird seit mehr als 30 Jahren in der Therapie des Prostatakarzinoms erfolgreich angewandt und besitzt neben der antiandrogenen Eigenschaft der Rezeptorblockierung eine gestagene Komponente, die zusätzlich zur LH-Hemmung und damit Verminderung des zirkulierenden Testosteronspiegels führt [41, 42].

In zahlreichen Studien konnte eine vergleichbare therapeutische Effektivität gegenüber Östrogenen und Orchiektomie nachgewiesen werden [7, 31]. Neben der primären Monotherapie mit 250–300 mg Androcur täglich – bei dieser Dosierung werden Testosteronspiegel wie nach Kastration gemessen – umfaßt die klinische Anwendung v. a. die Prävention des Flare-up bei Einsetzen der LHRH-Therapie und die Reduzierung von Hitzewallungen nach Orchiektomie oder LHRH-Agonisten [51]. Hitzewallungen kann man auch mit unterdosierter Turisteronbegleitung (z. B. 0,5–1 mg/Woche) effektiv beeinflussen.

Das Spektrum der Nebenwirkungen steroidaler Antiandrogene umfaßt kardiovaskuläre Komplikationen, Phlebothrombosen, Lebertoxizität, Gynäkomastie, Libidoverlust und Impotenz.

3.2.2 *Nichtsteroidale Antiandrogene (Flutamid, Nilutamid, Bicalutamid)*

Neben der kompetitiven Hemmung der Androgenrezeptoren bei normalen als auch erhöhten DHT-Spiegeln im Zielorgan Prostata und in Metastasen werden auch androgenabhängige Rezeptoren im Hypothalamus blockiert. Die dadurch verstärkte LH-Sekretion resultiert in erhöhten Testosteronwerten im Serum.

Möglicherweise spielt diese Tatsache eine Rolle bei der vorübergehenden Erhaltung von Libido und Potenz zumindest für 6–12 Monate während der Behandlung mit reinen Antiandrogenen. Ein Teil der zirkulierenden erhöhten Testosteronmengen wird durch Aromatasen in Östradiol umgewandelt und erklärt das Auftreten von Gynäkomastie. Deshalb ist vor Einleiten einer Antiandrogentherapie die perkutane Brustdrüsenbestrahlung mit 10 Gy zur Gynäkomastieprophylaxe indiziert. Die Unterschiede zwischen den 3 reinen Antiandrogenen betreffen Pharmakokinetik und Toxizitätsprofile. Die Tagesdosierung für Flutamid beträgt 750 mg (3mal 250 mg), für Nilutamid 300 mg und für Bicalutamid (Casodex) 100–150 mg jeweils als Monotherapie.

Der Therapieerfolg bei reinen Antiandrogenen hängt erheblich von der Patientencompliance ab. Bei Absinken der Antiandrogenkonzentration durch wiederholte unregelmäßige Medikamenteneinnahmen können die im Serum in unverminderter Höhe zirkulierenden Androgene erneut auf die Karzinomzelle stimulierend einwirken. Eine signifikante Überlegenheit der nichtsteroidalen Antiandrogene gegenüber Orchiektomie, Östrogenbehandlungen, steriodalen Antiandrogenen oder LHRH-Agonisten hinsichtlich der Zeit bis zur Progression und des Überlebens konnte bisher nicht nachgewiesen werden.

Das klinische Hauptinteresse an den reinen Antiandrogenen besteht wegen fehlender kardiovaskulärer Beeinflussungen in der Kombinationsmöglichkeit mit Orchiektomie und LHRH-Agonisten [9].

Unerwünschte Nebenwirkungen der reinen Antiandrogene betreffen hepatotoxische und gastrointestinale Probleme mit Leberenzymerhöhung, Ikterus, Übelkeit, Erbrechen, Diarrhoe sowie Gynäkomastie und Schweißausbrüche.

Bei Nilutamidtherapie wurden Störungen der Dunkeladaptation und Alkoholintoleranz beobachtet [30].

Unter Therapie mit reinen Antiandrogenen kommt es dagegen nicht zu kardiovaskulären Komplikationen, Flüssigkeitsretention oder Beeinträchtigung des Kohlenhydrat- und Lipidstoffwechsels.

3.3 Kombinationstherapien (Androgenentzug plus Androgenblockierung)

Bei dieser als maximale Androgenblockade (MAB) bekannten Therapieform konkurrieren die Antiandrogene nach Eliminierung der testikulären Androgene mit den Nebennieren-Precursorandrogenen (Androstendiol, Dehydroepiandrosteron, Dehydroepiandrosteronsulfat) um die Besetzung der Androgenrezeptoren im Prostatakarzinomgewebe.

Die theoretische Begründung der maximalen Androgenblockade (MAB) geht auf Labrie zurück [24]. Danach sollen die 10–15% Precursorandrogene aus den Nebennieren und die 25% des DHT-Spiegels in der Prostata (durch intraprostatische Synthese der Nebennieren-Androgene), die auch nach Kastration noch vorhanden sind, in der Lage sein, Prostatakarzinomzellen zu stimulieren. Der Nutzen einer MAB hinsichtlich der Zeit bis zur Progression sowie verbesserter Überlebensraten gegenüber alleiniger Orchiektomie ist geringer als anfänglich erwartet wurde (Tabelle 3.4).

Die mittlere Überlebensrate bei Patienten mit metastasiertem Prostatakarzinom betrug in der EORTC-Studie 30853 27 Monate für den Therapiearm Orchiektomie und 34 Monate für die MAB; 80% der Patienten verstarben dabei an den Folgen ihres Prostatakarzinoms [10]. Innerhalb dieser Patientenpopulation wiesen Patienten mit schlechter Prognose eine mittlere Überlebensrate von nur 18 Monaten auf. Hingegen wurden bei mittleren und günstigen Risiko- und Prognosefaktoren (Minimal-metastatic-disease-Kategorie, exzellenter Performancestatus) deutlich bessere Überlebensraten ermittelt und damit ein Vorteil aus der MAB für diese Patienten abgeleitet.

In einer Metaanalyse von 22 Studien mit MAB vs. Monotherapie fiel die Differenz in den Überlebensraten zugunsten der MAB weitaus geringer aus bzw. ließen sich keine signifikanten Unterschiede nachweisen [35]. Es wurde auch Kritik an dieser Metaanalyse wegen unterschiedlicher Antiandrogenanwendungen und Einbeziehung von zu kurzen Verlaufskontrollen geäußert.

Die Endauswertung der SWOG- und ECOG-Studie 0105 (Tabelle 3.5) von 1371 Patienten mit metastasiertem Prostatakarzinom D2, die zwischen Dezember 1989 und

Tabelle 3.4. Sammelstatistik von Überlebenszeiten der Patienten verschiedener Studien beim metastasierten Prostatakarzinom. (Aus Buschmann [4])

Studie	Therapie	Stadium/ Patientenzahl	Mediane/mittlere Überlebenszeit in Monaten
EORTC 30853	Orchiektomie	M1 oder N4 M0	27
Denis et al. 1993	Goserelin + Flutamid	308 Patienten	34
NCI	Leuprorelin	M1	28,3
Crawford et al. 1990	Leuprorelin + Flutamid	603 Patienten	35,6
Dänemark DAPROCA	Goserelinacetat + Flutamid	Überwiegend M1	33,7
Iversen et al. 1990	Orchiektomie	264 Patienten	23,7
Int. Anandron Study	Orchiektomie	Überwiegend M1	24
Group	Orchiektomie + Nilutamid	426 Patienten	19
Janknegt et al. 1993			19
NCl Kanada	Orchiektomie	Überwiegend M1	18
Beland et al. 1991	Orchiektomie + Nilutamid	203 Patienten	24
Langzeitstudie	Flutamid	M1	28,2
Prout 1989		52 Patienten	
Charité	Turisteron	M1	37
Buschmann 1996	Turisteron + Orchiektomie	66 Patienten	

Tabelle 3.5. Endauswertung 1997 der NCI Intergroup Study 0105 (SWOG und ECOG) von Patienten mit metastasiertem Prostatakarzinom (D_2) bei MAB vs. Orchiektomie

Therapie (Orchiektomie)	Anzahl Patienten	Minimale vs. extensive Metastasierung	Performancestatus 0–2 vs. 3	PSA-Normalisierung	Time to progression (Monate) overall/ good risk	Survival (Monate) overall/ good risk
Flutamid	690	139/551	664/26	81%	21/49	31/52
Placebo	681	144/537	653/28	69%	18/36	30/51
Signifikanz	n.a.	n.s.	n.s.	0,018	n.s.	n.s.

September 1994 behandelt wurden, konnte keinerlei therapeutischen Vorteil der MAB (Orchiektomie plus 750 mg Flutamid) gegenüber alleiniger Orchiektomie dokumentieren [8].

Neben der Berücksichtigung der wissenschaftlichen Datenlage spielt die Individualität von Arzt und Patient bei der Therapieplanung eine bedeutende Rolle. Die hormonelle Behandlung muß auf die Bedürfnisse und Erwartungen des Patienten zugeschnitten sein.

Alle in Tabelle 3.3 aufgeführten Primärtherapieformen sind dabei möglich und gleich wirksam und sollten dem Patienten mit entsprechender Sach- und Fachkenntnis dargelegt werden.

4 Zeitpunkt der Hormontherapie

4.1 Patienten mit Symptomen

Es muß klar zwischen symptomatischen und asymptomatischen Patienten unterschieden werden. Symptome wie Knochenschmerzen, Harnstauung, Obstruktion, Lymphödem, hohe PSA-Werte als Ausdruck des metastasierten Prostatakarzinoms sollten nach Biopsiesicherung ohne zeitlichen Verzug zur Einleitung der hormonellen Therapie veranlassen.

Das Ziel einer palliativen Therapie muß sich an der Lebensqualität des Patienten orientieren und Alter, soziales Umfeld, Aufwand für den Patienten, Therapieeinsicht u. ä. berücksichtigen.

Für symptomatische Patienten sind die Therapieoptionen Orchiektomie, gefolgt von Östrogenen, steroidalen Antiandrogenen und LHRH-Analoga, als primäre Monotherapie am besten geeignet.

Als typische Veränderungen werden ein dramatischer Rückgang der Symptome und der PSA-Abfall über 3–4 Monate verzeichnet, der 18–24 Monate anhalten kann und dann als prognostisch günstiges Zeichen gilt. Ein vierteljährliches Monitoring des PSA-Wertes und der Symptome gestattet weitere Modifizierungen im Behandlungsverlauf bei einer Progression (Abb. 3.22).

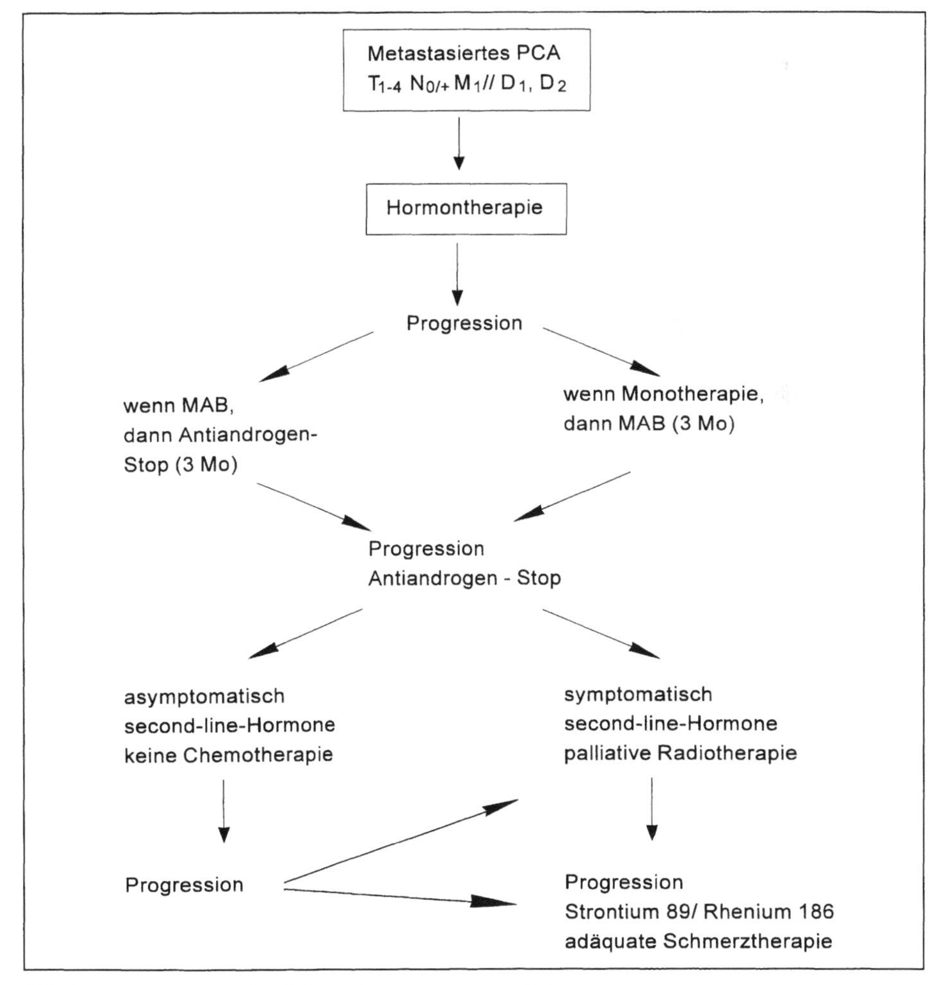

Abb. 3.22. Behandlungsrichtlinien beim metastasierten PCA

4.2 Symptomfreie Patienten

Eine Aktualisierung und Überprüfung der Veterans Administration-Studien im Jahre 1988 ergab im Gegensatz zum sog. Mellinger-Report von 1967, daß auch bei asymptomatischen Patienten eine unverzügliche oder frühe Hormontherapie (Orchiektomie, DES) bei »minimal disease« verbesserte Überlebensraten im Vergleich zu verzögerter oder Placebotherapie ergab [5, 50, 1]. Auch jüngere Patienten mit einem aggressiven, metastasierten Prostatakarzinom können von einer frühen Therapie profitieren, indem die Zeit bis zur Progression hinausgezögert wird im Sinne einer Verbesserung der verbleibenden Lebensqualität und -zeit.

Für Patienten mit symptomatischem oder asymptomatischem metastasiertem Prostatakrebs gilt grundsätzlich, daß es sich definitiv um eine tödliche Erkrankung handelt und die verbleibende Zeit auf die Verlängerung des progressionsfreien Intervalls und des Überlebens fokusiert wird. Alle Therapiemaßnahmen sollten sich jedoch der Lebensqualität unterordnen.

4.3 Intermittierende Hormontherapie

Das Konzept einer intermittierenden Hormontherapie hat in letzter Zeit an Popularität zugenommen und geht auf N. Bruchowsky zurück [2]. Das Ziel besteht darin, die Entwicklung eines androgenunabhängigen Prostatakarzinoms durch intermittierende Androgenunterdrückung zu verzögern oder zu verhindern. Die experimentelle Grundlage beruht auf Untersuchungen am androgenabhängigen Chionagi-Karzinom nach Kastration. Dabei wurde nach vorübergehender Androgenunabhängigkeit die Apoptosefähigkeit wiedererlangt durch erneute androgene Induktion. Das Therapiekonzept besteht in einer zeitlich begrenzten primären Hormontherapie bis zum Erreichen des PSA-Nadir. Danach wird eine Therapiepause bis zum erneuten PSA-Anstieg eingefügt und erst dann die Therapie fortgesetzt. Dieses Therapiekonzept wird derzeit in einer multizentrischen Phase-III-Studie geprüft. Ergebnisse stehen noch aus.

4.4 Therapieoptionen bei hormonrefraktärem Prostatakarzinom

Der größte Teil von Patienten (etwa 80%), die primär auf die Hormonbehandlung angesprochen haben, werden nach einigen Jahren refraktär und androgenunabhängig gegenüber der antiandrogenen Behandlung.

In fortgeschrittenen, metastasierten, therapieresistenten Prostatakarzinomen lassen sich mutierte, alterierte Androgenrezeptoren nachweisen. Daneben scheinen alternative Reaktionen des Androgenrezeptors zur Aktivierung einer Signaltransduktionskaskade beizutragen. Die mutierten Rezeptoren »erkennen« dann Flutamid als eine androgen wirksame Substanz oder demaskieren eine agonistische Eigenschaft des Flutamid [21]. Der PSA-Anstieg während Hormontherapie gilt als frühestes klinisch verwertbares Anzeichen für ein Fortschreiten der Metastasierung oder das Therapieversagen im Sinne der hormonrefraktären Progression.

4.4.1 *Antiandrogenentzug (»withdrawal«)*

Auf der theoretischen Grundlage der mutierten und alterierten Androgenrezeptoren stellt der Antiandrogenentzug für 10–29% der Patienten, die unter MAB in den Progreß mit deutlicher PSA-Erhöhung gekommen sind, ein einfaches und potentiell günstiges Therapiemanöver dar.

Der Antiandrogenentzug (Flutamid, Nilutamid, Bicalutamid) sollte als erster Therapieänderungsversuch ausschließlich bei asymptomatischen Patienten mit Metastasen und/oder PSA-Progreß vor allen weiteren Therapiemöglichkeiten vorgenommen werden, die in Abbildung 3.22 dargestellt sind [38]. Der erwartete PSA-Abfall kann im Mittel 5 Monate andauern und ist mit einem Rückgang von Symptomen verbunden.

4.4.2 *Second-line-Modalitäten*

Kommt es bei asymptomatischen Patienten und solchen mit geringer Schmerzsymptomatik – in der Mehrzahl handelt es sich um Patienten mit »minimal disease« – zum erneuten Progreß nach Antiandrogenentzug (»withdrawal«) mit PSA-Anstieg, Gewichtsverlust und Leistungsinsuffizienz, dann stehen folgende Therapiemodalitäten zur Auswahl:

- keine Therapie bis zum Auftreten von Schmerzen (wird nur in seltenen Fällen vom Patienten erwartet oder akzeptiert),
- Aufnahme in klinisch kontrollierte Studien mit Second-line-Hormonen, Wachstumsfaktorantagonisten oder Zytostatika (wird nur von wenigen Patienten gewünscht wegen weiterer Einschränkung der ohnehin beeinträchtigten Lebensqualität),
- Second-line-Hormone als individuelle Therapieformen außerhalb von Studien:
  - Estramustinphosphat (Estrazyt) 560 mg allein oder kombiniert mit 1 mg Turisteron/Woche und/oder zusätzlich 1–2 mg Dexamethason täglich p. o.,
  - anstelle von LHRH Wechsel zu Turisteron 2 mg/Woche plus 1–2 mg Dexamethason täglich (bis 6 mg initial möglich, cave diabetogen),
  - Fosfestrol (Honvan) 1000 mg täglich i.v. über 7–10 Tage, weiter 300–600 mg täglich p. o.

Auch Kombinationen von steroidalen Östrogenen und Auswechseln von Antiandrogenen sind möglich:

- Androcur 100 mg/Tag plus Turisteron 2 mg/Woche (anstelle Orchiektomie oder LHRH),
- Flutamid 500 mg/Tag plus Turisteron 2 mg/Woche (anstelle Orchiektomie oder LHRH),
- Casodex 100 mg/Tag plus Turisteron 2 mg/Woche (anstelle Orchiektomie oder LHRH).

Es gibt leider nur wenige kontrollierte und aussagekräftige Daten zu Second-line-Hormonbehandlungen, so daß diese Therapiemöglichkeiten sich lediglich auf individuelle Erfahrungen stützen [40].

Bei Second-line-Hormonkombinationen kann man Responseraten nur bis 15% erwarten. Im Vordergrund steht die Erhaltung oder Verbesserung der Lebensqualität und nicht die Verlängerung des Überlebens. Treten im Verlauf von 3 Monaten nach Therapiewechsel keine Besserungen der oben genannten Symptome, keine deutliche PSA-Absenkung, sondern zunehmend Schmerzen, Obstruktionen etc. auf, handelt es sich um einen weiteren Progreß des hormonrefraktären Prostatakarzinoms.

In derartigen Fällen ist es dann sinnvoll, die antiandrogenen Hormone wegzulassen, da sie ohnehin keine Wirkung am Primärtumor und den Metastasen erkennen lassen, und durch Glukokortikoide zu ersetzen – Dexamethason initial bis 6 mg/Tag, 1–2 mg täglich als Dauertherapie, oder äquivalente Dosierung mit Prednison: cave Diabetes, Magen-Darm-Ulzera [22].

Mit Kortikosteroiden werden vorübergehende Responseraten noch von 15–20% bei hormonrefraktären Karzinomen möglich [32]. Die in Abbildung 3.22 dargestellten Zeiteinschübe von Progressionen und entsprechenden Therapievorschlägen lassen sich beim hormonrefraktär gewordenen Prostatakarzinom nicht mehr eindeutig differenzieren in asymptomatische und symptomatische Patienten. Deshalb ist es unvermeidbar und richtig, daß z. B. einzelne schmerzhafte Knochenmetastasen bereits zum Zeitpunkt der Primärdiagnose oder an den Schnittstellen von erster oder späterer Progression einer palliativen, lokalisierten perkutanen Radiotherapie als Schmerzbestrahlung zugeführt werden. Alle neueren endokrinen Therapiemodalitäten stellen letztendlich nur Verfeinerungen der klassischen chirurgischen oder medikamentösen Kastration dar. Es kommt darauf an, diese Verfeinerungen zum rechten Zeitpunkt einzusetzen, Zeit und Lebensqualität für den Patienten zu gewinnen und solange wie möglich zu bewahren.

Eine Übersicht über die Therapiekosten bei hormonellen Behandlungsformen gibt Tabelle 3.6.

4.5 Chemotherapieoptionen

Seit Jahren stagniert die traditionelle Zytostatikatherapie beim hormonrefraktären Prostatakarzinom. Tumorbiologie, Alter, Allgemeinzustand der Patienten und die Wirkungsmechanismen von Zytostatika machen das Prostatakarzinom zu einem ungün-

Tabelle 3.6. Kosten für eine 3monatige Therapie (12 Wochen) verschiedener androgenablativer Behandlungsverfahren. (Rote Liste 1999)

Medikament	Einnahmemodus	Kosten in DM pro Quartal
Östrogene		
Turisteron (Ethinylestradiolsulfonat)	1mal 2 mg/Woche	100
Honvan	2- bis 3mal 1 Tabl./Tag (240 mg/Tag)	500
Polyestradioldiphosphat	160 mg/Monat i. m.	
Antiandrogene		
(Cyproteronacetat)	2mal 2 Tabl./Tag (200 mg/Tag)	1200
	3mal 2 Tabl./Tag (300 mg/Tag)	1800
Fugerel (Flutamid)	3mal 1 Tabl./Tag (750 mg/Tag)	600
Casodex (Bicalutamid)	1mal 1 Tabl./Tag	1500
GnRH-Analoga		
Zoladex	1 Fertigspritze Implantat/28 Tage	1300

stigen Zielobjekt der zytostatischen Chemotherapie [54]. Zahlreiche Monotherapiekonzepte, Polychemotherapiekurse, unterschiedliche Dosierungen und Zeitabläufe haben bisher in jeder Hinsicht versagt, die Therapie des hormonrefraktären Prostatakarzinoms entscheidend zu beeinflussen.

Es gibt derzeit keine routinemäßige Zytostatikastandardtherapie beim metastasierten Prostatakarzinom als Third-line-Empfehlung. Diese Feststellung betrifft Mitomycin C, Epirubicin, Methotrexat, 5-FU, Zyklophosphamid, Adriamycin, Vincristin und Cisplatin gleichermaßen als Mono- oder Polychemotherapie [9, 56]. Die aktuellen Resultate einer prospektiv randomisierten Phase-III-Studie der EORTC unterstreichen diese Einschätzung. Beim Vergleich Orchiektomie vs. Orchiektomie plus Mitomycin C bei Patienten im Stadium D2 ergaben sich keine Verbesserungen bei der Progressionsrate, dem Überleben und der Lebensqualität, aber eine Toxizität bei 31% der Patienten mit Zystostatikabehandlung [18].

Künftige mögliche Chemotherapieoptionen beim hormonrefraktären Prostatakarzinom werden der Tumorzellbiologie angepaßte Modelle sein, die dynamische Strukturen und alterierte Funktionen von Krebszellen berücksichtigen müssen [34].

Folgende Substanzen und Medikamentenkombinationen wurden bereits in Studien untersucht:
- Suramin: Wachstumsfaktorantagonist; verursacht Nebenniereninsuffizienz und erfordert daher Glukokortikoidsubstitution; sichere Differenzierung der Wirkungsweise wird dadurch erschwert [12].
- Estracyt und Vinblastin: N-Lost mit Estradiol, Vincaalkaloid; Mikrotubulihemmung, (600 mg/m^2, 4 mg/m^2), erhebliche Toxizität gastrointestinal, Leukopenie, periphere Neuropathien [15].
- Estracyt und Taxol: synergistische Wirkung auf Mikrotubulihemmung und (600 mg/m^2, 120–140 mg/m^2) Mitose bei Prostatakarzinomzellen [15].
- Estracyt und Etoposid (DNA-Synthesehemmung der Kernmatrix) (15 mg/kg pro Tag, 50 mg/m^2 pro Tag) [33].

Eine Anwendung außerhalb von Protokollen erscheint derzeit nicht indiziert.

4.6 Radiopharmaka bei Knochenmetastasen

Bei zunehmenden und analgetisch schwer zu beeinflussenden Knochenschmerzen infolge von multiplen Skelettmetastasen nehmen die radioaktiven β-Strahler Strontium (^{89}Sr) und Rhenium (^{186}Re) eine Stelle zwischen hormonell ausgeschöpfter Therapiemodalität und definitiver Daueranalgesie ein.

Strontium-89 hat eine Halbwertszeit von 14 Tagen im normalen Knochen und von 50 Tagen in Knochenmetastasen und lokalisiert bzw. manifestiert sich ähnlich wie Kalzium in Knochen.

Strontium-89 ist derzeit in Deutschland wieder zugelassen. In der Vergangenheit wurden ermutigende Resultate erreicht [3]. Eine Verbesserung der Schmerzsymptomatik nach Strontium-89-Injektion ist erst im Verlauf von 6 Wochen zu erwarten. Leukopenie und Thrombopenie müssen beachtet werden und limitieren die Nutzung dieser palliativen Schmerztherapie. Die empfohlene Dosis beträgt 150 Mbq (4 mCi); höhere Dosierungen führen zu erheblicher hämatologischer Toxizität.

Rhenium-186 (^{186}Re) mit dem Tracer Hydroxyethyliden-Diphosphonat bietet gegenüber Strontium-89 mehrere Vorteile. [19, 28, 57]:
- Kürzere Halbwertszeit von 3,7 Tagen erlaubt mehrere Wiederholungstherapien.
- Wirkungseintritt bereits nach 1–2 Wochen.
- 91% von ^{186}Re werden als β-Strahler emittiert und 9% als γ-Strahler. Die g-Emission wird bei der Therapie gleichzeitig als bildgebendes Knochenszintigramm zur Kalkulation der Optimaldosis genutzt. Die empfohlene Einzeldosis beträgt 1295 Mbq (35 mCi), eine Hospitalisierung für 1–2 Tage zur Sammlung der radioaktiven Ausscheidungen wird empfohlen.
- Die Thrombozytentoxizität kann die Dosis limitieren und hängt vom prätherapeutischen Wert ab.

Während die perkutane Radiotherapie lokalisierten Skelettmetastasen vorbehalten bleibt, ist die Diskussion um den Zeitpunkt der Radionuklidbehandlung bei multiplen Knochenmetastasen noch nicht abgeschlossen. Wenn wiederholte ^{186}Re-Behandlungen die Entwicklung neuer Metastasierungsherde temporär verzögern können und Schmerzen objektiver beeinflussen, wäre eine frühzeitige Radionuklidtherapie die logische Konsequenz [20].

Solange sich keine eindeutige Überlegenheit für eine spezifische Therapie und für den Zeitpunkt der unterschiedlichen Hormonbehandlungen durch kontrollierte randomisierte Studien herausgestellt hat, wird die Notwendigkeit einer individuellen optimalen Behandlung für den einzelnen Patienten mit metastasiertem Prostatakarzinom weiterbestehen [6]. Die Argumente der VACURG-Studie von 1967 gegen eine frühe Hormonbehandlung sind sicher nicht mehr gültig. Patienten mit einem fortgeschrittenen Prostatakarzinom verstehen nicht die Argumentation eines »watchful waiting«, sie ängstigen sich um ihren PSA-Wert und sorgen sich nicht vordergründig um die Kosten der PSA-Bestimmung.

Die bestmögliche Lebensqualität trotz hormoneller Behandlung zu behalten, bleibt das wichtigste Ziel bei der palliativen Therapie des metastasierten Prostatakarzinoms.

Literatur

1. Blackard CE, Doe RP, Mellinger GT, Byar DP (1970) Incidence of cardiovascular disease and death in patients receiving diethylstilbestrol for carcinoma of the prostate. Cancer 26: 249–256
2. Bruchovsky N, Goldenberg SL, Gleave M (1997) Intermittend hormonal therapy for prostate cancer.Mosby-Year Book, St. Louis (Advances in urology, vol 10, pp 291–326)
3. Buchali K, Correns HJ, Schuerer M, Schnorr D, Lips H, Sydow K (1988) Results of a double blind study of 89-strontium therapy of skeletal metastases of prostatic carcinoma. Eur J Nucl Med 14: 349–351
4. Buschmann I (1996) Langzeitergebnisse der Therapie des Prostatakarzinoms mit Turisteron. Med. Dissertation, Humboldt-Universität Berlin
5. Byar DP, Corle DK (1988) Hormone therapy for prostate cancer: Results of the Veterans Administration Cooperative Urological Research Group Studies. NCI Monogr 7: 165–170
6. Cangh PJ van (1997) How to handle the patient with a rising PSA level (all stages). International Symposium »Developments in endocrine management of prostate cancer«, S 261-270, Berlin 27.06.1997
7. Cox RL, Crawford D (1991) Estrogens in the treatment of prostate cancer. J Urol 154: 1991–1998
8. Crawford ED, Eisenberger MA, McLeod DG, Wikding G, Blumenstein BA (1997) Comparison of bilateral orchiectomy with or without flutamide for the treatment of patients with stage D_2 adenocarcinoma of the prostate: Result of NCI intergroup study 0105 (SWOG and ECOG). J Urol 157 (Suppl): 336 (Abstract)

9. Denis LJ, Mahler C (1994) Primäre endokrine Therapie des fortgeschrittenen Prostatakarzinoms. In: Denis L (ed) Prostate cancer 2000. Springer, Berlin Heidelberg New York Tokio, S 71–82
10. Denis LJ, Whelan P, Carneiro de Moura JL et al., and Members of the EORTC GU Group and EORTC Data Center (1993) Goserelin acetate and flutamide vs. bilateral orchiectomy: A phase III EORTC trial (30853). Urology 42: 119–129
11. Dijkman GA, Debruyne FMJ (1996) Epidemiology of prostate cancer. Eur Urol 30: 281–295
12. Eisenberger MA, Sinibaldi VJ, Reyno LM (1995) Phase I and clinical evaluation of a pharmacologically guided regimen of suramin in patients with hormone-refractory prostate cancer. J Clin Oncol 13: 2174–2186
13. Garnick MB (1997) Hormonal therapy in the management of prostate cancer: From Huggins to the present. Urology 49 (Suppl 3 A): 5–15
14. Guddat, HM (1981) Äthinylöstradiolsulfonat (J 96) zur Therapie des Prostatakarzinoms. Habilitationsschrift, Humboldt-Universität Berlin
15. Hudes G, Nathan F, Chapman A, Greenberg R, McAleer C (1995) Combined antimicrotubule therapy of metastatic prostate cancer with 96-hr paclitaxel (P) and estramustine (EM): Activity in hormone-refractory disease (HRPC). Proc Annu Meet Am Soc Clin Oncol 14: A 622
16. Huggins C, Stevens RE and Hodges CV (1941) Studies of prostatic cancer II. The effects of castration on advanced carcinoma of the prostate gland. Arch Surg 43: 209–228
17. Johansson JE, Anderson SO, Beckman KW, Lingardh G, Zador G (1987) Clinical evaluation of flutamide and estramustine as initial treatment of metastatic carcinoma of prostate. Urology 29: 55
18. Keuppens FI, Kliment J, Robinson MR et al. (1997) Final results of a prospective EORTC multicenter randomized phase III study comparing orchidectomy and orchidectomy + mitomycin C in patients with poor prognosis metastatic prostate cancer. J Urol 157 (Suppl): 320 (Abstract)
19. Kirk D (1995) Strontium-89 in the management of metastatic prostate cancer. Cancer Surv 23: 211–215
20. Klerk JHM de, Zonnenberg BA, van het Schip AD et al. (1994) Dose escalation study of rhenium-186 hydroxyethylidene diphosphonate in patients with metastatic prostate cancer. Eur J Nucl Med 21: 1114–1120
21. Klocker H, Culig Z, Hobisch A et al. (1996) Androgen receptor alterations in prostatic carcinoma. In: Schnorr D, Loening SA, Dinges S, Budach V (Hrsg) Lokal fortgeschrittenes Prostatakarzinom. Blackwell Wiss.-Verlag Berlin-Wien 1996, S 57–67
22. Klosterhalfen H, Becker H (1987) 10-Jahres-Ergebnisse einer randomisierten Prospektivstudie beim metastasierten Prostatakarzinom. Akt Urol 18: 234–236
23. Labrie F, Dupont A, Belanger A et al. (1983) New hormonal therapy in prostatic carcinoma: combined treatment with an LHRH agonist and an antiandrogen. Clin Invest Med 5: 267–275
24. Labrie F, Dupont A, Bélanger A (1985) A complete androgen blockade for the treatment of prostate cancer. In: de Vita VT Jr, Hellman S, Rosenberg SA (eds) Important advances in oncology. Lippincott, Philadelphia, pp 193–200
25. Lundgren R, Nordle Ö, Kenneth, Josefsson K, and the South Sweden Prostate Cancer Study Group (1995) Immediate estrogen or estramustine phosphate therapy vs. deferred endocrine treatment in nonmetastatic prostate cancer: A randomized multicenter study with 15 years of followup. J Urol 153: 1580–1586
26. Mackler MA, Liberti JP, Smith MJV, Koontz WW, Prout GR (1972) The effect of orchiectomy and various doses of stilbestrol on plasma testosterone level in patients with carcinoma of the prostate. Invest Urol 9: 423–425
27. Marselos M, Tomatis L (1992) Diethylstilboestrol: I, pharmacology, toxicology and carinomgenicity in humans. Eur J Cancer 28 A: 1182–1189
28. Maxon HR, Schröder LE, Hertzberg VS et al. (1991) Rhenium-186(Sn) HEDP for treatment of painful osseouis metastases: Results of a double-blind crossover comparison with placebo. J Nucl Med 32: 1877–1881
29. Miller JI, Ahmann FR, Drach GW, Emerson SS, Bottaccini MR (1992) The clinical usefulness of serum prostate specific antigen after hormonal therapy of metastatic prostate cancer. J Urol 147: 956–961
30. Ojasoo T (1987) Nilutamide. Drugs of the future 12: 763–770
31. Ostri P, Bonnesen T, Nilsson T, Frimodt-Moller C (1991) Treatment of symptomatic metastatic prostatic cancer with cyproterone acetate vs. orchiectomy: a prospective randomized trial. Urol Int 46: 167–171
32. Pienta KJ (1996) Advances in the treatment of metastatic prostate cancer. Medical Center Press, University of Michigan
33. Pienta KJ, Lehr JE (1993) Inhibition of prostate cancer growth by estramustine and etoposide: Evidence for interaction at the nuclear matrix. J Urol 149: 1622–1625
34. Pienta KJ, Getzenberg R, Coffey DS (1991) Cell structure and DNA organization. Crit Rev in Eukaryot Gene Expr 14: 355

35. Prostate Cancer Trialists' Collaborative Group (1995) Maximum androgen blockade in advanced prostate cancer: An overview of 22 randomized trials with 3283 deaths in 5710 patients. Lancet 346: 265–269
36. Robinson MRG (1993) A further analysis of EORTC-protocol 30 805. Orchiectomy vs. orchiectomy plus cyproterone acetate vs. low-dose diethyl stilbestrol. Cancer 72: 3855–3857
37. Schafhauser W, Kühn B, Schwarzmann D (1997) Das Adenokarzinom der Prostata. Klinikarzt 26: 31–40
38. Scher HI, Kelly WK (1993) Flutamide withdrawal syndrome: Its impact on clinical trials in hormone refractory prostate cancer. J Clin Oncol 11: 1566–1572
39. Schnorr D (1985) Zur Hormon- und Strahlentherapie des Prostatakarzinoms. Habilitationsschrift Humboldt-Universität Berlin
40. Schnorr D, Buschmann I, Deger S, Lein M (1996) Rolle der adjuvanten Hormontherapie beim lokal fortgeschrittenen Prostatakarzinom T3/Stadium C. In: Schnorr D, Loening SA, Dinges S, Budach V (Hrsg) Lokal fortgeschrittenes Prostatakarzinom. Blackwell Wiss.-Verlag, Berlin Wien, S 169–193
41. Schröder FH (1993) Cyproterone acetate-mechanism of action and clinical effectiveness in prostate cancer. Cancer (Suppl) 72: 3810–3815
42. Schröder FH (1997) Antiandrogen monotherapy-standard treatment for prostate cancer? (Abstract). Internat Symposium »Developments in endocrine management of prostate cancer«, Berlin, 27.06.1997
43. Schröder FM, Hermanek P, Denis L, Fair WR, Gospodarowicz MK, Pavone-Macaluso M (1992). TNM classification of prostate cancer. Prostate 4: 129
44. Schulze H, Senge T (1990) Influence of different types of antiandrogens on luteinizing hormone - releasing hormone analogue - induced testosterone surge in patients with metastatic carcinoma of the prostate. J Urol 144: 934–941
45. Smith, JA, Lange PA, Janknegt RA, Abbou CC, DeGery A (1997) Serum markers as a predictor of response duration and patient survival after hormonal therapy for metastatic carcinoma of the prostate. J Urol 157: 1329–1334
46. Smith PH, Bono A, Calais da Silva F et al., and the EORTC Urological Group (1990) Some limitations of the radioisotope bone scan in patients with metastatic prostatic cancer: A sub-analysis of EORTC trial 30853. Cancer 66: 3–10
47. Stege R, Sander S (1993) Endocrine treatment of prostatic cancer. A renaissance for parenteral estrogen. Tidsskr Nor Laegeforen 113: 833–835
48. Studer UE (1995) Fortgeschrittenes Prostatakarzinom – welche Hormontherapie wann? Urologe A 34: 361–366
49. Varenhorst E, Carlström K, Karlberg BE et al. (1982) Risikofaktoren für kardiovaskuläre Komplikationen während der Behandlung des Prostatakarzinoms mit Östrogenen. Urologe A 21: 34–38
50. Veterans Administration Cooperative Urological Research Group (1967) Treatment and survival of patients with cancer of the prostate. Surg Gynecol Obstet 124: 1011–1017
51. Voogt HJ de (1992) The position of cyproterone acetate (CPA), a steroidal anti-androgen, in the treatment of prostate cancer. Prostate 4: 91–95
52. Voogt HJ de, Smith PH, Pavone-Macaluso M, Pauw M de, Suciu S (1986) Cardiovascular side effects of diethylstilbestrol, cyproterone acetat, medroxyprogesterone acetate and estramustine phosphate used for treatment of advanced prostatic cancer: Results from European Organization for Research on Treatment of Cancer Trials 30761 and 30762. J Urol 135: 303–307
53. Waxman J, Labrie F, Crawford D, Quartey P (1995) Antiandrogens in treatment of prostate cancer (letter). Lancet 346: 1030–1031
54. Weissbach L Rübben H, Jellinghaus W (1990) Die Chemotherapie des Prostatakarzinoms. In: Nagel R (Hrsg) Aktuelle Standortbestimmung der konservativen Terapie des Prostata-karzinoms. Walter de Gruyter Berlin-New York 1990, S 175–190
55. Wingo PA, Tong T, Bolden S (1995) Cancer statistics 1995. Cancer J Clin 45: 8–30
56. Yagoda A, Petrylak D (1993) Cytotoxic chemotherapy for advanced hormone-resistant prostate cancer. Cancer (Suppl) 71: 1098
57. Zonnenberg BA, de Klerk JMH, van Rijk PP, Quirignen JMSP, van het Schip AD, van Dijken A, ten Kroode NFJ (1991) Re-186-HEDP for treatment of painful bone metastases in patients with metastatic prostate or breast cancer, preliminary results. J Nucl Med 32: 1082

Die Rolle des PSA in der Diagnostik und des Prostatakarzinoms

M. Wirth, S. Froschermaier, A. Manseck

1 Einleitung

Das Prostatakarzinom nimmt in Deutschland derzeit die 2. Stelle der Krebserkrankungen des Mannes ein. In den USA ist das Prostatakarzinom bereits der häufigste Tumor des Mannes. Pro Jahr werden in Deutschland ca. 22.000 Neuerkrankungen diagnostiziert und ein Drittel dieser Patienten versterben tumorspezifisch [22]. Die wichtige Bedeutung der Früherkennung beim Prostatakarzinom erklärt sich daraus, daß eine Heilung bislang nur im Frühstadium des Prostatakarzinoms bei organ- bzw. präparatbegrenzten Tumoren ohne Vorliegen von Fernmetastasen möglich ist.

Die Tatsache, daß die überwiegende Anzahl der Patienten *mit* und nicht *am* Prostatakarzinom verstirbt und andererseits eine Früherkennung erforderlich ist, um eine Heilung zu erzielen erscheint zunächst als ein Dilemma: Die Früherkennungsmaßnahmen, die derzeit in Deutschland Männern über 45 Jahren von der Krankenkasse bezahlt werden, führen wunschgemäß zur Erkennung eines höheren Anteils von Frühstadien des Prostatakarzinoms. Gleichzeitig könnten dabei jedoch sog. insignifikante Tumoren diagnostiziert werden. Solche Tumoren würden bei Patienten mit schwerwiegenden Begleiterkrankungen oder im fortgeschrittenen Alter aufgrund der niedrigen Zellteilungsrate des Prostatakarzinoms zu keiner klinisch bedeutsamen Erkrankung bzw. zum Tod des Patienten führen. Durch gut belegte Screeningstudien und durch umfangreiche pathohistologische Untersuchungen konnte jedoch belegt werden, daß durch Früherkennungsmaßnahmen nur in einem sehr geringen Prozentsatz von <6% solche Tumoren diagnostiziert werden.

Um die oben angegebene Mortalität des Prostatakarzinoms jedoch weiter zu senken, muß der derzeitige Anteil von ca 60% organbegrenzten Tumoren bei Diagnosestellung weiter erhöht werden.

Neben der digital-rektalen Tastuntersuchung hat sich seit Einführung des ersten PSA-Testsystems im Jahre 1986 die Bestimmung des Serumwertes des prostataspezifischen Antigens (PSA) als wichtigste Screeninguntersuchung durchgesetzt. Die Erstbeschreibung des PSA erfolgte im Jahre 1971 durch Hara et al. [19].

PSA ist ein einkettiges Glykoprotein mit einem Molekulargewicht von 34 kDa und ist aus 240 Aminosäuren aufgebaut. Das gesamte Gen, das für PSA kodiert, ist auf dem Chromosom 19 lokalisiert. PSA gehört zur Familie der Kallikreine und ist eine Serinprotease, wie durch Studien zur Homologie mit anderen Proteinen nachgewiesen werden konnte. Für den klinischen Alltag ist von großer Bedeutung, daß PSA nahezu ausschließlich von Epithelzellen der Prostata gebildet wird. Im Serum kommt es in verschiedenen molekularen Formen vor: überwiegend an Proteinaseinhibitoren wie α_1-Antichymotrypsin und α_2-Makroglobulin gebunden, jedoch auch in freier, ungebundener Form (fPSA). Gegenwärtig wird ein PSA-Serumwert <4 ng/ml im klinischen Alltag als nicht pathologisch angesehen.

2 PSA bei der Früherkennung des Prostatakarzinoms

Der Umstand, daß PSA nicht nur von erkranktem sondern auch von unverändertem Prostatagewebe gebildet wird, führt bei der PSA-Serumwertbestimmung im Rahmen der Früherkennung des Prostatakarzinoms zum Auftreten eines sog. Graubereiches. Hierunter versteht man den PSA-Bereich zwischen 2,5 und 10 ng/ml. Bei einem PSA-Serumwert zwischen 4 und 10 ng/ml liegt das Risiko, unabhängig von Tast- und transrektalem Ultraschallbefund an einem Prostatakarzinom erkrankt zu sein, bei etwa 20,2–27% [9, 14].

Andererseits hatten 35% von 1000 untersuchten Patienten mit klinisch lokalisiertem Prostatakarzinom in einer Untersuchung am Johns Hopkins Hospital einen PSA-Serumwert <4 ng/ml [35]. Vergleichbare Ergebnisse berichteten im Jahre 1992 bereits Wirth u. Frohmüller an 220 Patienten. In dieser Studie hatten 28,8% der Patienten mit organbegrenzten Tumoren einen PSA-Serumwert unter 4 ng/ml [50]. Harris et al. konnten in einer Untersuchung an 760 Männern mit PSA-Werten unter 4 ng/ml zeigen, daß für Probanden mit einem PSA-Serumwert unter 2 ng/ml ein 3jähriger Kontrollabstand ausreicht, da in dieser Gruppe nur in 0,2% der Fälle Tumoren gefunden wurden. In der Gruppe mit PSA-Werten zwischen 2 und 4 ng/ml kam es innerhalb von 3 Jahren in 4% der Fälle zu Karzinomen, woraus sich die Empfehlung zur jährlichen Kontrolle ergibt.

3 Das T1c-Tumorstadium

Um ermitteln zu können, ob eine PSA-Bestimmung im Rahmen von Früherkennungsmaßnahmen überhaupt sinnvoll ist, müssen insbesondere die Patienten betrachtet werden, bei denen ein Karzinom nur aufgrund eines erhöhten PSA-Serumwertes diagnostiziert wurde (T1c-Stadium). Zunächst zeigten Untersuchungen von Catalona et al., daß die PSA-Bestimmung der rektalen Untersuchung in der Erkennung des Prostatakarzinoms überlegen ist [10]. Insbesondere konnten durch PSA-Screeninguntersuchungen mehr organbegrenzte und damit heilbare Tumoren festgestellt werden.

Als Folge dieser Ergebnisse werden gegenwärtig standardmäßig randomisierte Prostatabiopsien auch bei unauffälligem Palpationsbefund der Prostata vorgenommen, wenn der PSA-Serumwert über 4 ng/ml liegt. Im Jahre 1992 reagierte die UICC mit der Einführung des oben erwähnten T1c-Tumorstadiums auf den zunehmenden Nachweis von Prostatakarzinomen mit alleiniger PSA-Erhöhung ohne pathologischen Tastbefund der Prostata. Per Definition gehören Prostatakarzinome, die durch bildgebende Verfahren nachgewiesen werden können, nicht zum T1c-Tumorstadium. Durch morphometrische Untersuchung von Prostatakarzinomen im klinischen Stadium T1c wurden Tumorvolumina zwischen 1,9 und 7,4 cm^3 ermittelt [25, 46].

Tabelle 3.7. Histopathologischer Vergleich von T1c- und T2a-Prostatakarzinom. (Mod. nach Stormont et al. [46])

Parameter	Stadium T1c	Stadium T2a
Maximaler Tumordurchmesser	2,0 cm	1,8 cm
Tumorvolumen	7,4 cm^3 (0,3–56 cm^3)	5,1cm^3 (0,2–42 cm^3)
Gleason-Score 2–4 (G1)	18%	12%
Gleason-Score 5–7 (G2)	82%	83%
Gleason-Score 8–10 (G3)	0%	5%
Tumor: organbegrenzt	70%	67%
Kapselperforation	23%	25%
Lymphknotenmetastasen	2%	3%
Positiver Absetzungsrand	23%	20%

Die Mehrzahl der T1c-Tumoren ist organbegrenzt (bis zu 70%), jedoch kommen in 23–35% Kapselperforationen [46, 31] und in 7–35% der Fälle positive Absetzungsränder [33, 25] vor. Diese Ergebnisse sind praktisch gleich zu denen, die bei T2-Prostatakarzinomen ermittelt wurden [46] (Tabelle 3.7). Bei Berücksichtigung von Tumorvolumen und Tumorgrad bleibt insgesamt nur eine kleine Patientengruppe von ca. 6%, die z. B. durch eine radikale Prostatektomie im Stadium T1c möglicherweise überbehandelt ist. Die Indikation zur kurativen Behandlung bei nur durch PSA-Erhöhung aufgefallenen Patienten im Stadium T1c ist daher prinzipiell gegeben.

4 PSA-Dichte

Aufgrund der mangelnden Spezifität und Sensitivität der PSA-Serumwertbestimmung wurde in den vergangenen Jahren verstärkt nach Möglichkeiten gesucht, durch verschiedene Veränderungen die Sensitivität und Spezifität der PSA-Bestimmung zu verbessern. Stamey et al. [42] hatten im Jahre 1989 festgestellt, daß pro Gramm Prostatakarzinomgewebe der PSA-Serumwert um ca. 3,5 ng/ml ansteigt, während bei einer benignen Prostatahyperplasie der PSA-Anstieg pro zusätzlichem Gramm Prostatagewebe nur 0,3 ng/ml beträgt.

Benson et al. [4] führten daraufhin 1992 die sog. PSA-Dichte ein, bei welcher der PSA-Serumwert und das mittels transrektalem Ultraschall gemessene Prostatavolumen miteinander in Beziehung gesetzt werden. Durch diese Untersuchung sollte der Einfluß der Größe des vorhandenen Prostataadenoms auf die Höhe des PSA-Serumwertes vermindert werden, um eine bessere Abschätzung des Prostatakarzinomrisikos zu ermöglichen.

Diese Methode konnte sich jedoch nicht allgemein durchsetzen, da insbesondere die Bestimmung der Prostatagröße nur sehr ungenau möglich ist. Presti et al. [38] untersuchten 184 Patienten mit unauffälligem rektalem Tastbefund und zeigten auf, daß sich anhand der PSA-Dichte nicht zwischen den Patienten mit positiver oder negativer Biopsie unterscheiden ließ. Insbesondere im interessanten PSA-Bereich zwischen 4 und 10 ng/ml war durch die Bestimmung der PSA-Dichte eine zuverlässige Unterscheidung zwischen Karzinom und Adenom nicht möglich [5].

5 PSA-Velocity

Ein weiterer Versuch zur besseren Unterscheidung von benigner Prostatahyperplasie und Prostatakarzinom war die Einführung der sog. PSA-Velocity, bei welcher ein PSA-Anstieg über einen Zeitraum als diagnostischer Parameter verwendet wird. Carter et al. [8] untersuchten die Seren von Gesunden sowie Patienten mit benigner Prostatahyperplasie, lokal begrenztem und metastasiertem Prostatakarzinom über einen Zeitraum von 8 bis 26 Jahren vor Diagnosestellung. Die Autoren zeigten, daß ein PSA-Anstieg von 0,04 ng/ml pro Jahr bei einem 60jährigen als physiologisch zu betrachten ist. Ein Anstieg über 0,75 ng/ml pro Jahr kann jedoch als verdächtig für das Vorliegen eines lokal begrenzten Prostatakarzinoms angesehen werden.

Auch diese Methode ist bis heute nicht allgemein akzeptiert. Die Wahrscheinlichkeit, ein organbegrenztes Prostatakarzinom nachzuweisen, ist bei einem niedrigen PSA-Serumwert am höchsten. Die Fähigkeit der PSA-Velocity, Prostatakarzinome nachzuweisen, hängt daher insbesondere im intermediären PSA-Serumbereich unter 10 ng/ml stark von der Zuverlässigkeit der Testsysteme ab.

Pilarsky et al. [37] konnten jedoch anhand der Untersuchung von 85 Patientenseren zeigen, daß bei niedrigen PSA-Serumwerten zwischen 3 und 8 ng/ml die Zweitbestimmung des PSA-Wertes aus der gleichen Serumprobe je nach verwendetem Testsystem um bis zu 4,05 ng/ml von der Erstuntersuchung abweichen kann. Darüber hinaus wiesen Stamey et al. eine physiologische von Tag zu Tag Variation des PSA-Serumwertes nach. Die Autoren schlossen aus ihrer Untersuchung an 91 Patientenseren, daß eine PSA-Abweichung von bis zu 30% im intermediären Bereich nicht als signifikante Änderung zu betrachten sei [43].

Ein weiterer wesentlicher Nachteil besteht darin, daß verschiedene PSA-Testsysteme – in Deutschland sind derzeit mehr als 50 kommerziell erhältlich – insbesondere bei niedrigen PSA-Werten deutlich voneinander abweichen können und PSA-Ergebnisse von verschiedenen Testsystemen nicht direkt miteinander vergleichbar sind. Hierdurch können sich falsch-positive bzw. falsch-negative Werte für die PSA-Velocity ergeben.

6 Altersspezifische Referenzwerte für das PSA

Oesterling et al. [32] schlugen im Jahre 1993 die Einführung altersspezifischer Referenzwerte für das PSA vor (Tabelle 3.8). In einer prospektiven Studie wurden aus einer Gruppe von 2119 gesunden Männern 471 Männer zufällig ausgesucht, die weder anhand der PSA-Serumwertbestimmung, der digital-rektalen Untersuchung noch der Prostatasonographie Anhalt für ein Prostatakarzinom boten. Die Auswertung der Daten ergab Korrelationen sowohl für den PSA-Serumwert mit dem Patientenalter

Alter	Referenzbereich [ng/ml]
40–49 Jahre	0,0–2,5
50–59 Jahre	0,0–3,5
60–69 Jahre	0,0–4,5
70–79 Jahre	0,0–6,5

Tabelle 3.8. Altersspezifische Referenzwerte für PSA. (Nach Oesterling et al. [31])

(r=0,43) als auch mit der Prostatagröße (r=0,55). Darüber hinaus ergab sich auch im Umkehrschluß eine Korrelation zwischen Patientenalter und Prostatagröße (r=0,43).

Mit Hilfe der PSA-Serumwerte konnten altersspezifische Referenzwerte etabliert werden. Hierdurch konnte der Anteil der älteren Patienten ohne Anhalt für Prostatakarzinom mit pathologischem PSA-Serumwert von 15% (Grenzwert 4 ng/ml) auf 9% (altersspezifische Referenzwerte) gesenkt werden. Das Problem dieser altersspezifischen Referenzwerte liegt jedoch darin, daß aufgrund der niedrigeren PSA-Werte bei jüngeren Männern die Anzahl unnötiger Biopsien wesentlich gesteigert wird und daß bei älteren Männern vermehrt Prostatakarzinome nicht entdeckt werden. Insgesamt haben sich deshalb altersspezifische Referenzwerte nicht allgemein durchgesetzt.

7 Verhältnis freies PSA zu Gesamt-PSA

Das PSA-Molekül existiert im Serum in verschiedenen molekularen Formen: Ungebundenes »freies« PSA (fPSA) und an verschiedene Proteinaseinhibitoren (α_1-Antichymotrypsin und α_2-Makroglobulin) gebundenes PSA (Abb. 3.23). Das gebundene PSA kommt wesentlich häufiger vor, während fPSA in weit geringeren Konzentrationen im Serum vorhanden ist (ca. 20%). Die zur Zeit erhältlichen PSA-Testsysteme messen beide PSA-Formen. Durch die Einführung von Testsystemen, die auf neuentwickelten Antikörpern beruhen, ist es jetzt möglich, neben dem Gesamt-PSA-Serumwert auch das freie PSA selektiv zu bestimmen. In einer Reihe von Studien wurden signifikante Unterschiede bezüglich des Anteils des freien PSA am Gesamt-PSA (fPSA%) zwischen Patienten mit Prostatakarzinom und benigner Prostatahyperplasie nachgewiesen.

Ein Vergleich der Flächen (AUC) unter den entsprechenden Receiver-Operating-Characteristic-Kurven (Abb. 3.24) für PSA und fPSA% zeigt an selektionierten Patienten die Überlegenheit von fPSA% (AUC=0,853) gegenüber PSA (AUC=0,713) bezüg-

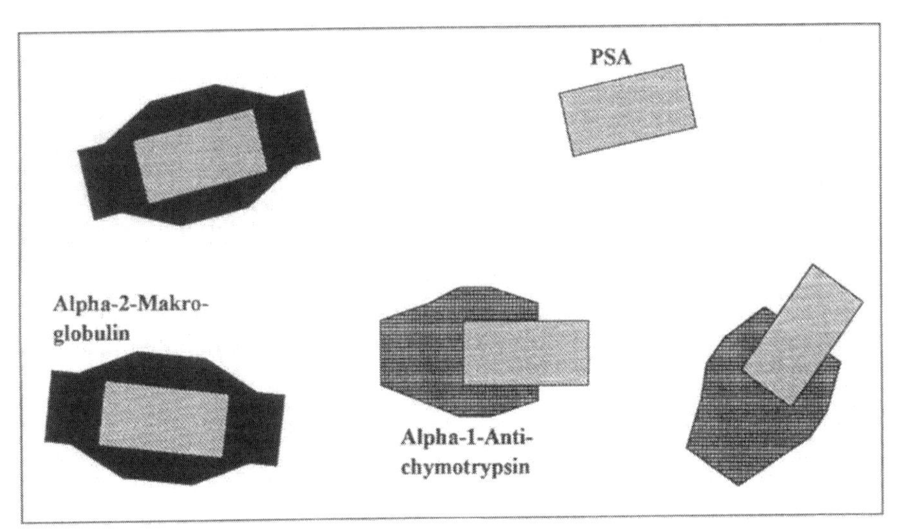

Abb. 3.23. Verschiedene molekulare Formen von PSA im Serum

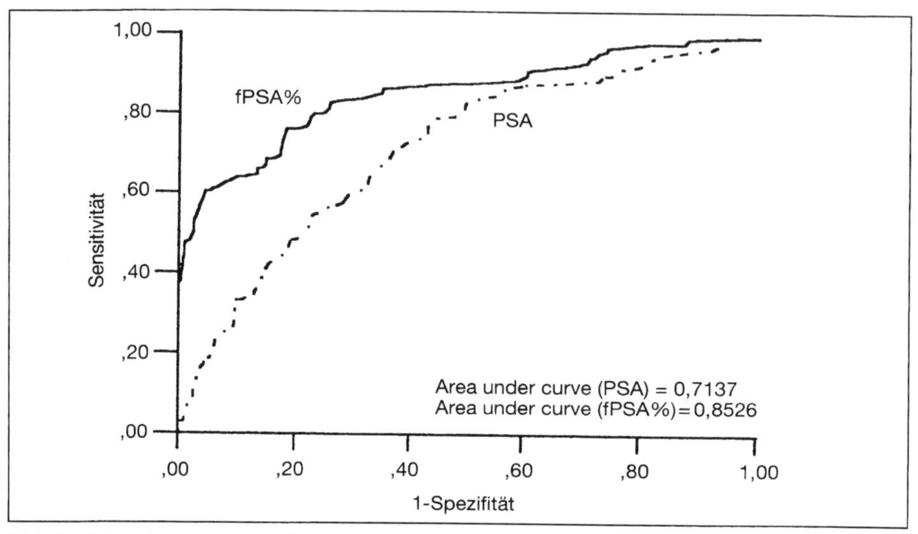

Abb. 3.24. Receiver-Operator-Characteristic-Kurven für PSA und fPSA

lich der Unterscheidungsfähigkeit zwischen den Diagnosen Prostatakarzinom und benigner Prostatahyperplasie. So beträgt die Spezifität der PSA-Serumwertbestimmung bei einer Sensitivität von 90% nur zwischen 20 und 30%, während die Spezifität der fPSA%-Serumwertbestimmung zwischen 40 und 50% liegt (Abb. 3.25).

Diese Verbesserung der Spezifität, wenn fPSA% als zusätzlicher Parameter benutzt wird, könnte dazu verwendet werden, bei unauffälligem Palpationsbefund die Anzahl der negativen transrektalen Prostatabiopsien um ca. 20–30% zu vermindern. Aller-

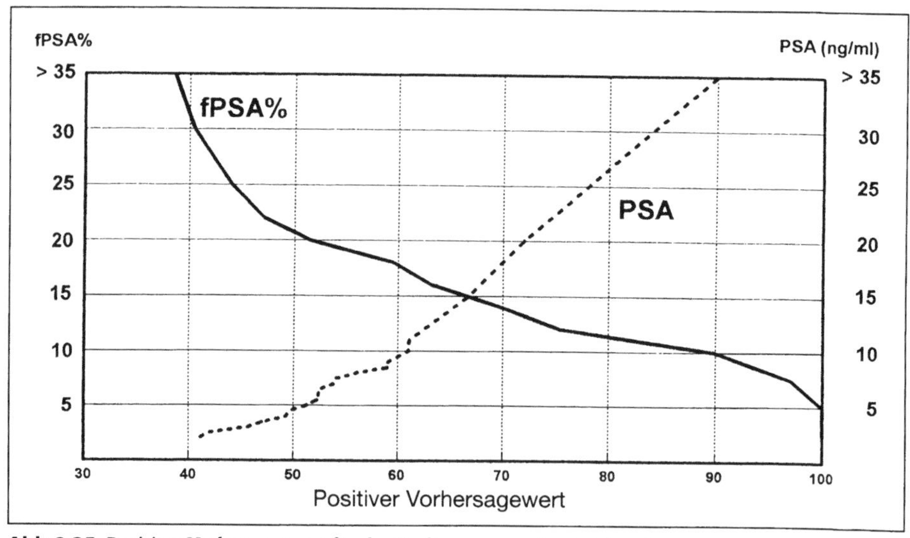

Abb. 3.25. Positiver Vorhersagewert für das Vorliegen eines Prostatakarzinoms

dings muß hierbei auch ein geringer Anteil an nicht erkannten Prostatakarzinomen in Kauf genommen werden, am eigenen Krankengut lag dieser bei 3,6%. Es ist jedoch zu erwarten, daß Patienten mit einem Prostatakarzinom, die aufgrund eines anfänglich unauffälligen fPSA%-Wertes nicht biopsiert werden, nach einem gewissen Zeitraum aufgrund steigender PSA-Serumwerte rechtzeitig einer Biopsie zugeführt werden. Wenn man die relativ langsame Progression des Prostatakarzinoms in Betracht zieht, scheint dies akzeptabel zu sein.

In Anbetracht der positiven Ergebnisse der verschiedenen Arbeitsgruppen erscheint der Einsatz von fPSA% inzwischen empfehlenswert, wobei darauf zu achten ist, daß validierte Testsysteme vom gleichen Hersteller verwendet werden. Aufgrund der hohen Rate an Prostatakarzinomen bei PSA-Serumwerten über 10 ng/ml ist hier die fPSA-Bestimmung nicht sinnvoll.

Aus wirtschaftlichen Gründen ist der Einsatz von fPSA% nur bei Patienten mit PSA-Serumwerten von 2,5–10 ng/ml ratsam. Allerdings müssen anhand größerer Fallzahlen als bislang verfügbar noch verbindliche Grenzwerte für fPSA% festgelegt werden.

8 Wertigkeit des PSA im Rahmen der Staginguntersuchung des Prostatakarzinoms

Zwischen der Höhe des PSA-Serumwertes und dem Tumorstadium des Prostatakarzinoms existiert eine positive Korrelation. Aufgrund des großen Überlappungsbereiches der einzelnen Tumorstadien läßt sich jedoch die Höhe des PSA-Serumwertes nur bedingt zum Staging verwenden. Eine Untersuchung von Terris et al. [48] an 124 Patienten zeigte einen Korrelationskoeffizienten von nur 0,17 bezüglich des Vorhandenseins positiver Absetzungsränder nach radikaler Prostatektomie, etwas höher war der Koeffizient bezüglich der Samenblasenbeteiligung (0,42) und des Kapseldurchbruches (0,35).

In einer Studie von Wirth u. Frohmüller [50] aus dem Jahre 1992 an 220 Patienten ließ sich durch die Bestimmung des PSA-Serumwertes alleine nicht zwischen Tumoren der Stadien pT2 pN0 M0 bzw. pT3 pN0 M0, T2–3 pN1 M0 und T2–3 pN2 M0 unterscheiden. Diese Ergebnisse stimmen mit einer Untersuchung von Noldus u. Stamey aus dem Jahre 1996 [30] an 290 Patienten überein, die ebenfalls keine Vorhersage über die Organbegrenztheit des Prostatakarzinoms und über das Tumorvolumen anhand des PSA-Wertes vor radikaler Prostatektomie treffen konnten.

Die PSA-Serumwertbestimmung leistet jedoch ihren Beitrag zum Ausschluß von Knochenmetastasen. Chybowski et al. wiesen 1991 nach, daß von 306 untersuchten Männern mit einem PSA-Wert unter 20 ng/ml nur einer Knochenmetastasen aufwies. Dieser Patient hatte einen PSA-Wert von 18,2 ng/ml [11]. Es erscheint daher vertretbar, vor einer geplanten radikalen Prostatektomie bei einem PSA-Wert unter 10 ng/ml auf die Anfertigung eines Knochenscans zu verzichten, wenn klinisch keine Hinweise für Knochenmetastasen vorliegen.

9 PSA als prognostischer Faktor

Etwa 26% der Patienten mit einem pathologisch organbegrenzten Tumorstadium erleiden nach radikaler Prostatektomie einen Progreß. Für die postoperative Behandlung ist eine Erkennung dieser Risikopatienten von großer Bedeutung. Lerner et al. [28] untersuchten 906 Patienten, welche radikal prostatektomiert wurden und einen auf die Prostata begrenzten Tumor hatten. Hierbei erwies sich der präoperative PSA-Wert neben dem klinischen Stadium, dem Tumorgrad und der DNA-Ploidie als signifikanter univariater Parameter zur Vorhersage eines Progresses. Das pathologische Stadium war hierbei kein signifikanter Vorhersageparameter.

Bei Patienten, die einer Watch-and-wait-Strategie zugeführt werden sollen, läßt sich anhand des PSA-Wertes wahrscheinlich keine Vorhersage betreffend des weiteren Verlaufes der Erkrankung ableiten. Bangma et al. [2] untersuchten 29 Patienten mit unbehandeltem organbegrenztem Prostatakarzinom über 39 Monate und folgerten, daß der PSA-Wert keinen signifikanten Unterschied zwischen der Gruppe mit klinischem Progreß und der Gruppe ohne Progreß zeigte.

10 Der PSA-Wert nach radikaler Prostatektomie als Indikator für ein Tumorrezidiv

Durch die radikale Prostatektomie wird sämtliches Prostatagewebe aus dem Körper des Patienten entfernt. Da PSA jedoch nur von Prostataepithelzellen gebildet wird, müßte der PSA-Serumwert postoperativ unter die Nachweisgrenze abfallen. Der prostatagewebespezifische PSA-Wert wird in diesem Spezialfall zum echten Tumormarker.

Außer beim PSA-negativen Prostatakarzinomrezidiv, über welches in der Literatur nur selten berichtet wird [18, 23, 47], ist bei allen Patienten mit einem Rezidiv bzw. Progreß des Prostatakarzinoms ein PSA-Anstieg nachweisbar. Ein unvollständiger PSA-Abfall nach radikaler Prostatektomie kann daher Hinweis auf eine nicht komplette Entfernung der Prostata oder Metastasierung des Prostatakarzinoms sein. In diesen Fällen kann erst der postoperative PSA-Serumwertverlauf Aufschluß über ein mögliches Tumorrezidiv geben.

Im Rahmen der Tumornachsorge stellen die PSA-Serumwertbestimmungen einen Eckpfeiler dar. Kann im ersten Jahr nach radikaler Prostatektomie PSA nachgewiesen werden, so ist von einem Tumorrezidiv auszugehen. So wird von Stein et al. [44, 45] bei nachweisbarem PSA 6 Monate nach radikaler Prostatektomie bei 7 von 14 Patienten (50%) eine Tumorprogression im Intervall von 30 Monaten angegeben. Hudson et al. [23] wiesen eine Tumorprogression bei 11 von 24 Patienten (41%) nach. Bei diesen Patienten war der PSA-Wert 6 Monate nach radikaler Prostatektomie mit dem verwendeten Testsystem nachweisbar (>0,6 ng/ml), der Tumorprogreß konnte 1–5 Jahre nach Therapie klinisch dokumentiert werden. Lange et al. [27] konnten anhand ihres Patientengutes eine Tumorprogression bei allen 16 Patienten mit PSA-Werten >0,4 ng/ml 3–6 Monate postoperativ feststellen. Der postoperative PSA-Anstieg scheint eng mit der Tumorausdehnung und dem Tumorstadium in Beziehung zu stehen. So ist bei einer Kapselinfiltration durch das Prostatakarzinom in 13–34% der Fälle im ersten Jahr nach radikaler Prostatektomie PSA nachweisbar [41–43].

Bei einer Samenblaseninfiltration steigt das Risiko einer postoperativen PSA-Erhöhung auf 39–68% an [44].

11 PSA-gesteuerte intermittierende Androgendeprivation beim fortgeschrittenen Prostatakarzinom

Seit der Einführung der chirurgischen Kastration als Palliativbehandlung des Prostatakarzinoms durch Huggins u. Hodges im Jahre 1941 [24] konnte auch durch zahlreiche Studien zum medikamentösen Hormonentzug im Vergleich zur chirurgischen Kastration eine effizientere Therapie des fortgeschrittenen Prostatakarzinoms bisher nicht etabliert werden. Das Scheitern der hormonablativen Behandlung wird durch den Progreß der wenig hormon- oder komplett hormonunabängigen Tumorzellen ausgelöst. Experimentelle und erste klinische Untersuchungen von Akakura et al. [1] mit einer intermittierenden PSA-gesteuerten Therapie schienen eine Verzögerung des Zeitpunktes der Tumorprogression zu ermöglichen. Nach initialer medikamentöser Androgenblockade wird mit Erreichen des PSA-Nadirs spätestens jedoch nach 6 Monaten die antihormonelle Therapie ausgesetzt. Bei erneutem PSA-Anstieg über 10 ng/ml wird die Androgenblockade wieder begonnen. Diese zyklische Behandlung wird bis zum androgenunabhängigen Tumorprogreß fortgesetzt.

Als ein Vorteil dieser PSA-gesteuerten Behandlung wird die geringere Belastung des Patienten durch Nebenwirkungen der eingesetzten Medikamente mit dadurch verbesserter Lebensqualität im therapiefreien Intervall angesehen. Abschließende Untersuchungen zur Wertigkeit dieses experimentellen Behandlungsverfahrens liegen jedoch noch nicht vor. Gegenwärtig werden prospektiv randomisierte Studien zur Klärung des Sachverhaltes vorgenommen.

12 Diagnostische Grenzen des PSA

PSA-Erhöhungen sind wie bereits zuvor erläutert nicht nur bei Vorhandensein eines Prostatakarzinoms sondern auch bei gutartigen Prostataveränderungen wie der benignen Prostatahyperplasie möglich. Darüber hinaus wurden PSA-Erhöhungen auch nach TURP, Prostatabiopsie, Prostatitis, Zystoskopie und auch nach Prostatainfarkt beobachtet. Auch durch die rektale Palpation der Prostata kann eine PSA-Erhöhung ausgelöst werden. Ornstein et al. [34] geben hierfür 1 h nach der transrektalen digitalen Untersuchung eine Zunahme um 31% an, wobei die erhöhten Werte ca. eine Woche nachweisbar bleiben. Im allgemeinen wird daher ein 7-Tage-Abstand zwischen rektaler Palpation und PSA-Serumwertbestimmung empfohlen. Auch der fPSA-Wert wird von der digital-rektalen Untersuchung (eine Stunde nach transrektaler digitaler Palpation um 48% erhöht), der Biopsie oder Zystoskopie beeinflußt.

13 PSA bei der Strahlentherapie des Prostatakarzinoms

Die Wertigkeit der PSA-Bestimmung im Serum nach Strahlentherapie ist von anderer Bedeutung als nach radikaler Prostatektomie. Bei gemeinsamer Auswertung von zwei Studien von Kabalin et al. und Stamey et al. mit insgesamt 183 Patienten konnte 5 Jahre nach Strahlentherapie nur bei 11% der Patienten ein nicht meßbares Serum-PSA festgestellt werden [26, 41]. Als prognostische Parameter sind der präoperative PSA-Wert

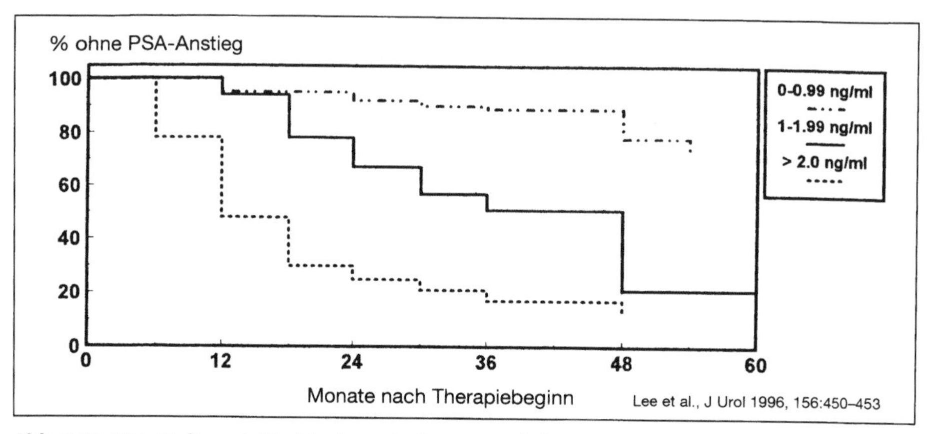

Abb. 3.26. PSA-Nadir nach Strahlentherapie als prognostisches Kriterium des PSA-Anstieges

sowie der PSA-Nadir (<1 ng/ml) nach einer Bestrahlung geeignet (Abb. 3.26). Andere Autoren schlagen die Normalisierung des PSA-Wertes innerhalb eines Jahres nach Strahlentherapie vor.

Als sicheres Anzeichen eines Rezidivs muß das Auftreten von 3 konsekutiven PSA-Werten oberhalb des Nadirs gewertet werden (Tabelle 3.9).

In einer Untersuchung von Russell et al. [39] wurde eine nachträgliche Stratifizierung nach dem prätherapeutischen PSA-Wert vorgenommen, um die Ergebnisse der Strahlentherapie mit denen der radikalen Prostatektomie zu vergleichen(Tabelle 3.10). Das stellt einen interessanten Ansatz dar, um in Zukunft besser die Bedeutung beider Verfahren beurteilen zu können.

Tabelle 3.9. Mögliche Definitionen eines »biochemischen Rezidivs« nach Strahlentherapie eines Prostatakarzinoms

Autor/Jahr	Parameter
Russell et al. 1991	Normales PSA innerhalb eines Jahres nach Strahlentherapie
Ritter et al. 1992	PSA-Nadir
Lee et al. 1996	PSA-Nadir
Kupelian et al. 1997	3 konsekutive ansteigende PSA-Werte oberhalb des Nadirs nach Strahlentherapie

Tabelle 3.10. Ergebnisse der Strahlentherapie in Abhängigkeit vom PSA-Serumwert vor Behandlung (n=50, Nachsorgezeitraum median 27 Monate). (Nach Russell et al. [39])

PSA vor Strahlentherapie	Klinisches Rezidiv [%]	PSA-Anstieg [%]	Kein Rezidiv [%]
<4 ng/ml	9	9	82
>4 ng/ml	33	37	30

Tabelle 3.11. PSA als Prognosefaktor für das Ansprechen eines bislang unbehandelten Prostatakarzinoms auf eine hormonelle Behandlung. (Nach Petros u. Andriole [36])

Parameter	Wert, der eine günstigere Prognose anzeigt	Bedeutung für die Prognose
PSA-Wert vor Therapie	<300 ng/ml	Gering
PSA-Wert 3 Monate nach Therapiebeginn	<4 ng/ml	Exzellent
PSA-Wert 6 Monate nach Therapiebeginn	<4 ng/ml	Sehr gut
Tiefster PSA-Wert nach Therapiebeginn	<4 ng/ml	Sehr gut
PSA-Halbwertszeit (Geschwindigkeit des PSA-Abfalls nach Therapiebeginn)	<2 Wochen	Gut

14 PSA als Prognosefaktor bei Hormontherapie

Die Bestimmung des PSA-Wertes erlaubt eine Beurteilung des wahrscheinlichen Erfolges einer Hormontherapie eines fortgeschrittenen Prostatakarzinoms. Eine günstige Prognose lassen prätherapeutische PSA-Werte unter 300 ng/ml, vielmehr jedoch eine Normalisierung des PSA-Wertes 3 Monate nach Therapiebeginn erwarten. Als weiterer positiver Parameter, wenn auch von geringerer Aussagekraft, wird eine Normalisierung des PSA-Wertes 6 Monate nach Therapiebeginn bzw. insgesamt ein Erreichen eines normwertigen PSA unter Hormontherapie angesehen. Auch bei einer PSA-Halbwertszeit unter zwei Wochen kann von einem eher guten Ansprechen der Hormontherapie ausgegangen werden (Tabelle 3.11).

Bei progredientem Tumorleiden unter einer Hormontherapie kann es nach dem Absetzen der Therapie zu einem Abfall des PSA-Wertes zwischen 39% ([29] Bicalutamid) und 98% (Megestrolacetat, [16]) kommen, was als »Antiandrogenentzugssyndrom« bezeichnet wird. Als mögliche Ursache werden Mutationen des Androgenrezeptors diskutiert [40].

Literatur

1. Akakura K, Bruchovsky N, Goldenberg SL et al. (1993) Effects of intermittent androgen suppresion on androgen-dependent tumours. Apoptosis and serum prostate specific antigen. Cancer 71: 2782–2790
2. Bangma CH, Hop WCJ, Schröder FH (1995) Serial prostate specific antigen measurements and progression in untreated confined (stages To to 3NxMo, grades 1 to 3) carcinoma of the prostate. J Urol 154: 1403–1406
3. Bangma CH, Kranse R, Blijenberg BG, Schröder FH (1997) The free-to-total serum prostate specific antigen ratio for staging prostate carcinoma. J Urol 157: 544–547
4. Benson MC, Whang IS, Olsson CA, McMahon DJ, Cooner WH (1992) The use of prostate specific antigen density to enhance the predicitive value of intermediate levels of serum prostate specific antigen. J Urol 147: 817–821
5. Brawer MK, Aramburu EAG, Chen GL, Preston SD, Ellis WJ (1993) The inability of prostate specific antigen index to enhance the predictive value of prostate specific antigen in the diagnosis of prostatic carcinoma. J Urol 150: 369–373
6. Breul J, Binder K, Block T, Hartung R (1992) Effect of digital rectal examination on serum concentration of prostate-specific antigen. Eur Urol 21: 195–199
7. Carter HB, Partin AW, Oesterling JE et al. (1989) The use of prostate specific antigen in the management of patients with prostate cancer: The Johns Hopkins experience. In: Catalona WJ, Coffey S, Karr JP (eds) Clinical aspects of prostate cancer. Elsevier, New York, pp 247–254

8. Carter HB, Pearson JD, Metter EJ et al. (1992) Longitudinal evaluation of prostate-specific antigen levels in men with and without prostate disease. JAMA 267: 2215–2220
9. Catalona WJ, Smith DS, Ratliff TL et al. (1991) Measurement of prostate-specific antigen in serum as a screening test for prostate cancer. N Engl J Med 324: 1156–1161
10. Catalona WJ, Smith DS, Ratliff TL, Basler JW (1993) Detection of organ-confined prostate cancer is increased through prostate-specific antigen-based screening. JAMA 270: 948–954
11. Chybowski FM, Keller JJL, Bergstralh EJ, Oesterling JE (1991) Predicting radionuclide bone scan finding in patients with newly diagnosed untreated prostate cancer: Prostate -specific antigen is superior to all other clinic parameters. J Urol 145: 313–318
12. Chybowski FM, Bergstralh EJ, Oesterling JE (1992) The effect of digital rectal examination on the serum prostate specific antigen concentration: Results of a randomized study. J Urol 148: 83–86
13. Collins GN, Martin PJ, Wynn-Davies A, Brooman PJ, O'Reilly PH (1997) The effect of digital rectal examination, flexible cystoscopy and prostate biopsy on free and total prostate specific antigen, and the free to total prostate specific antigen ration in clinical practice. J Urol 157: 1744–1747
14. Cooner WH, Mosley BR, Rutherford CL et al. (1990) Prostate cancer detection in a clinical urological practice by ultrasonography, digital rectal examination and prostate specific antigen. J Urol 143: 1146–1154,
15. Crawford ED, Schutz MJ, Clejan S et al. (1992) The effect of digital rectal examination on prostate-specific antigen levels. JAMA 267: 2236–2238
16. Dawson NA, McLeod DG (1995) Dramatic prostate specific antigen decrease in response to discontinuation of megestrol acetate in advanced prostate cancer: expansion of the antiandrogen withdrawal syndrome. J Urol 153, 1946–1947
17. Froschermaier SE, Pilarsky CP, Helke C, Manseck A, Wirth MP (1997) Value of fPSA/PSA ratio in the early detection of prostate cancer. J Urol 157 (Suppl): 60
18. Goldrath DE, Messing EM (1989) Prostate-specific antigen: Not detectable despite tumor progression after radical prostatectomy. J Urol 142: 1082–1084
19. Hara M, Inorre T, Fukuyama T (1971) Some physico-chemical characteristics of gamma-seminoprotein, an antigenic component specific for human seminal plasma. Jap J Legal Med 25: 322–324
20. Harris CH, Dalkin BL, Martin E, Marx PC, Ahman FR (1997) Prospective longitudinal evaluation of men with initial prostate specific antigen levels of 4.0 ng/ml or less. J Urol 157: 1740–1743
21. Hermanek P, Scheibe O, Spiessl B, Wagner G (1992) TNM-Klassifikation maligner Tumoren, 4. Aufl, 2. Revision. Springer, Berlin Heidelberg New York Tokio, S 147–150
22. Hölzel D (1995) Prostatakarzinom: Ist die Früherkennung in der Sackgasse? Dtsch Ärztebl 92: 1353–1362
23. Hudson MA, Bahnson RR, Catalona WJ (1989) Clinical use of prostate-specific antigen in patients with prostate cancer. J Urol 142: 1011–1017
24. Huggins C, Hodges CV (1941) Studies on prostate cancer. I. Effect of castration, estrogen, and androgen injection on serum phosphatases in metastatic carcinoma of the prostate. Cancer Res 1: 293: 297
25. Humphrey PA, Keetch DW, Smith DS et al. (1996) Prospective characterization of pathological features of prostatic carcinomas detected via serum prostate specific antigen based screening. J Urol 155: 816–820
26. Kabalin J, Hodge KK, McNeal JE, Freiha FS, Stamey TA (1989) Identification of residual cancer in the prostate following radiotherapy. Role of ultrasound guided biopsy and prostate specific antigen. J Urol 142: 326–329
27. Lange PH, Ercole CJ, Lightner DJ, Fraley EE, Vessella R (1989) The value of serum prostate specific antigen determinations before and after radical prostatectomy. J Urol 141: 873–879
28. Lerner SE, Blute ML, Bergstralh EJ et al. (1996) Analysis of risk factors for progression in patients with pathologically confined prostate cancers after radical retropubic prostatectomy. J Urol 156: 137–143
29. Nieh P (1995) Withdrawal phenomenon with the antiandrogen casodex. J Urol 153: 1070–1073
30. Noldus J, Stamey TA (1996) Limitations of serum prostate specific antigen in predicting peripheral and transition zone cancer volumes as measured by correlation coefficients. J Urol 155: 232–237
31. Oesterling JE, Suman VJ, Zincke H, Bostwick DG (1993) PSA-detected (clinical stage T1c or B_0) prostate cancer; pathologically significant tumors. Urol Clin North Am 20: 687–693
32. Oesterling, JE, Jacobsen SJ, Chute CG et al. (1993) Serum prostate specific antigen in a community-based population of healthy men. JAMA 270: 860–864
33. Ohori M, Wheeler TM, Dunn JK, Stamey TA, Scardino PT (1994) The pathological features and prognosis of prostate cancer detectable with current diagnostic tests. J Urol 152: 1714–1720
34. Ornstein DK, Rao GS, Smith DS et al. (1997) Effect of digital rectal examination and needle biopsy on serum total and percentage of free prostate specific antigen levels. J Urol 157: 195–198
35. Partin A, Yoo J, Carter HB et al. (1993) The use of prostate specific antigen, clinical stage and Gleason score to predict pathological stage in men with localized prostate cancer. J Urol 150: 150–157

36. Petros JA, Andriole GL (1993) Serum PSA after antiandrogen therapy. Urol Clin N Am 20: 713–725
37. Pilarsky CP, Manseck A, Menschikowski M, Wirth M (1995) Die Diagnoserelevanz der PSA-velocity im intermediären PSA-Bereich. Urol A 34 (Suppl): 95
38. Presti JC, Hovey R, Carroll PR, Shinohara K (1996) Prospective evaluation of prostate specific antigen and prostate specific antigen density in the detection of nonpalpable and stage T1c carcinoma of the prostate. J Urol 156: 1685–1690
39. Russel KJ, Dunatov C, Havermann MD et al. (1991) Prostate specific antigen in the management of patients with localized adenocarcinoma of the prostate treated with primary radiation therapy. J Urol 146: 1046–1052
40. Schellhammer PF, Venner P, Haas GP et al. (1997) Prostate specific antigen decreases after withdrawal of antiandrogen therapy with bicalutamid or flutamide in patients receiving combined androgen blockade. J Urol 157: 1731–1735
41. Stamey TA, Kabalin JN, Ferrari M (1989) Prostate specific antigen in the diagnosis and treatment of adenocarcinoma of the prostate. III Radiation treated patients. J Urol 141: 1084–1088
42. Stamey TA, Kabalin JN, McNeel JE et al. (1989) Prostate-specific antigen in the diagnosis and treatment of adenocarcinoma of the prostate. J Urol 141: 1076–1083
43. Stamey TA, Prestigiacomo A, Komatsu K (1995) Physiological variation of serum prostate specific antigen (PSA) from a screening population in the range of 4–10 ng/ml using the Hybritech Tandem-R PSA assay. J Urol 153 (Suppl): 420 A
44. Stein A, deKernion J, Dorey F (1991) Prostatic specific antigen related to clinical status 1 to 14 years after radical retropubic prostatectomy. Br J Urol 67: 627–631
45. Stein A, deKernion J, Smith RB, Dorey F, Patel H (1992) Prostate specific antigen levels after radical prostatectomy in patients with organ confined and locally extensive prostate cancer. J Urol 147: 942–946
46. Stormont TJ, Farrow GM, Myers RP et al. (1993) Clinical stage B_0 or T1c prostate cancer: Nonpalpable disease identified by elevated serum prostate-specific antigen concentration. Urology 41: 3–8
47. Takayama TK, Krieger JN, True LD, Lange PH (1992) Recurrent prostate cancer despite undetectable prostate-specific antigen. J Urol 148: 1541–1542
48. Terris MK, Stamey TA (1994) Utilization of polyclonal serum prostate specific antigen levels in screening for prostate cancer: A comparison with corresponding monoclonal values. Br J Urol 73: 61–64
49. Vesey SG, Goble NM, Stower MJ, Hammonds JC, Smith PJB (1988) The effects of transurethral prostatectomy on serum prostate specific antigen. Br J Urol 62: 347–351
50. Wirth MP, Frohmüller HGW (1992) Prostate-specific antigen and prostate acid phosphatase in the detection of early prostate cancer and the prediction of regional lymph node metastases. Eur Urol 22: 27–32
51. Wirth MP, Manseck A, Heimbach D (1993) Value of prostate specific antigen as a tumor marker. Eur Urol 24 (Suppl 2): 6–12

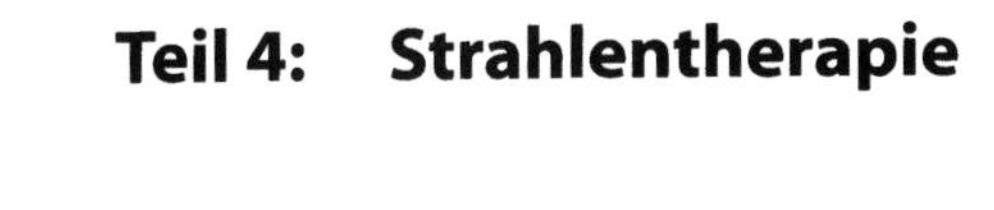

Teil 4: Strahlentherapie

Definitive Strahlentherapie des Prostatakarzinoms

H.J. Feldmann

1 Einleitung

Radikale Prostatektomie und definitive Strahlentherapie sind effektive Modalitäten in der Behandlung des lokal begrenzten Prostatakarzinoms. Ein randomisierter Vergleich zwischen Prostatektomie und definitiver Strahlentherapie im Stadium T1–T2 wurde von Paulson et al. [33] vorgenommen. Dabei erhielten 56 Patienten eine alleinige Bestrahlung, 41 Patienten eine Prostatektomie.

Die Studie hatte erhebliche methodische Mängel; 16 Patienten erhielten die vorgesehene Behandlung nicht. Eine Aufschlüsselung der Patienten nach Risikofaktoren bzw. eine Stratifizierung erfolgte nicht. Ein relativ hoher Anteil von Patienten entwickelte Knochenmetastasen. Eine aktualisierte Auswertung der Studie [32] ergab nach 80 Monaten ein besseres tumorfreies Überleben für die operierte Behandlungsgruppe mit 76% gegenüber 57% für die bestrahlte. Dies wird allerdings nicht der lokalen Behandlung, sondern der unterschiedlichen Patienten- und Tumorcharakteristik in beiden Behandlungsgruppen zugeschrieben.

Eine prospektive randomisierte Studie, die mit einem aktuellen Studiendesign und einer klaren Patientenstratifizierung die Frage klären sollte, mußte aus Gründen der Patientenrekrutierung geschlossen werden [64].

Keyser et al. [21] analysierten retrospektiv 607 Patienten mit einem Prostatakarzinom im Stadium T1–T2, die entweder radikal operiert (n=354) oder definitiv bestrahlt wurden (n=253). Alle Patienten hatten initial einen PSA-Wert <10 ng/ml. Die prognostisch günstigen Faktoren wie Stadium T1–T2a, PSA-Wert <4 ng/ml und Gleason-Score ≤6 waren in beiden Behandlungsgruppen gleichverteilt. Das biochemisch rezidivfreie Überleben lag nach 5 Jahren bei 76% und ergab keinen Unterschied zwischen radikaler Prostatektomie und definitiver Strahlentherapie.

Grundsätzlich ist die Strahlenbehandlung eine gute Alternative zum operativen Vorgehen. Sie wird im deutschsprachigen Raum bei einem Teil der Patienten aus Altersgründen, beim Vorhandensein von Risikofaktoren oder bei Operationsverweigerern als definitive Therapie in den Stadien T1 und T2 und bei den meisten Patienten in den fortgeschritteneren Stadien T3 und T4 eingesetzt. Die heute verfügbaren Langzeitdaten bei der Strahlentherapie des Prostatakarzinoms basieren größtenteils auf Patientenkollektiven, die in den 70er Jahren behandelt wurden (Tabelle 4.1). Die rezidivfreie 5-J.-Überlebensrate beträgt 95–100% für das klinische Stadium T1a, 80–90% für das Stadium T1b–c, 50–70% für das Stadium T2. Die zugehörigen rezidivfreien 10-J.-Überlebensraten liegen bei 95%, 65–80% und 40–50% für die genannten Stadien. Demgegenüber liegen die rezidivfreien 5- (bzw. 10-)J.-Überlebensraten im Stadium T3

Tabelle 4.1. Ergebnisse der definitiven Strahlentherapie des Prostatakarzinoms der Stadien T1–T3 (Literaturübersicht)

Autoren/Jahr	Stadium	n	Rezidivfreies Überleben (%) 5 Jahre	10 Jahre	15 Jahre
Bagshaw et al. (1990)	T1b	308	90	70	65
	T2	218	87	65	50
	T3	385	70	50	35
Hanks et al.(1993)	T1b	116	74	52	–
	T2	415	53	34	–
	T3	197	38	26	17
Perez et al. (1993)	T1b	48	78	60	–
	T2	252	76	56	–
	T3	412	58	38	–
Shipley et al. (1988)	T1b+T2a	307	85	70	50
Zietman et al. (1993)	T2	164	92	70	52
Zagars et al. (1987)	T3	551	59	46	40

zwischen 38 und 70% bzw. 14 und 50%. Die Inzidenz von Fernmetastasen im Stadium T1–T2 liegt ungefähr bei 20%, im Stadium T3 bei 40% [34, 35].

2 Konventionelle Bestrahlungstechnik

Die Lokalisation der Prostata und die Festlegung der Bestrahlungsfelder wurden indirekt über Informationen vorgenommen, die auf konventionellen Simulatoraufnahmen basierten. Diese Technik ist suboptimal im Vergleich zu den heute verfügbaren CT-gestützten Bestrahlungsplanungen oder der in der Weiterentwicklung als dreidimensionale Bestrahlungsplanung und konformale Strahlentherapie verfügbaren Technik. Eine konventionell häufig verwandte Bestrahlungstechnik besteht in einer 4-Felder-Box-Technik, die die Prostata, die Samenblasen und die regionalen Lymphknoten erfaßt. Anschließend erfolgt eine Dosiserhöhung im Bereich der Prostata ggf. unter Einschluß der Samenblasen in Rotationstechnik oder 4-Felder-Box-Technik. Das Bestrahlungsfeld wurde auf die mutmaßliche Prostata und die periprostatische Region begrenzt. Dabei wurden relativ kleine Bestrahlungsfelder zwischen 6x6 cm und 8x8 cm gewählt. Mit der zunehmenden Verfügbarkeit des CT wurde deutlich, daß sich selbst Feldgrößen von 8x8 cm als inadäquat in der Behandlung lokal fortgeschrittener Prostatakarzinome erweisen, insbesondere wenn die Samenblasen einzubeziehen sind. Auf der Basis einer CT-gestützten Bestrahlungsplanung konnte allerdings unter Verwendung von Abschirmblöcken eine gewisse Schonung der kritischen Normalgewebe wie Rektumhinterwand, Analkanal mit Sphinkter, Dünndarm und nicht beteiligter Urethra und Blase erreicht werden. Eine individuelle Feldanordnung ist mit den konventionellen Planungsmethoden schwierig. Das Becken wird in der Regel mit Einzeldosen von 1,8–2 Gy bis zu einer kumulativen Dosis von 45–50 Gy bestrahlt. Die Boostbestrahlung erfolgt in identischer Fraktionierung bis zu einer Dosis von 65–70 Gy kumulativ. In den frühen Tumorstadien T1–T2a mit niedrigem Gleason-Score (≤7) und initialem PSA <10 ng/ml erfolgt eine Begrenzung des Bestrahlungsvolumens auf die Prostata, da in diesen Fällen eine geringe Ausbreitungswahrscheinlichkeit in die Samenblasen oder die Beckenlymphknoten vorliegt.

Es gibt einige Arbeiten (Tabelle 4.2), die eine klare Abhängigkeit der lokalen Tumorkontrolle von der Gesamtdosis nachweisen konnten [14, 34]. Im Stadium T3 fanden Perez et al. eine Lokalrezidivrate von 38%, 20% und 12% bei Patienten, die weniger als 60 Gy, 60–70 Gy oder mehr als 70 Gy erhielten. Hanks et al. [15a] konnten in der »Patterns of Care«-Studie 5-J.-Lokalrezidivraten von 37% für Dosen von weniger als 60 Gy, 36% für Dosen von 60–65 Gy, 29% für Dosen von 65–70 Gy und 19% für Dosen von mehr als 70 Gy berichten.

Diese eindeutige Dosis-Wirkungs-Beziehung konnte zwar nicht von allen Autoren nachvollzogen werden [8, 30], bildete aber die wesentliche Basis für die Entwicklung stadienadaptierter Gesamtdosen, die in dem großen Kollektiv der konventionell bestrahlten Patienten weitgehend eingehalten wurden. So empfahlen Perez et al. [34–36] Gesamttumordosen von 60–64 Gy für Tumoren im Stadium T1a, von 65–70 Gy für Tumoren im Stadium T1b–T2 und von 70–72 Gy für Tumoren im Stadium T3.

Neuere Untersuchungen, die den Effekt einer Dosiseskalation auf die biochemische Rezidivrate im Rahmen der konformalen Strahlentherapie beim lokal begrenzten Prostatakarzinom analysieren, zeigen eine eindeutige Dosis-Wirkungs-Beziehung (Hanks et al. 1996). Dabei wurden Patienten mit einem initialen PSA >10 ng/ml retrospektiv nach den applizierten Gesamtdosen <71 Gy und ≥71 Gy bzw. <73 Gy und ≥73 Gy untersucht. Die biochemische Rezidivrate 24 Monate nach Abschluß der Therapie war signifikant niedriger in der jeweils höheren Dosisgruppe. Dies ist ein deutlicher Hinweis darauf, daß eine Dosiseskalation über 70 Gy hinausgehend bei Risikogruppen (PSA >10 bzw 20 ng/ml) einen deutlichen Einfluß auf die biochemische Rezidivrate hat.

Die Bedeutung einer adäquaten Bestrahlung der gesamten Prostata mit Sicherheitsabstand konnte insbesondere von Perez et al. [34–36] gezeigt werden. Die Lokalrezidivrate korrelierte eindeutig mit der Position der unteren Feldgrenze. Dieser Effekt war im Stadium T3 sogar statistisch signifikant. Dies liegt z. T. daran, daß die Lokalisation des distalen Anteils der Prostata (Übergang in die Urethra) anhand des CT schwierig ist. Dieser Effekt ließ sich in den klinischen Stadien T1b und T2 aufgrund der kleinen Fallzahlen nicht nachweisen. Dagegen war in diesen Stadien die Lokalrezidivrate von der Positionierung der vorderen Feldgrenze in den Seitenfeldern abhängig.

Tabelle 4.2. Dosis-Wirkungs-Beziehung beim Prostatakarzinom

Autoren/Jahr	Stadium	Dosis [Gy]	Lokalrezidivrate [%]
Hanks (1988)	T3/T4	60	37
		60–65	36
		65–70	28
		>70	19
Perez et al. (1993)	T3	60	38
		60–70	20
		>70	12
Hanks et al. (1996)	T2c–T3 (PSA>10 ng/ml)	<71	52[a]
		>71	21[a]
		<73	40[a]
		>73	19[a]

[a]Biochemische Rezidivrate (PSA > 1,5 ng/ml).

Tabelle 4.3. Einfluß der lokalen Tumorkontrolle auf die Häufigkeit von Fernmetastasen beim Prostatakarzinom

Autoren/Jahr	Stadium	n	Fernmetastasen [%] lokal kontrolliert	lokal rezidiviert
Fuks et al. (1991)	T2–T3 NO	733	30	83
Kuban et al. (1989)	T1–T3	414	19	68
Zagars et al. (1991)	T1–T3	601	40	70
Lai et al. (1992)	T1–T3	712	24	57

In den historischen Kollektiven wurden bei einem großen Teil der Patienten die pelvinen Lymphknoten bis zu einer Dosis von 45–55 Gy bestrahlt. Der Wert einer Bestrahlung des lokoregionalen Lymphabflusses beim Prostatakarzinom ist jedoch nach wie vor umstritten und erfordert eine Klärung im Rahmen prospektiv randomisierter Studien [s. Kap. 4-(3)].

Die Durchführung einer adäquaten Strahlentherapie ist im Hinblick auf eine optimale lokale Kontrolle auch für die Metastasierung von Relevanz (Tabelle 4.3). So ist das relative Risiko einer Metastasierung im Gefolge eines Lokalrezidivs 4mal so hoch wie bei Patienten ohne Lokalrezidiv [12, 19, 34, 35].

3 Histologische und biochemische Rezidivraten nach konventioneller Strahlentherapie

Die meisten Daten, die zur lokalen Tumorkontrolle nach definitiver Strahlentherapie vorliegen, basieren auf der digital-rektalen Untersuchung. Zusätzliche Informationen wurden von Biopsien nach Strahlentherapie erwartet. Die verfügbaren Daten zeigen, daß die Inzidenz einer positiven Biopsie bei Patienten mit klinisch unauffälliger Prostata 12 und 24 Monate nach perkutaner Bestrahlung zwischen 18 und 45% liegt [64]. Die Rate positiver Biopsien ist allerdings nicht nur von tumorbedingten Faktoren wie dem Stadium, dem Differenzierungsgrad des Tumors oder dem PSA, sondern auch von Faktoren abhängig, die die Selektion der Patienten für eine Biopsie betreffen, der Biopsietechnik selbst sowie der Anzahl der Biopsien [22, 42, 15].

Trotz der methodischen Einschränkungen gibt es Hinweise, daß das Auftreten einer positiven Biopsie bei Patienten mit normaler digital-rektaler Untersuchung mit einem erhöhten Risiko für ein nachfolgendes klinisches Lokalrezidiv assoziiert ist [15].

Ungefähr die Hälfte aller Patienten mit einem lokal begrenzten Prostatakarzinom entwickelt ein biochemisches Rezidiv nach Strahlentherapie. Tabelle 4.4 faßt die Ergebnisse aus größeren Strahlentherapieserien zusammen. Trotz dieser hohen biochemischen Rezidivraten sind die Überlebensraten nach 10 und 20 Jahren mit denen der Prostatektomie vergleichbar.

Es besteht durchaus eine Kontroverse, welche PSA-Werte nach Strahlentherapie für die Definition eines biochemischen Rezidivs herangezogen werden können. Allerdings sind sich viele Autoren darüber einig, daß ein kontinuierlich ansteigendes PSA von Bedeutung ist [45].

Eine nach wie vor ungelöste Frage besteht in der Höhe des Anstieges über eine bestimmte Zeiteinheit. Nach Roach [45] soll der PSA-Anstieg nach Strahlentherapie in einem Jahr nicht $\geq 0{,}5$ ng/ml sein bzw. absolut einen Wert von 1 ng/ml nicht über-

Tabelle 4.4. Biochemische Rezidivraten nach perkutaner Bestrahlung. (Nach Roach 1996)

Prognostischer Faktor		PSA rezidivfrei [%] 5 Jahre	10 Jahre
PSA	0–10,0	42–86	–
	10,1–20,0	30–75	–
Gleason-Score	2–4	68–75	
	5–6	60	–
	7	63	–
	8–10	10–33	9
Stadium	T1a	–	–
	T1b	66–72	32–47
	T1c	–	–
	T2a	63	18–47
	T2b/T2c	60	21–29
	T3/T4	30–34	10–21

schreiten. Das Risiko eines biochemischen Rezidivs war in dieser Serie höher, wenn der Nadir nach Strahlentherapie mehr als 1 ng/ml betrug. Andere Untersucher fanden signifikant mehr biochemische Rezidive bei Patienten mit einem Nadir zwischen 0,5 und 1,0 ng/ml im Vergleich zu denen mit einem Nadir <0,5 ng/ml [4, 55]. Da die Prostata nach Strahlentherapie erhalten bleibt, ist nicht grundsätzlich zu erwarten, daß die PSA-Werte bei allen Patienten auf die bekannten Werte nach Prostatektomie unter die Nachweisgrenze abgesenkt werden können.

Ein normaler PSA-Wert nach Strahlentherapie sollte daher so definiert sein, daß er mit einem rezidivfreien Langzeitüberleben korreliert. Unter diesen Bedingungen beobachtete Stamey et al. [53] einen durchschnittlichen PSA-Wert von 2,9 ng/ml, Zagars et al. [61] einen medianen PSA-Wert von 1,2 ng/ml und Ritter et al. [43] einen durchschnittlichen Wert von 1,1 ng/ml.

Das Risiko eines biochemischen Rezidivs korreliert eindeutig mit dem initialen PSA-Wert. Daher ist es bei einem Vergleich unterschiedlicher Behandlungsserien ausgesprochen wichtig, nicht nur nach Stadium und Differenzierungsgrad, sondern auch nach initialem PSA-Wert zu stratifizieren. So liegt nach größeren Untersuchungsserien [45] das Risiko eines biochemischen Rezidivs nach 4 Jahren bei 5% (initialer PSA <4 ng/ml), 20% (PSA 4–10 ng/ml), 60% (PSA 10–30 ng/ml) und 80% (PSA >30 ng/ml). Allerdings sind die biochemischen Kontrollraten nicht nur abhängig von dem initialen PSA, sondern auch von der Definition eines biochemischen Rezidivs [17].

Tabelle 4.5 zeigt unterschiedliche biochemische Kontrollraten in Abhängigkeit von der Definition des Nadirs. Dies unterstreicht wiederum, daß bei einem Vergleich von

Tabelle 4.5. Biochemische Kontrollraten (5 Jahre) in Abhängigkeit vom initialen PSA und der Definition des Nadirs. (Nach Horwitz et al. 1996)

Initiales PSA [ng/ml]	n	Nadir <1 ng/ml [%]	Nadir <1,5 ng/ml [%]	Nadir <4 ng/ml [%]	Klinische Kontrolle [%]
<4	65	84	90	91	96
4–10	125	45	54	74	92
10–15	64	26	31	63	100
15–20	38	24	24	50	100
>20	122	5	14	15	89

Untersuchungen die Definition des PSA-Rezidivs unbedingt berücksichtigt werden muß.

Grundsätzlich geht das biochemische Rezidiv einer Progredienz um mehrere Jahre voraus. Selbst Patienten mit einem initialen PSA von 4–30 ng/ml sind zu 80% nach 4 Jahren klinisch tumorfrei.

4 Müssen die Samenblasen in das Bestrahlungsfeld einbezogen werden?

In der Ära der konventionellen Strahlentherapie des Prostatakarzinoms war dieser Gesichtspunkt von untergeordneter Bedeutung, da in vielen Fällen das gesamte Becken bis zu Dosen von 45–55 Gy bestrahlt wurde und anschließend eine Boosttherapie auf die Prostataregion allein erfolgte. Bei der kleinvolumigen Bestrahlung des Prostatakarzinoms spielt es unter Ausnutzung konformaler Bestrahlungstechniken für das Volumen des mitbestrahlten Rektums eine große Rolle, ob die Samenblasen in das Bestrahlungsfeld einbezogen werden oder das Bestrahlungsfeld auf die Prostata allein reduziert werden kann.

Die diagnostischen Möglichkeiten, die Samenblasen mittels CT, Kernspintomographie und transrektalem Ultraschall darzustellen, haben sich deutlich gebessert. Allerdings besteht nach wie vor die Problematik, eine Tumorinfiltration in die Samenblasen selbst auf makroskopischem Level nachzuweisen. Für den Strahlentherapeuten sind darüber hinausgehend die klinischen Risikofaktoren von Bedeutung, die mit einer erhöhten subklinischen Befallswahrscheinlichkeit der Samenblasen einhergehen. Die wesentlichen Faktoren und die Häufigkeit des Befalls sind in Tabelle 4.6 dargestellt.

Die Wahrscheinlichkeit des Samenblasenbefalls bei einem klinischen Stadium T3, einem Gleason-Score ≥7, einem Grad-3-Tumor oder einem PSA >10 ng/ml liegt zwischen 21 und 56% [7, 28, 40, 54]. Bei einem klinischen Stadium T1–2, Gleason-Score <7 und PSA <10 ng/ml liegt die Wahrscheinlichkeit eines Samenblasenbefalls deutlich unter 10%. Villers et al. [57] haben unter Berücksichtigung der zonalen Anatomie der Prostata mit der endosonographisch bestimmten Tumorlokalisation und der Tumorgröße weitere Risikofaktoren hinzugefügt. Da die Ergebnisse allerdings sehr untersucherabhängig sind, kommt ihnen weniger Bedeutung zu.

Bei Patienten mit Risikofaktoren für eine potentielle Befallswahrscheinlichkeit der Samenblasen stellt sich die Frage, wie ausgedehnt die Samenblasen in das Bestrahlungsfeld mit einbezogen werden müssen. Villers et al. [57] konnten histopathologisch nachweisen, daß der Großteil der Patienten mit einer Samenblaseninfiltration eine minimale Ausbreitung in der Drüse (<16% des Gesamtvolumens) hatte. Dagegen wurden ausgedehnte Samenblaseninfiltrationen (>16% des Drüsenvolumens) vorwiegend bei Patienten mit großen Tumorvolumina (>12 cm^3) und/oder positiven pelvinen Lymphknoten gesehen. Eine Ausbreitung in die Samenblasen findet vorwiegend im inferioren Anteil statt, so daß in den meisten Fällen diese Region der Samenblasen auch in die Bestrahlungsfelder einbezogen ist, die sich auf die Prostata allein beschränken. Bei extensiver Samenblaseninfiltration ist allerdings eine Einbeziehung der gesamten Samenblasen erforderlich.

In der strahlentherapeutischen Literatur gibt es relativ wenige Hinweise, daß die lokale Tumorkontrolle von der Feldgröße unter besonderer Berücksichtigung der kra-

Tabelle 4.6. Wahrscheinlichkeit des Samenblasenbefalls in Abhängigkeit von Risikofaktoren

Parameter	Pisansky et al. 1996		Stock et al. 1995		Marks u. Auscher 1992		Oesterling et al. 1988		Villers et al. 1990		Diaz et al. 1994	
	n	[%]	n	[%]	n	[%]	n	[%]	n	[%]	n	[%]
Stadium												
T1	57/608	9			8/74	11	7/82	9	0/28	0	1/19	5
T2	356/2059	17			50/228	22	35/184	19	47/215	22	26/155	17
T1a–T2a			2/40	5								
T2b–T2c			16/80	20								
T3	114/292	39									10/17	77
PSA												
<10	161/1788	9	3/50	6							14/106	13
>10	366/1171	31	15/70	21							23/82	28
<20	312/2462	13	8/86	9							21/147	14
>20	215/497	43	10/34	29							16/47	34
Gleason-Score												
<7			6/88	7							14/188	7
>7			12/32	38							60/188	32
Grading												
G1					4/74	5	1/33	3				
G2					31/149	21	28/210	13				
G3					14/42	33	13/23	56				
Tumorgröße												
<4 cm³									7/124	6		
4–12 cm³									18/55	33		
>12 cm³									22/26	85		
Tumorlokalisation												
Transitionalzellzone							0/38	0				
Nichttransitionalzellzone							47/205	23				

nialen und dorsalen Feldgrenze abhängig ist. Unabhängig von den Zielvolumina waren die mittels digital-rektaler Untersuchung gewonnenen lokalen Kontrollraten sehr gut. Unter Berücksichtigung der biochemischen und bioptischen Rezidivraten nach Strahlentherapie ist die Frage der Optimierung der Strahlentherapie durchaus von Bedeutung. Wenn die Bestrahlungsfelder auf die Prostata allein begrenzt werden können, reduziert sich das Volumen des mitbestrahlten Rektums um ungefähr ein Drittel im Vergleich zu einer Situation, in der die Samenblasen einbezogen sind. Dies führt nach einer Reihe retrospektiver Untersuchungen zu einer Verminderung der akuten Schleimhauttoxizität und möglicherweise auch der Spättoxizität [47].

Im Rahmen von Dosiseskalationsstudien in der konformalen Therapie des Prostatakarzinoms spielt es daher eine große Rolle, das Risiko einer Samenblaseninfiltration abzuschätzen, um das Zielvolumen besser definieren und eine Dosiseskalation sicher durchführen zu können [s. Kap. 4-(2)].

5 Neoadjuvante totale Androgenblockade in Kombination mit definitiver Bestrahlung

Seit den 40er Jahren ist die Androgenabhängigkeit des Prostatakarzinoms bekannt. Huggins u. Hodges [18] konnten in ihren grundlegenden Arbeiten die Basis für die Therapie des Prostatakarzinoms schaffen. Es gibt einige retrospektive Studien [58], die auf eine hohe Effizienz der perkutanen Strahlentherapie in Kombination mit einer sofortigen Orchiektomie bei Patienten mit klinisch organüberschreitendem Prostatakarzinom im Stadium C hinweisen. So ließen sich 8- und 10-J.-Überlebensraten von 51% und 37% sowie tumorspezifische Überlebensraten von 84% bzw. 77% erzielen.

In den letzten Jahren konnte gezeigt werden, daß nach Androgenentzug die Induktion des programmierten Zelltodes (Apoptose) bei Prostatakarzinomzellen erfolgt. Dieser Zelltod bewirkt eine deutliche Reduktion des Prostatavolumens. Diese Tatsache verbunden mit der Erkenntnis, daß es auch zu einem Rückgang des Tumorvolumens kommt, führte zu der Überlegung der neoadjuvanten Vorbehandlung vor definitiver Therapie. In nicht randomisierten klinischen Studien wurde zunächst versucht, die Rolle der Androgendeprivation vor radikaler Prostatektomie zu evaluieren [23, 49, 52, 10]. Voraussetzung für eine solche neoadjuvante Vorbehandlung ist eine reversible Androgenblockade, wie sie heute in Form der kompletten Androgenblockade mit GnRH-Analoga und Antiandrogenen eingesetzt werden kann. Die Kombination dieser Substanzen macht sowohl eine Ausschaltung der testikulären Androgenproduktion als auch eine Blockade der Wirkung von Androgenen, die in der Nebennierenrinde gebildet werden, möglich.

Verschiedene Studien haben gezeigt, daß das Prostatavolumen reduziert wird und das PSA teilweise dramatisch abfällt. Diese Effekte wurden in mehreren prospektiv randomisierten Studien untersucht. Soloway et al. [52] evaluierten in einer prospektiv randomisierten multizentrischen Studie die Auswirkungen der neoadjuvanten Hormontherapie im Stadium cT2b vor radikaler Prostatektomie. Hierbei ergab sich eine deutliche Reduktion der Prostatavolumina, ein deutlicher Abfall der PSA-Werte sowie eine Reduktion der positiven Schnittränder und eine günstigere Verteilung der pT-Stadien. Fraglich ist, ob das progressionsfreie oder Gesamtüberleben verbessert wird.

Die pathohistologisch am Prostatektomiepräparat gewonnenen Ergebnisse sind auch für die Strahlentherapie von entscheidener Bedeutung. Ein wichtiger Gesichtspunkt bei der neoadjuvanten Vorbehandlung von fortgeschrittenen Prostatakarzinomen besteht darin, eine deutliche Tumorverkleinerung zu erreichen. Das für die nachfolgende Bestrahlung resultierende kleinere Zielvolumen bedingt eine geringere Dosisbelastung der umgebenden Normalgewebe und eine bessere Verträglichkeit der Bestrahlung [59, 63].

Zudem ist einer der Wirkmechanismen der Strahlentherapie ebenfalls die Induktion des programmierten Zelltodes. Die Androgendeprivation in Kombination mit einer Bestrahlung könnte somit synergistisch wirken und der alleinigen Strahlentherapie überlegen sein (Tabelle 4.7).

Dieser therapeutische Ansatz wurde im Rahmen einer prospektiv randomisierten Studie (RTOG 86-10) beim lokal fortgeschrittenen Prostatakarzinom (T2c, T3, T4) geprüft. Die Patienten erhielten eine maximale Androgenblockade (Goserelin und Flutamid) 2 Monate vor Beginn und während der definitiven Strahlentherapie (n=226) oder eine alleinige Bestrahlung (n=230). Die Inzidenz an Fernmetastasen

Tabelle 4.7. Klinische Studien zur Kombination von Androgenblockade und Strahlentherapie

Autoren/Jahr	Studiendesign	Resultat
Zelefsky et al. (1994)	Einfluß der neoadjuvanten Hormontherapie auf die Dosisbelastung von Normalgeweben bei konformaler Strahlentherapie	Reduktion der Dosisbelastung von Normalgeweben
Forman et al. (1995)	Phase-I–II-Studie: Neoadjuvante Hormontherapie plus konformale Strahlentherapie	Reduktion der Dosisbelastung von Normalgeweben
Pilepich et al. (1995)	Phase-III-Studie (RTOG 8610): Neoadjuvante Hormontherapie + Strahlentherapie vs. Strahlentherapie allein	Reduktion von biochemischen Rezidiven und Lokalrezidiven unter kombinierter Therapie. Bis jetzt kein Überlebensvorteil
Pollack et al. (1995)	Retrospektive Studie: Neoadjuvante und adjuvante Hormontherapie + Strahlentherapie vs. Strahlentherapie allein	Reduktion der Rate an biochemischen Rezidiven und Lokalrezidiven unter kombinierter Behandlung
Crook et al. (1995)	Retrospektive Studie: 94 von 226 Patienten erhielten Hormontherapie >4 Monate, 130 Patienten eine alleinige Strahlentherapie	Positive Biopsie nach 18 Monaten: 47% vs. 26% zugunsten der hormonellen Vorbehandlung
Laverdiere et al. (1997)	Prospektiv randomisierte Studie: alleinige Strahlentherapie vs. neoadjuvante Hormontherapie (3 Monate) + Bestrahlung vs. neoadjuvante + adjuvante Hormontherapie + Bestrahlung	Positive Biopsie nach 24 Monaten: 65% vs. 28% vs. 5% zugunsten der kombinierten Behandlungsgruppe
Bolla et al. (1997)	Prospektiv randomisierte Studie: Strahlentherapie plus Androgenblockade über 3 Jahre vs. alleinige Strahlentherapie	5-Jahres-Gesamtüberleben mit 79% vs. 62% statistisch signifikant besser zugunsten der kombinierten Behandlungsgruppe

(5 Jahre) betrug im neoadjuvanten Arm 34% und in der Gruppe mit alleiniger Bestrahlung 41%. Nach einer 5jährigen Nachbeobachtungszeit fanden sich signifikant bessere Kontrollraten (54% vs. 29%) und krankheitsfreie Überlebensraten (36% vs. 15%) für die neoadjuvante Behandlungsgruppe. Ein statistisch signifikanter Überlebensvorteil ergibt sich zum gegenwärtigen Zeitpunkt nicht.

Pollak et al. [41] untersuchten in einer retrospektiven Studie den Einfluß einer neoadjuvanten Androgendeprivation in Kombination mit einer definitiven Bestrahlung beim lokal begrenzten Prostatakarzinom mit Risikofaktoren. Als Risikofaktoren wurden definiert: initialer PSA-Level >30 ng/ml bzw. initialer PSA-Level zwischen 10 und 30 ng/ml und G3–G4-Tumor. Nach 3 Jahren lag die biochemische Rezidivrate (PSA-Anstieg) in der allein bestrahlten Gruppe bei 81% und in der neoadjuvant vorbehandelten Gruppe bei 15%. Entsprechend unterschieden sich auch die Lokalrezidivraten für den Zeitraum von 3 Jahren mit 34% vs. 15% (alleinige Bestrahlung vs. neoadjuvante Vorbehandlung).

Laverdiere et al. [25] randomisierten 120 Patienten im Stadium T2–T3 in einen der nachfolgenden Behandlungsarme. Im Arm A wurde eine alleinige konventionelle Strahlentherapie bis zu einer Gesamtdosis von 64 Gy durchgeführt. Im Arm B wurde vor Beginn der Bestrahlung eine 3monatige komplette Androgenblockade durchgeführt. Im Arm C wurde die Hormonbehandlung zusätzlich während der Bestrahlung und insgesamt noch 6 Monate nach Strahlentherapie weitergeführt. Biopsien nach

24 Monaten ergaben bei 65% im Arm A, 28% im Arm B und 5% im Arm C den Nachweis von Tumorzellen. Lediglich 56% der Patienten, die allein bestrahlt wurden, hatten einen PSA-Nadir ≤1 ng/ml während dies für 92–97% der zusätzlich hormonell behandelten Patienten zutraf. Das Follow-up in der Studie ist zu kurz, um einen Einfluß der Androgensuppression auf das Überleben festzustellen.

Bolla et al. [3] führten beim lokal fortgeschrittenen Prostatakarzinom eine prospektiv randomisierte Studie durch. Dabei erhielten 208 Patienten eine definitive Strahlentherapie und 207 Patienten zusätzlich eine medikamentöse Androgenblockade mit Zoladex als Monatsdepot über 3 Jahre, die mit Beginn der Strahlentherapie gestartet wurde. Bei einer medianen Nachbeobachtungszeit von 45 Monaten ergab sich eine 5-J.-Überlebensrate von 79% für die kombinierte Behandlungsgruppe gegenüber 62% für die alleinig bestrahlte Gruppe. Die erkrankungsfreien Überlebensraten waren mit 85% gegenüber 45% ebenfalls statistisch signifikant besser für die kombinierte Behandlungsgruppe.

Von urologischer, aber auch strahlentherapeutischer Seite wurde immer wieder beklagt, daß es in den klinischen Studien keinen Arm mit alleiniger Hormonbehandlung gibt. Allerdings läßt sich aus den Studien zur intermittierenden Hormonbehandlung ableiten, daß nach Hormonbehandlung die Zeit bis zum erneuten Anstieg auf einen PSA-Wert von mehr als 4 ng/ml in der Regel nur 4–5 Monate beträgt und nur selten die Dauer eines Jahres erreicht. In der Studie von Pilepich (RTOG 86–10) betrug die Differenz in beiden Behandlungsgruppen (Zeit bis zum PSA-Rezidiv) bereits 20 Monate zugunsten der Kombination von Androgenblockade und Strahlentherapie. Diese Größenordnung konnte bei keinem der Patienten mit klinisch lokalisierter Erkrankung erreicht werden, der einer intermittierenden Hormonbehandlung unterzogen wurde.

Die Frage der Sequenz von Hormonbehandlung und Strahlentherapie bzw. der Dauer der Hormonbehandlung bleibt zum gegenwärtigen Zeitpunkt noch offen. Die Rolle der adjuvanten Androgenblockade nach neoadjuvanter Therapie und Bestrahlung wurde in der RTOG-Studie 92–02 untersucht. Der Kontrollarm dieser Studie entspricht dem experimentellen in der RTOG-86–10-Studie, während der experimentelle Arm eine adjuvante Therapie mit Goserelin über 2 Jahre vorsieht. Insgesamt wurden mehr als 1500 Patienten in der Studie behandelt. Die Ergebnisse werden allerdings erst in einigen Jahren verfügbar sein. Die Frage der Sequenz zwischen Androgenblockade und Strahlentherapie wird derzeit in einer 4armigen Studie (RTOG 94–13) geprüft:

Arm A: Neoadjuvante totale Androgenblockade 2 Monate vor und während der Strahlentherapie (Becken + Prostata),

Arm B: Neoadjuvante totale Androgenblockade 2 Monate vor und während der Bestrahlung (Prostata allein),

Arm C: Bestrahlung der pelvinen Lymphknoten und der Prostata gefolgt von einer 4monatigen totalen Androgenblockade,

Arm D: Bestrahlung der Prostata allein, worauf eine 4monatige totale Androgenblockade erfolgte.

Der Stellenwert der Kombination von Androgenblockade und Strahlentherapie in den lokal begrenzten Stadien wird in der RTOG-Studie 94–08 geprüft. Das Design entspricht im wesentlichen der RTOG-Studie 86–10. Allerdings werden hier nur Patienten mit einem klinischen Stadium <cT2c und einem initialen PSA <20 ng/ml eingeschlossen.

Zusammenfassend zeigen die genannten Studien, daß die Kombination von Androgenblockade und Strahlentherapie im Hinblick auf die Verbesserung des biochemisch definierten erkrankungsfreien Überlebens, der Biopsieraten und der klinischen Lokalrezdivraten als eine sehr effiziente Therapie angesehen werden muß. Dies gilt insbesondere für Patienten, die ein hohes Rückfallrisiko mit einer alleinigen konventionellen Strahlentherapie haben. Dazu gehören Patienten mit einem klinischen Stadium ≥cT2c, einem Gleason-Score ≥7 und einem initialen PSA >10 ng/ml. Patienten mit diesen Risikofaktoren sollten am besten im Rahmen laufender Studien zur Kombination von Androgenblockade und Strahlentherapie behandelt werden. Sollte dies nicht möglich sein, kann dem Patienten aufgrund der bisherigen Datenlage kaum eine kombinierte Behandlung vorenthalten werden. Bislang gibt es eine Studie, die einen signifikanten Überlebensvorteil für die kombinierte Behandlung ergibt [3]. Der Optimierung der Sequenz von Hormonbehandlung und Bestrahlung sowie der Dauer der Hormonbehandlung wird in den laufenden Studien nachgegangen. Von besonderem Interesse ist darüber hinaus, inwieweit sich der Vorteil der kombinierten Behandlung auch beim lokal begrenzten Prostatakarzinom ohne Risikofaktoren nachweisen läßt.

6 Nebenwirkungen der Behandlung

Die in konventioneller Technik durchgeführte hochdosierte Strahlentherapie der Prostata wird im allgemeinen gut toleriert. Die Inzidenz von schwerwiegenden Spätkomplikationen, die sich 3 Monate oder später nach Abschluß der Bestrahlung entwickeln können, ist relativ gering. Eine Analyse von 1020 Patienten, die in 2 großen RTOG-Studien behandelt wurden, ergab eine Inzidenz chronischer Nebenwirkungen der ableitenden Harnwege (Zystitis, Urethrastriktur) von 7,3% [26, 38].

Diese Patienten benötigten eine vorübergehende Hospitalisierung zu diagnostischen und kleineren therapeutischen Eingriffen. Lediglich bei 0,5% der Patienten waren ausgedehnte chirurgische Eingriffe notwendig. Die Inzidenz chronischer Veränderungen am Dünndarm oder Rektum (chronische Diarrhö, Proktitis, Rektum- oder Analstenose, rektale Blutung oder Ulzeration) lag bei 2,1%. Auch diese Patienten benötigten eine vorübergehende Hospitalisierung für diagnostische und kleinere therapeutische Eingriffe. Lediglich 1,1% der Patienten benötigten eine prolongierte Hospitalisierung mit größeren chirurgischen Eingriffen. Sehr schwerwiegende Darmveränderungen im Sinne eines obstruktiven Ileus oder einer Perforation wurden bei 0,6% der Patienten beobachtet.

Das Risiko von Spätkomplikationen hängt ganz entscheidend von der Gesamtdosis ab. Bei Gesamtdosen >70 Gy findet sich ein deutlicher Anstieg der Nebenwirkungen [13, 26, 51]. So liegt das Risiko einer moderaten bis schweren Proktitis bei 20%, wenn die Rektumvorderwand Dosen von bis zu 75 Gy erhält. Dieses Risiko steigt bei Dosen von über 75 Gy an der Rektumvorderwand auf 60% an. Diese Daten beziehen sich auf konventionelle Bestrahlungstechniken.

In ihrer sexuellen Funktion sind 73–82% der Patienten 12–15 Monate nach Bestrahlung nicht eingeschränkt. Bei Langzeitbeobachtungen ≥5 Jahre nach Strahlentherapie liegt dieser Prozentsatz zwischen 33 und 61% [1, 2].

7 Zusammenfassung

Grundsätzlich ist die Strahlenbehandlung eine adäquate Alternative zum operativen Vorgehen. Sie wird im deutschsprachigen Raum bei einem großen Teil der Patienten aus Altersgründen, beim Vorhandensein von Risikofaktoren oder bei Operationsverweigerern als definitive Therapie in den Stadien T1 und T2 und bei den meisten Patienten in den fortgeschritteneren Stadien T3 und T4 eingesetzt. Die heute verfügbaren Langzeitdaten bei der Strahlentherapie des Prostatakarzinoms basieren größtenteils auf Patientenkollektiven, die in den 70er Jahren behandelt wurden. Die rezidivfreie 5-J.-Überlebensrate beträgt 95–100% für das klinische Stadium T1a, 80–90% für das Stadium T1b–c, 50–70% für das Stadium T2. Die zugehörigen rezidivfreien 10-J.-Überlebensraten liegen bei 95%, 65–80% und 40–50% für die genannten Stadien. Demgegenüber liegen die rezidivfreien 5- (bzw. 10-)J.-Überlebensraten im Stadium T3 zwischen 38 und 70% bzw. 14 und 50%. Die im Rahmen dieser Studien entwickelten stadienadaptierten Gesamtdosen wurden in dem großen Kollektiv der konventionell bestrahlten Patienten weitgehend eingehalten und liegen bei 60–64 Gy für Tumoren im Stadium T1a, bei 65–70 Gy für Tumoren im Stadium T1b–T2 und bei 70–72 Gy für Tumoren im Stadium T3.

Die Wahrscheinlichkeit eines Samenblasenbefalls bei einem klinischen Stadium T3, einem Gleason-Score ≥7, einem Grad-3-Tumor oder einem PSA >10 ng/ml liegt zwischen 21 und 56%, so daß in diesen Fällen die Samenblasen bis zu einer Dosis von 50–60 Gy in das Bestrahlungsfeld einbezogen werden sollten.

Die Kombination von Androgenblockade und Strahlentherapie ist im Hinblick auf die Verbesserung des biochemisch definierten erkrankungsfreien Überlebens, der Biopsieraten und der klinischen Lokalrezdivraten eine sehr effiziente Therapie. Dies gilt insbesondere für Patienten, die ein hohes Rückfallrisiko mit einer alleinigen konventionellen Strahlentherapie haben. Dazu gehören Patienten mit einem klinischen Stadium ≥cT2c, einem Gleason-Score ≥7 und einem initialem PSA >10 ng/ml. Patienten mit diesen Risikofaktoren sollten am besten im Rahmen laufender Studien zur Kombination von Androgenblockade und Strahlentherapie behandelt werden.

Literatur

1. Bagshaw MA, Cox RS, Ray GR (1988) Status of radiation treatment of prostate cancer at Stanford University. NCI Monogr 7: 47–60
2. Banker FL (1991) The preservation of potency after external beam irradiation for prostate cancer. Int J Radiat Oncol Biol Phys 15: 219–220
3. Bolla M, Gonzales D, Warde P et al. (1997) Improved survival in patients with locally advanced prostate cancer treated with radiotherapy and goserelin. N Engl J Med 337: 295–300
4. Critz FA, Tarlton RS, Holladay DA (1995) Prostate specific antigen monitored combination radiotherapy for patients with prostate cancer. I-125 implant followed by external beam irradiation. Cancer 75: 2383–2391
5. Crook JM, Perry GA, Robertson S, Esche BA (1995) Routine prostate biopsies following radiotherapy for prostate cancer: Results of 226 patients. Urology 45: 624–632
6. Denemeade SR, Lin XS, Isaacs JT (1996) Role of programmed (apoptotic) cell death during the progression and therapy for prostate cancer. Prostate 28: 251–265
7. Diaz A, Roach III M, Marquez C et al. (1994) Indications for and the significance of seminal vesicle irradiation during 3D conformal radiotherapy for localized prostate cancer. Int J Radiat Oncol Biol Phys 30: 323–329

8. Duttenhaver JR, Shipley WU, Perrone T (1983) Protons or megavoltage x-rays as boost therapy for patients irradiated for localized prostatic carcinoma. An early phase I/II comparison. Cancer 51: 1599–1604
9. Epstein BE, Hanks GE (1993) Radiation therapy techniques and dose selection in the treatment of prostate cancer. Semin Oncol 21: 179–186
10. Fair WR, Aprikian A, Sogan P, Reuter V, Whitmore WF (1993) The role of neoadjuvant hormonal manipulation in localised prostatic cancer. Cancer 71 (Suppl 1): 1031–1038
11. Forman JD, Kumar R, Haas G (1995) Neoadjuvant hormonal downsizing of localized carcinoma of the prostate: Effects on the volume of normal tissue irradiation. Cancer Invest 13: 8–15
12. Fuks Z, Leibel SA, Wallner KE et al. (1991) The effect of local control on metastatic dissemination in carcinoma of the prostate: Long-term results in patients treated with 125-I implantation. Int J Radiat Oncol Biol Phys 21: 537–547
13. Hanks GE (1985) Optimizing the radiation treatment and outcome of prostate cancer. Int J Radiat Oncol Biol Phys 11: 1235–1245
14. Hanks GE (1988) External beam radiation therapy for clinically localized prostate cancer: Patterns of care studies in the United States. NCI Monogr 7: 75–84
15. Hanks GE (1992) Post treatment biopsies of the prostate: A stalking horse for imporving local control. Int J Radiat Oncol Biol Phys 24: 572–582
16. Hanks GE, Martz KL, Diamond JJ (1988) The effect of dose on local control of prostate cancer.Int J Radiat Oncol Biol Phys 15: 1299–1305
15a. Hanks GE, Lee WR, Haulon MS et al. (1996) Conformal technique dose escalation for prostate cancer: Biochemical evidence of improven cancer control with higher doses in patients with pretreatment prostate-specific antigen ≥ 10 μg/ml. Int I Radiat Oucol Biol Phys 35: 861–868
17. Horwitz EM, Vicini FA, Ziaja EL et al. (1996) Assessing the variability of outcome for patients treated with localized prostate irradiation using different definitions of biochemical control. Int J Radiat Oncol Biol Phys 36: 565–571
18. Huggins C, Hodges CV (1941) Studies on prostatic cancer. I: The effect of castration, of estrogen and of androgen injection on serum phosphatases in metastatic carcinoma of the prostate. Cancer Res 1: 293–297
19. Kaplan ID, Prestidge BR, Bagshaw MA, Cox RS (1992) The importance of local control in the treatment of prostatic cancer. J Urol 147: 917–921
20. Kavadi VS, Zagars GK, Pollack A (1994) Serum prostate-specific antigen after radiation therapy for clinically localized prostate cancer: prognostic implications. Int J Radiat Oncol Biol Phys 30: 279–287
21. Keyser D, Kupelian PA, Zippe C, Levin HS, Klein EA (1997) Stage T1–2 prostate cancer with pretreatment prostate-specific antigen level ≤10 ng/ml: radiation therapy or surgery. Int J Radiat Oncol Biol Phys 38: 723–729
22. Kuban DA, El-Mahdi AM, Schellhammer P (1992) The significance of postirradiation prostate biopsy without metastases. Int J Radiat Oncol Biol Phys 24: 409–414
23. Labrie F, Dupont A, Cusan L et al. (1993) Downstaging of localized prostate cancer by neoadjuvant therapy with flutamide and lupron: the first controlled and randomized trial. Clin Invest Med 16: 499–509
24. Lai PP, Perez CA, Lockett MA (1992) Prognostic significance of pelvic recurrence and distant metastases in prostate carcinoma following definitve radiotherapy. Int J Radiat Oncol Biol Phys 24: 423–430
25. Laverdiere J, Gomez JL, Cusan L et al. (1997) Beneficial effect of combination hormonal therapy administered prior and following external beam radiation therapy in localized prostate cancer. Int J Radiat Oncol Biol Phys 37: 247–252
26. Lawton CA, Won M, Pilepich MV et al. (1992) Long-term treatment sequelae foolowing external beam irradiation for adenocarcinoma of the prostate: Analysis of RTOG studies 75–06 and 77–06. Int J Radiat Oncol Biol Phys 21: 935–939
27. Leibel SA, Zelefsky MJ, Kutcher GJ et al. (1993) The biological rationale and clinical application of three-dimensional conformal external beam radiation therapy in carcinoma of the prostate. Semin Oncol 21: 580–597
28. Marks LB and Anscher MS (1992) Radiotherapy for prostate cancer: Should the seminal vesicles be considered target? Int J Radiat Oncol Biol Phys 24: 435–440
29. Neal AJ, Oldham M, Dearnaley DP (1995) Comparison of treatment techniques for conformal radiotherapy of the prostate using dose-volume histograms and normal tissue complication probabilities. Radiother Oncol 37: 29–34
30. Neglia WJ, Hussey DH, Johnson DE (1977) Megavoltage radiation therapy for carcinoma of the prostate. Int J Radiat Oncol Biol Phys 2: 873–882

31. Oesterling JE, Chan DW, Epstein JL et al. (1988) Prostate specific antigen in the preoperative and postoperative evaluation of localized prostatic cancer treated with radical prostatectomy. J Urol 139: 766–772
32. Paulson DF (1988) Randomized series of treatment with surgery vs. radiation for prostate adenocarcinoma. NCI Monogr 7: 127–131
33. Paulson DF, Lin GH, Hinshaw W, Stephani S (1982) The Uro-Oncology Research Group. Radical surgery vs. radiotherapy for adenocarcinoma of the prostate. J Urol 128: 502–504
34. Perez CA, Hanks GE, Leibel SA, Zietman AL, Fuks Z, Lee WR (1993) Localized carcinoma of the prostate (stages T1b, T1c, T2, and T3). Cancer 72: 3156–3173
35. Perez CA, Lee HK, Georgiou A et al. (1993) Technical and tumor-related factors affecting outcome of definitive irradiation for localized carcinoma of the prostate. Int J Radiat Oncol Biol Phys 26: 581–591
36. Perez CA, Michalski J, Brown KC, Lockett MA (1996) Nonrandomized evaluation of pelvic lymph node irradiation in localized carcinoma of the prostate. Int J Radiat Oncol Biol Phys 36: 573–584
37. Pilepich MV, Krall JM, Sause WT et al. (1986) Correlation of radiotherapeutic parameters and treatment related morbidity in carcinoma of the prostate. Analysis of RTOG 75–06. Int J Radiat Oncol Biol Phys 12: 345–351
38. Pilepich MV, Asbell SO, Krall JM et al. (1987) Correlation of radiotherapeutic parameters and treatment related morbidity – analysis of RTOG study 77–06. Int J Radiat Oncol Biol Phys 13: 1007–1012
39. Pilepich MV, Krall JM, Al-Sarraf M (1995) Androgen deprivation with radiation therapy compared with radiation therapy alone for locally advanced prostatic carcinoma: A randomized comparative trial of the Radiation Therapy Oncology Group. Urology 45: 616–623
40. Pisansky TM, Blute ML, Suman VJ et al. (1996) Correlations of pretherapy prostate cancer charakteristics with seminal vesicle invasion in radical prostatectomy specimens. Int J Radiat Oncol Biol Phys 36: 585–591
41. Pollack A, Zagars GK, Kopplin S (1995) Radiotherapy and androgen ablation for clinically localized high risk prostate cancer. Int J Radiat Oncol Biol Phys 32: 13–20
42. Prestidge B, Kaplan I, Cox RS, Bagshaw MA (1992) Predictors of survival after a positive post-irradiation prostate biopsy. Int J Radiat Oncol Biol Phys 24 (Suppl 1): 151
43. Ritter MA, Messing EM, Shanahan TG, Potts S, Chappell RJ, Porrs S (1992) Prostate-specific antigen as a predictor of radiotherapy response and patterns of failure in localized prostate cancer. J Clin Oncol 10: 1208–1217
44. Roach M III (1996) Neoadjuvant total androgen suppression and radiotherapy in the management of locally advanced prostate cancer. Seminars in Urologic Oncology 14: 32–38
45. Roach M (1996) The role of PSA in the radiotherapy of prostate cancer. Oncology 10: 1143–1153
46. Sagerman RH, Chun HC, King GA, Chung CT, Dalal PS (1989) External beam radiotherapy for carcinoma of the prostate. Cancer 63: 2468–2474
47. Sandler HM, McLaughlin PW, Ten-Haken RK et al. (1995) Three-dimensional conformal radiotherapy for the treatment of prostate cancer: low risk of chronic rectal morbidity observed in a large series of patients. Int J Radiat Oncol Biol Phys 33: 797–801
48. Schellhammer PF, El-Mahdi AM, Wright GL, Kolm P, Ragle R (1993) Prostate specific antigen to determine progression free survival after radiation therapy for localized carcinoma of the prostate. Urology 42: 13–20
49. Schulman CC, Sassine AM (1993) Neoadjuvant hormonal deprivation before radical prostatectomy. Eur Urol 24: 450–455
50. Shearer RJ, Davies JH, Gelister JSK, Dearneley DP (1992) Hormonal cytoreduction and radiotherapy for carcinoma of the prostate. Br J Urol 69: 521–524
51. Smit WGJM, Helle PA, Van Putte WLJ (1990) Late radiation damage in prostate cancer patients treated by high dose external radiotherapy in relation to rectal dose. Int J Radiat Oncol Biol Phys 18: 23–29
52. Soloway MS, Sharifi R, Wajsman Z et al. (1995) Randomized propective study comparing radical prostatectomy alone vs. radical prostatectomy preceded by androgen blockade in clinical stage B (T2bNxMo) prostate cancer. J Urol 154: 424.428,
53. Stamey TA, Kabalin JN, Ferrari M (1989) Prostate-specific antigen in the diagnosis and treatment of adenocarcinoma of the prostate. J Urol 141: 1084–1087
54. Stock RG, Stone NN, Ianuzzi C, Unger P (1995) Seminal vesicle biopsy and laparoscopic pelvic lymph node dissection: implications for patient selection in the radiotherapeutic management of prostate cancer. Int J Radiat Oncol Biol Phys 33: 815–821
55. Tibbs MK, Zietman AL, Dallow KC (1995) Biochemical outcome following external beam radiation for T1–2 prostate carcinoma: the importance of achieving an undetectable nadir PSA. Int J Radiat Oncol Biol Phys 32 (Suppl 1): 230
56. Villers A, McNeal JE, Redwine EA, Freiha FS, Stamey TA (1989) The role of perineural space invasion in the local spread of prostate adenocarcinoma. J Urol 142: 763–768

57. Villers AA, McNeal JE, Redwine EA, Freiha FS, Stamey TA (1990) Pathogenesis and biological significance of seminal vesicle invasion in prostatic adenocarcinoma. J Urol 143: 1183–1187
58. Wiegel T, Tepel J, Schmidt R, Klosterhalfen H, Arps H, Berger P, Franke HD (1996) Long-term results of patients with clinical stage C prostate cancer treated by photontherapy and early orchiectomy. Strahlenther Onkol 172: 596–603
59. Yang FE, Chen TY, Ray P et al. (1995) The potential for normal tissue dose reduction with neoadjuvant hormonal therapy in conformal treatment planning for stage C prostate cancer. Int J Radiat Oncol Biol Phys 33: 1009–1017
60. Zagars GK (1993) The prognostic significance of a single serum prostate specific antigen value beyond six months after radiation therapy for adenocarcinoma of the prostate. Int J Radiat Oncol Biol Phys 27: 39–45
61. Zagars GK, Sherman NE, Babaian RJ (1991) Prostatic-specific antigen and external beam radiation therapy in prostatic cancer. Cancer 67: 412–420
62. Zagars GK, Pollack A, Kavadi VS, von Eschenbach AC (1995) Prostate specific antigen and radiation therapy for clinically localized prostate cancer. Int J Radiat Oncol Biol Phys 32: 293–306
63. Zelefsky MJ, Leibel SA, Burman CM (1994) Neoadjuvant hormonal therapy improves the therapeutic ratio in patients with bulky prostatic cancer treated with three dimensional conformal radiation therapy. Int J Radiat Oncol Biol Phys 29: 755–761
64. Zietman AL, Shipley WU (1993) Randomized trials in loco-regionally confined prostate cancer: past, present and future. Semin Radiat Oncol 3: 210–220

Klinischer Einsatz und therapeutische Ergebnisse der 3D-geplanten Konformationstherapie des Prostatakarzinoms

J. Willner, M. Flentje

1 Einleitung

Das Prostatakarzinom stellt eine Hauptindikation bei der Entwicklung 3D-konformer Bestrahlungsverfahren dar. Dabei wird das Zielvolumen in einem dreidimensionalen Patientenmodell definiert und dieses durch einen Bestrahlungsplan mit hoher Konformität bei gleichzeitig steilen Dosisgradienten zu kritischen Risikoorganen erfaßt. Ziel ist eine bessere lokale Kontrolle bei gleichzeitig niedrigeren Nebenwirkungsraten der Strahlenbehandlung und möglicherweise damit auch eine Verbesserung der Überlebensrate der Patienten. Mit der Möglichkeit der individuellen Anpassung der Dosisverteilung an das zu bestrahlende Zielvolumen bekommen allerdings Aspekte wie Lagerungsgenauigkeit, Organbewegung und Verifikation der Bestrahlungstechnik besondere Bedeutung.

1.1 Grundlagen der 3D-Bestrahlungsplanung

Apparative Voraussetzungen für die Durchführung der 3D-konformen Bestrahlung sind:
- Computertomographiegerät mit speziellem (flachem) Therapietisch und 3D-Raumlasersystem.
- Möglichkeit der Übertragung der CT-Information in das Bestrahlungsplanungssystem.
- 3D-Planungssystem mit Option des Beam's-eye-view und der digitalen Radiographie.
- Möglichkeit zur Anfertigung individuell gegossener Satellitenblenden oder Multileaf-Kollimatoren.
- Therapiesimulator mit Möglichkeit der Blocksimulation, Raumlasersystem am Simulator.
- Linearbeschleuniger mit Energie >6MV, Raumlasersystem am Bestrahlungsgerät.

2 3D-Bestrahlungsplanung

Die exakte Übereinstimmung zwischen Patientenpositionierung am Simulator, CT und Bestrahlungsgerät ist die Vorbedingung für die Realisierung einer konformen Bestrahlung. Im weiteren wird beispielhaft das Vorgehen in der Würzburger Klinik beschrieben.

Vorlokalisation. Unmittelbar vor der Planungs-CT-Untersuchung wird am Therapiesimulator die Lagerung festgelegt. Sie soll für den Patienten bequem und gut reproduzierbar sein. Wir verwenden standardisierte Knierollen bei entspannter Beinhaltung in Rückenlage. Gegebenenfalls werden zusätzliche Lagerungshilfen (z. B.Vakuumkissen) angepaßt. Unter Durchleuchtung wird eine Referenzebene in Höhe der Symphysenoberkante bei definierter Tischhöhe eingestellt und mit orthogonalen Röntgenaufnahmen dokumentiert. Die 3 Schnittpunkte der Raumlaserlinien definieren auf dem Patienten diese Referenzebene und werden auf der Haut mit je einem Kreuz (ventral, rechts und links lateral) markiert und tätowiert. Zusätzliche Hilfslinien oder -punkte im Epigastrium legen die Längsachse des Patienten fest.

Planungs-CT. Zur Vorbereitung wird verdünnte Gastrografinlösung p. o. zur Dünndarmkontrastierung verabreicht. Am CT-Gerät wird der Patient auf einer geraden Tischplatte entsprechend der Vorlokalisation gelagert. Die Kreuze auf der Haut des Patienten werden mit einem Punkt einer bariumhaltigen Vaselinepaste markiert und sind so in der CT-Schicht sichtbar. Nach dem Scoutview wird als erste Schicht manuell die angezeichnete Referenzebene (Position 0) eingestellt. Sind alle 3 Punkte in der Schicht zu sehen und die seitlichen Markierungen auf der gleichen (vorgegebenen) Höhe, so ist die Lagerung gut reproduziert und die Untersuchung wird fortgesetzt. Die kontinuierliche Schichtfolge (1 cm Schichtdicke, 5 mm im Bereich der Prostata) reicht vom Promontorium bis unterhalb des Tuber ischiadicum und soll in einer Schicht die Referenzebene treffen. Um die Untersuchungszeit zu verkürzen und damit Bewegungsungenauigkeiten zu vermeiden, erfolgt die CT-Untersuchung im Spiral-Mode, womit die Untersuchungszeit auf 45 s verkürzt wird. Die gesamte Schichtfolge einschließlich Referenzebene wird via Netzwerk in das 3D-Planungssystem importiert.

Planungssystem. Vom behandelnden Arzt werden Schicht für Schicht das Planungszielvolumen (s. Abschn. 2.2) definiert und die Risikoorgane Blase und Rektum konturiert. Vom Medizinphysiker werden dann ein oder mehrere Vorschläge zur Bestrahlungstechnik erarbeitet. Wir bevorzugen meist eine 4-Felder-Box-Technik, wobei alle Bestrahlungsfelder mit individuell gegossenen Blöcken dem Zielvolumen angepaßt sind. Die Dosierung bezogen auf das Isozentrum erfolgt nach ICRU 50, so daß das Planungszielvolumen von der 95%-Isodose umschlossen wird, das Dosismaximum liegt unter 107%.

Nach einer Dosis zwischen 40 und 46 Gy bei Einzeldosen von 2 Gy wird auf eine gewinkelte 3-Felder-Technik zur besseren Rektumentlastung umgestellt. Die Pläne werden von Arzt und Physiker gemeinsam anhand der Dosisverteilung, der Auslastung des Zielvolumens und der Belastung der kritischen Organe (Dosisvolumenhistogramme) beurteilt und gegebenenfalls optimiert (Abb. 4.1a-d).

Simulation. Vor der ersten Bestrahlung wird am Therapiesimulator die Lagerung mit Hilfe der Anzeichnungen und der beiden orthogonalen Röntgenfilme der Vorlokalisation reproduziert. Das Rektum wird mit wenig Kontrastmittel (20 ml Luft, 10 ml Gastrografin) gefüllt und das endgültige Bestrahlungsisozentrum nach den Vorgaben des Planungssystems eingestellt. Die Lage des Isozentrums wird anhand anatomischer Landmarken kontrolliert und gegebenenfalls korrigiert. Jedes Bestrahlungsfeld wird

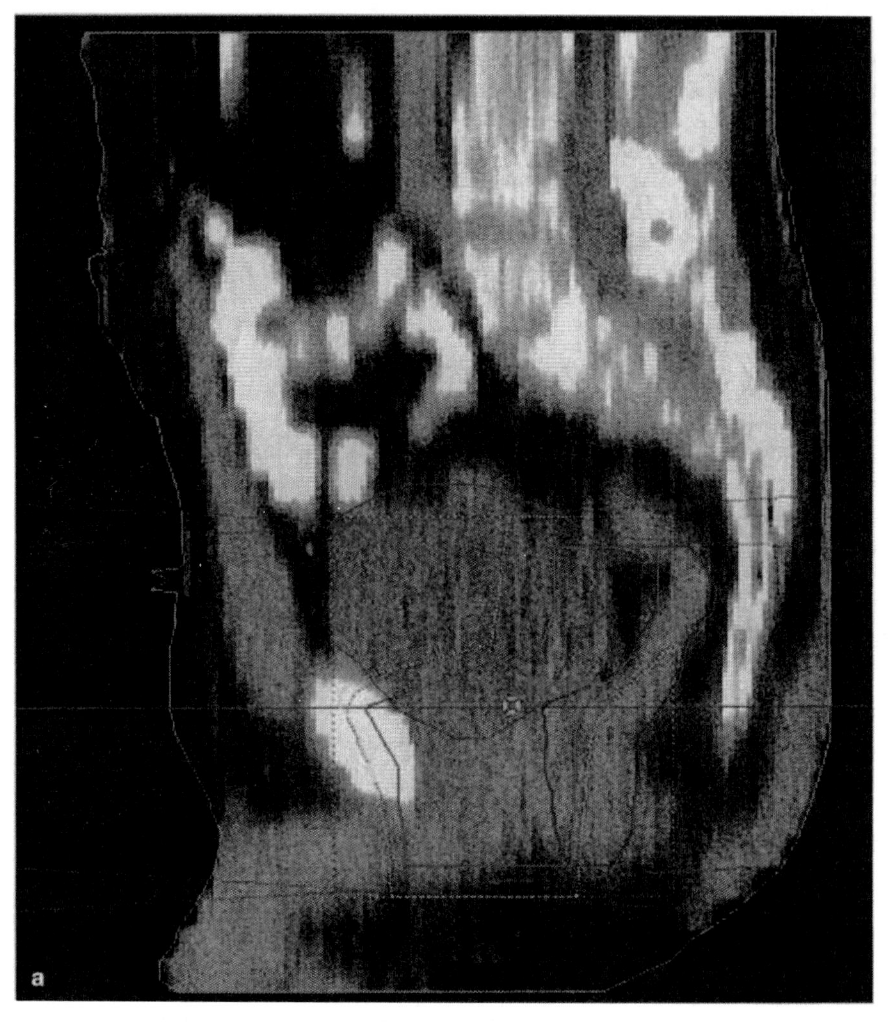

Abb. 4.1a–d. Konformierende Bestrahlungsplanung beim lokalisierten Prostatakarzinom. *a* Sagittale Rekonstruktion mit Darstellung des Planungszielvolumens (Prostata und Samenblasen: *orange*), der Risikoorgane (Blase: *grün*; Rektum: *rot*) und der irregulären Feldgrenzen (*gelb*). Der Abstand zwischen Planungszielvolumen und Feldgrenze wurde im dorsalen Anteil enger gewählt (Rektumschonung). *b, c* Zugehörige Dosisverteilungen in axialer und sagittaler Schnittrichtung. Das Zielvolumen (*gelb*) wird von der 95%-Isodose (äußere *orangefarbene* Kontur) umschlossen. Summationsdosis einer 4-Felder-Box und einer gewinkelten 3-Felder-Technik im Verhältnis 1:0,75. Die Rektumhinterwand wird mit knapp 50% der Referenzdosis belastet. (Isodosenniveaus *grün*: 90%, *hellblau*: 70 und 80%, *dunkelblau*: 50 und 30%). *d* Simulationsaufnahme mit Rektumkontrastierung. Feldgrenze (*schwarze Linie*) des 90°-Feldes und 90%-Isodose (*gestrichelte Linie*) nach CT-Plan

mit dem individuellen Block eingestellt und mit Röntgenaufnahmen dokumentiert. Alle zugänglichen Felder werden auf der Haut des Patienten markiert, bei Bewegungsbestrahlungen wird bei der 0°- und 90°-Position des Strahlerkopfes das Bestrahlungsfeld aufgezeichnet. Zudem werden lange Striche in Isozentrumebene an den Ober-

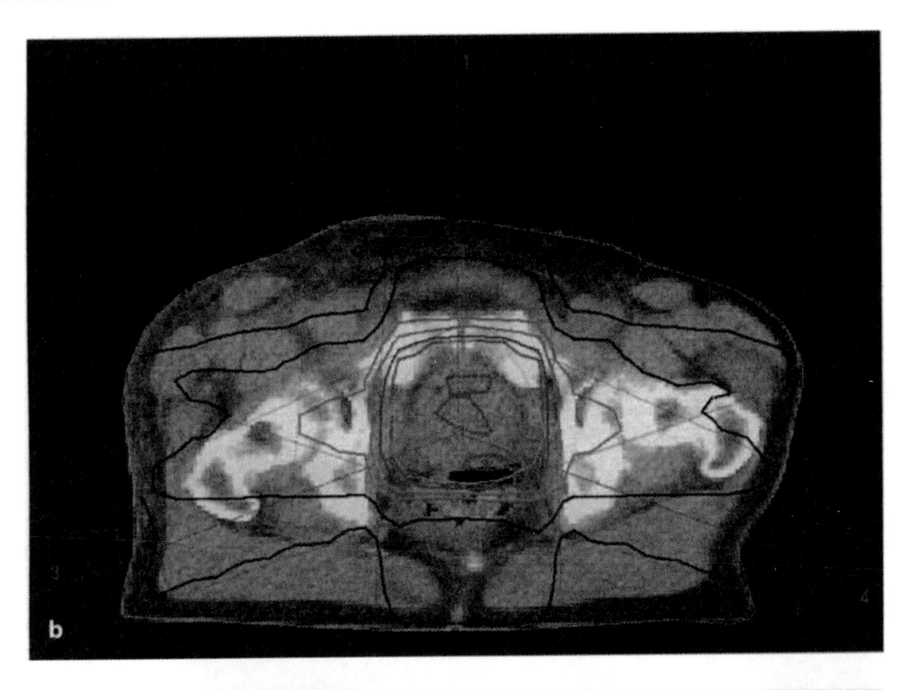

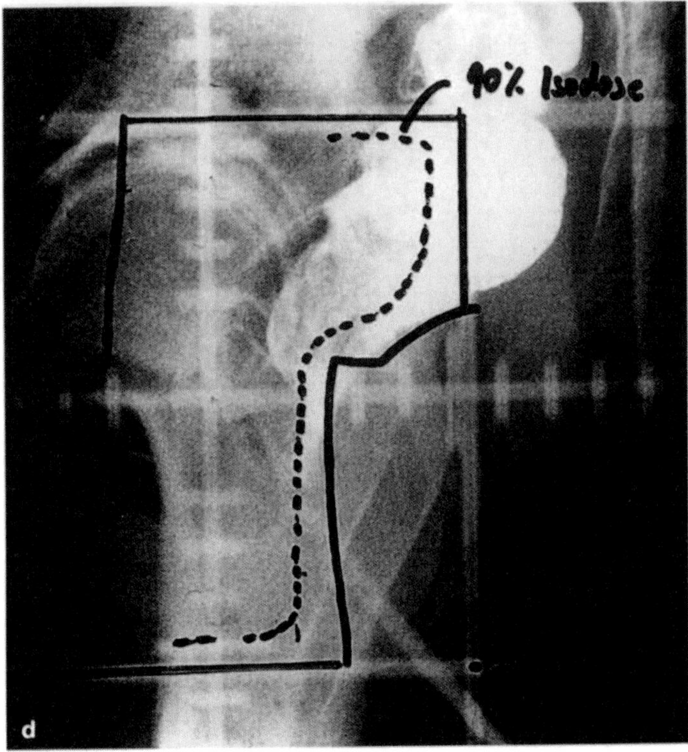

Abb. 4.1

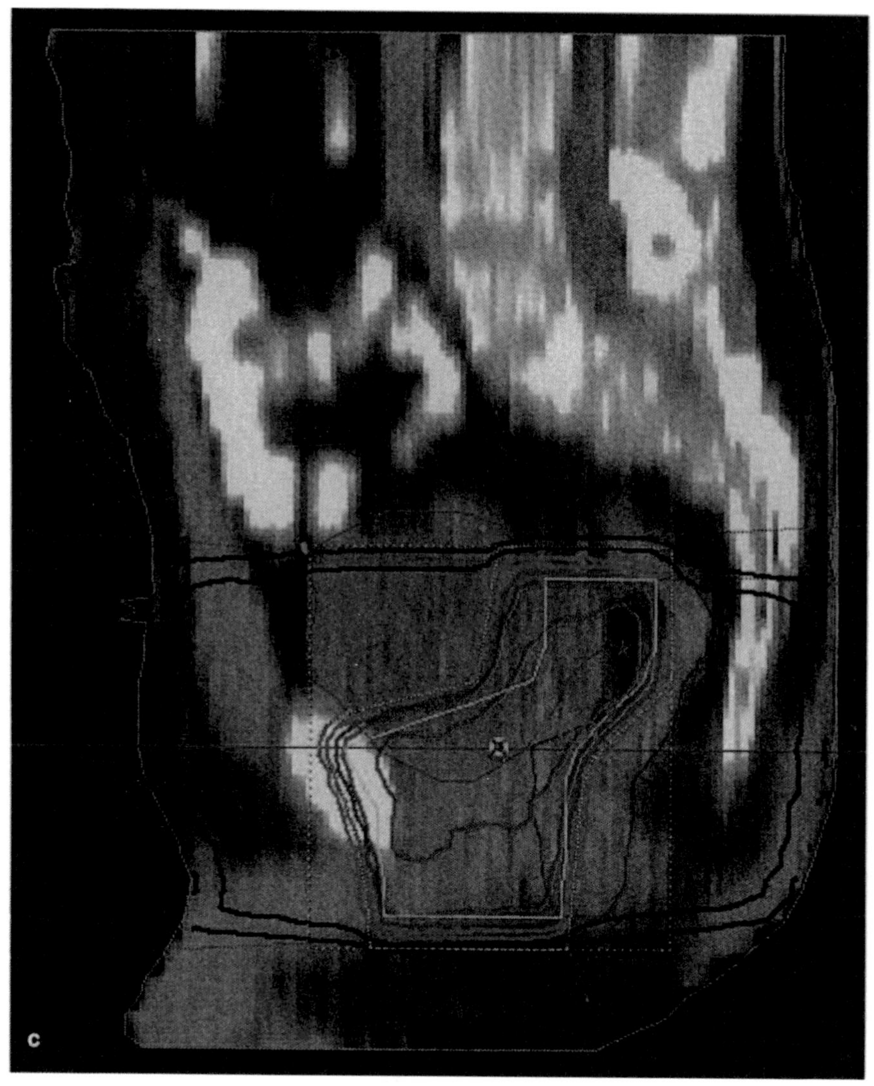

Abb. 4.1

körper- und Oberschenkelseiten (knienahe) angebracht, um die Hüftposition (Beckenbeugung) reproduzieren zu können.

Bestrahlung. Nach Einstellung des Isozentrums werden alle Bestrahlungsfelder am Patienten nochmals auf Plausibilität und die Richtigkeit der Blockkonfiguration anhand von Ausdrucken der Beam's-eye-views überprüft. Die Geräteparameter (Tischhöhe, Gantrywinkel, Isozentrum nach Laserkreuz) müssen täglich mit den Markierungen am Patienten in Übereinstimmung stehen. Abweichungen erfordern eine Kontroll-Lokalisation am Simulator.

Verifikation. Bei der Ersteinstellung werden Verifikationsaufnahmen in 2 Ebenen erstellt (typisch als Feld-im-Feld-Aufnahme), bei komplexen Bestrahlungstechniken wird zusätzlich eine Isozentrumverifikation mit orthogonalen 10 x 10-cm^2-Feldern und sog. »schnellem Film« durchgeführt. Um im Verlauf der Bestrahlungsserie eventuelle systematische Abweichungen zu erkennen, müssen diese Aufnahmen regelmäßig wiederholt werden. Bei Anwendung eines Portal-imaging-Systems können Verifikationen häufiger und mit weniger Aufwand angefertigt werden.

2.1 Definition des klinischen Zielvolumens

2.1.1 Lymphknoten

Da der Nutzen einer elektiven Bestrahlung der pelvinen Lymphknoten beim Prostatakarzinom zweifelhaft ist [19], wird zunehmend eine schon initial kleinvolumige Bestrahlung eingesetzt, um die Vorteile der »konformen Technik« optimal zu nutzen. Alternativ zu diesem Vorgehen werden klinische Scores verwendet, die das Risiko eines Lymphknotenbefalls bei cN0-Situation definieren sollen, um ab einer Befallswahrscheinlichkeit von z. B. 15 oder 20% eine großvolumige pelvine Bestrahlung bis zu einer Dosis von 45–50 Gy mit einer konformen Boosttechnik zu kombinieren. Der subklinische Befall von Lymphknoten scheint jedoch in neueren chirurgischen Serien, möglicherweise als Folge des PSA-Screenings und früherer Diagnose, abzunehmen.

Abbildung 4.2 zeigt den typischen Lymphabfluß der Prostata und die Lage des am häufigsten befallenen sog. Obturatorlymphknotens. Es ist offensichtlich, daß eine primär lokale Bestrahlung der Prostata wohl einen Großteil der periprostatischen Lymphbahnen, jedoch nicht die regionären Lymphknotenstationen sicher miterfaßt, selbst wenn die Samenblasen ins Behandlungsvolumen miteinbezogen werden.

2.1.2 Samenblasen

Der Ausschluß der Samenblasen aus dem Zielvolumen kann zu einer signifikanten Reduktion der Rektum- und Blasendosis führen. Bildgebende Verfahren allein reichen für die Beurteilung eines Samenblasenbefalls nicht aus. Die Sensitivität der unterschiedlichen Verfahren (US, CT, MRT) wird mit 22–92% sehr unterschiedlich beurteilt [13, 35, 60]. Mehrere Autoren versuchten deshalb, anhand verschiedener Prognosefaktoren die Wahrscheinlichkeit eines Samenblasenbefalls abzuschätzen. Bekannte Einflußfaktoren sind: Tumorgrading, klinisches Stadium, Lymphknotenbefall, Tumorvolumen, Lage des Tumors in der Prostata, mikrovaskuläre Invasion und präoperatives PSA.

Marks et al. [35] konnten in einer Analyse von 249 Patienten im klinischen Stadium T1 und T2 nach radikaler Prostatektomie anhand des Gradings und des T-Stadiums eine Niedrigrisikogruppe identifizieren. Sie fanden nur bei 4 von 74 (5%) Patienten mit gut differenzierten Tumoren eine Samenblasenbeteiligung und entsprechend bei 8 von 74 (11%) mit T1-Tumoren. Die Daten von Catalona et al. [8, 9] (1/33=3%), Oesterling et al. [38] (1/33=3%), und Mukamel et al. [34] (0/29=0%) bestätigen diese Ergebnisse. Kabalin et al. [29] berechneten die Befallswahrscheinlichkeit in Abhängigkeit

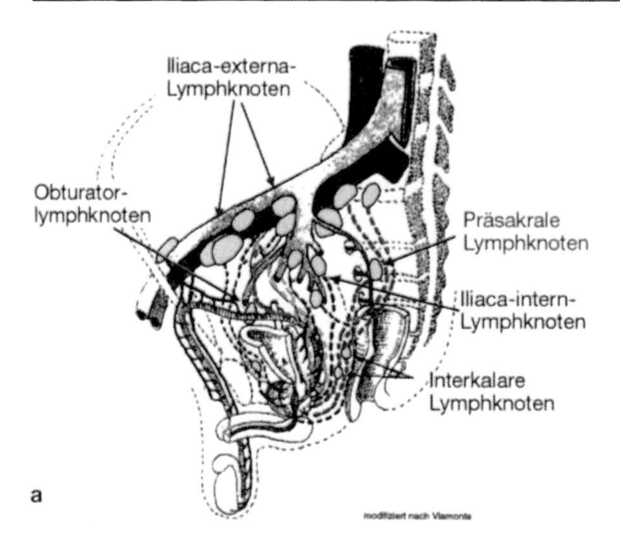

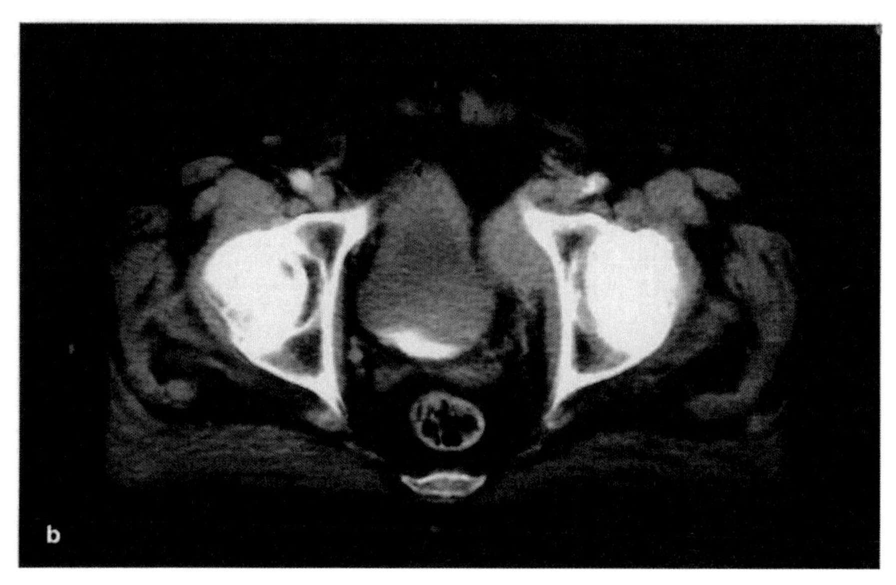

Abb. 4.2a, b. *a* Schematischer Lymphabfluß der Prostata in schräg sagittaler Projektion. *b* Axialer CT-Schnitt mit Lymphknotenmetastase links iliakal (Obturatorlymphknoten)

vom PSA-Wert auf 11% bei PSA zwischen 4,1 und 10 ng/ml im Gegensatz zu 73% bei PSA >50 ng/ml. Ennis et al. [17] fanden eine Inzidenz von 5% bei PSA <12,5 ng/ml verglichen mit 29% bei PSA-Werten über 12,5 ng/ml. Diaz et al. [14] untersuchten bei 188 Patienten mit radikaler Prostatektomie die Wahrscheinlichkeit für einen Samenblasenbefall (+SV) anhand einer empirischen Formel, basierend auf dem präoperativen PSA und Gleason-Score(GS) [+SV=PSA+(GS-6)x10]. Sie konnten damit eine Hoch-

Tabelle 4.8. Samenblasenbefall

	Marks (1992)	Catalona (1989)	Mukamel (1987)	Oesterling (1987)	Diaz (1994)	Ennis (1994)	Kabalin (1989)
T-Stadium							
T1	11%	0%	17%	15%	5%		
T2	22%	9%	27%	21%	6–18%		
T3					77%		
Grading							
G1	5%	3%	0%	3%	GS2–4: 3%		
G2	21%	9%	12%	13%	GS5–6: 11–15%		
G3	33%	31%	42%	56%	GS7–10: 34–44%		
PAP							
Normal	16%			8%			
Erhöht	27%			18%			
Tumorgröße							
<4 ml	6%						
4–12 ml	33%						
>12 ml	85%						
Lk-Befall							
Negativ	5%	5%	18%				
Positiv	27%	27%	54%				
PSA							
Normal					7% (<4 ng/ml)	5% (<12,5 ng/ml)	11% (4–10 ng/ml)
Erhöht					44% (>40 ng/ml)	29% (>12,5 ng/ml)	73% (>50 ng/ml)

GS Gleason-Score, *PAP* saure Prostataphosphatase.

risikogruppe (37% Samenblasenbefall) von einer Niedrigrisikogruppe (7,3% Samenblasenbefall) unterscheiden. Diese Daten wurden von Partin et al. [39] an einem großen Patientengut (703 Patienten) bestätigt. Villers et al. [61, 62] untersuchten den Einfluß des Tumorvolumens. Sie zeigten, daß bei Tumorvolumina unter 4 cm^3 die Befallswahrscheinlichkeit unter 10% liegt, verglichen mit 85% bei Tumoren über 12 cm^3 (Tabelle 4.8).

2.1.3 *Prostataunterrand*

Während sich die kraniale, anteriore, posteriore und laterale Prostatabegrenzung im CT mit genügender Exaktheit bestimmen lassen, zeigen sich bei der Bestimmung des Apex prostatae allein auf CT-Basis Unsicherheiten. Grund dafür sind fehlende Fettsepten zwischen dem Diaphragma urogenitale und der direkt aufliegenden Prostata, fehlende Dichteunterschiede sowie tangentiale Anschnitte mit Teilvolumenartefakten in diesem Bereich. Entsprechende Unsicherheiten bei der Bestimmung der unteren Feld- bzw. Zielvolumengrenze führten dazu, daß teils grundsätzlich eine retrograde Urethrographie am Simulator durchgeführt wird [42, 48], die mitunter für den Patienten schmerzhaft sein kann und wiederum eine entspannte und reproduzierbare Lagerung verhindert. Cox et al. untersuchten an 40 Patienten mittels CT und retrograder

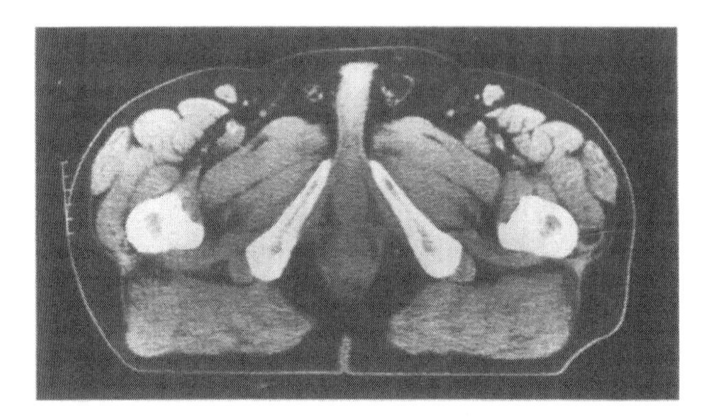

Abb. 4.3. CT-Ebene der Peniswurzel nach Cox et al. [11]

Urethrographie die Position der Prostataspitze in ihrer Relation zur Tuberositas ischii und zur Peniswurzel [11]. Sie fanden, daß nach alleiniger CT-Definition der Prostataspitze in 5% der Patienten der kaudale Feldrand inadäquat zu knapp war. Wurde die Tuberositas ischii als kaudale Feldgrenze gewählt, war der Apex in jedem Fall vollständig erfaßt, jedoch wurden in 77% der Fälle unnötigerweise mehr als 2 cm normale Urethra im Feld erfaßt. Wurde die untere Feldgrenze auf die im CT sichtbare Peniswurzel (Abb. 4.3) gelegt, wurde der Anteil mit unnötig zu langen Feldern auf 43% reduziert, bei gleichzeitig vollständiger Erfassung der Prostataspitze.

2.2 Definition des Planungszielvolumens

Je mehr sich das bestrahlte Volumen auf die Prostata konzentriert und je kleiner im Zusammenhang damit das Zielvolumen und die Bestrahlungsfelder werden, um so mehr erhalten Ungenauigkeiten bei der Reproduzierung der Lagerung und die Möglichkeit der Organbewegung Gewicht. Dies führt bei der Definition des sog. Planungszielvolumens zu der Frage des Sicherheitssaumes um das klinische Zielvolumen. Verschiedene Autoren haben sich mit dieser Problematik befaßt:

Die *Reproduzierbarkeit der einmal festgelegten Lagerung* kann im Einzelfall sehr unterschiedlich sein und hängt von einer Vielzahl sowohl technisch apparativer Voraussetzungen (Lasersysteme, Tischstabilität, mechanische Präzision des Bestrahlungsgeräts, Simulators und Computertomographen) wie patientenbezogener Faktoren (Bauch- oder Rückenlage, Adipositas, Compliance) ab. Verschiedene Immobilisationshilfen, wie z. B. thermoplastische Masken [30] oder individuell geformte Lagerungssysteme (sog. »alpha cradle«) [41, 52] oder Vakuumkissen [15], wurden beschrieben, ihr Wert im Einsatz in der klinischen Routine ist nicht allgemein akzeptiert. Soffen et al. [52] beschrieben eine deutliche Verringerung der Lagerungsvariabilität durch Verwendung einer individuellen Halbkörperschale und Bestrahlung in Rückenlage. Am Memorial Sloan Kettering Institute wird eine Bestrahlung in Schalenfixierung und Bauchlage durchgeführt. Vergleichende Untersuchungen an 26 Patienten ergaben, daß in Bauchlage eine geringere Rektumbelastung durch Ventralverschiebung der Samenblasen resultiert. Es fand sich kein Unterschied in der Blasenbelastung [63].

Die Lagerungsvariabilität wurde in älteren Arbeiten nach einer Vielzahl von Meßmethoden und Berechnungsverfahren angegeben, so daß eine Vergleichbarkeit der unterschiedlichen Autoren nur sehr eingeschränkt möglich ist. Zunehmend verbreitet ist eine Einteilung, bei der zwischen *zufälligem* Einstellungsfehler und *systematischem* Fehler unterschieden wird. Beide zusammen ergeben den *Gesamtfehler*. Der zufällige Fehler beim einzelnen Patienten ist definiert als die Streuung (Standardabweichung, SD) der Abweichungsmeßwerte um ihren Mittelwert und zeigt typisch eine Gauß-Verteilung. Die systematische Fehlerkomponente des Patienten ist definiert als die Abweichung zwischem dem geplanten Isozentrum und dem Mittelwert der Einzelabweichungen des Patienten von diesem Isozentrum (Abb. 4.4).

Werden mehrere Patienten untersucht, kann auch für die gesamte untersuchte Patientenpopulation ein zufälliger Fehler berechnet werden. Die Streuung der Mittelwerte der einzelnen Patienten zeigt idealerweise wieder eine Gauß-Verteilung, die durch Standardabweichung (SD) und Mittelwert beschrieben wird. Üblicherweise werden die Fehlerkomponenten als sog. Translationsfehler für alle 3 Raumrichtungen separat angegeben und zusätzlich aus diesen Daten ein 3D-Abweichungsvektor berechnet. In manchen Untersuchungen werden auch die Rotationsfehler in den 3 Raumachsen mit berücksichtigt. Die Lagerungsungenauigkeit im Bereich des Beckens wurde von den Arbeitsgruppen um G. Kutcher (Memorial Sloan Kettering Cancer Center) und V. Lebesque (Netherland Cancer Institute) besonders ausführlich untersucht. Hanley et al. [23] analysierten retrospektiv die wöchentlich durchgeführten Feldkontrollaufnahmen von 50 Prostatakarzinompatienten, die am MSKCC mit einer 6-Felder-Technik in Bauchlage bei Fixation mit einer thermoplastischen Körperschale behandelt wurden. Wurden bei den Feldkontrollaufnahmen Abweichungen von >2 mm registriert, wurde eine Korrektur des Isozentrums bei der nächsten Fraktion durchgeführt. Die Werte für die Gesamtabweichungen in mediolateraler, longitudinaler und

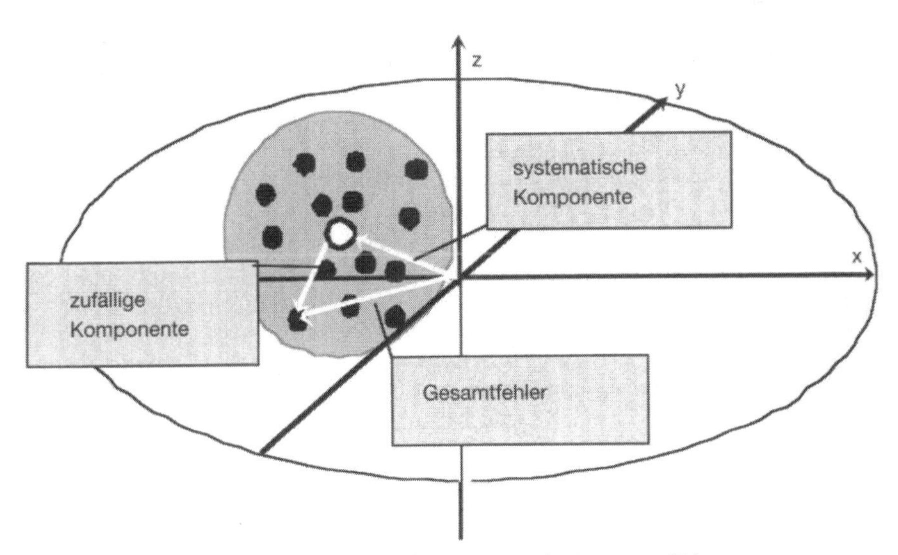

Abb. 4.4. Schematische Darstellung der Fehlerkomponenten der Lagerungsfehler

sagittaler Richtung betrugen -0,1 mm (SD 2,7 mm), 0,4 mm (SD 2,2 mm) und -0,3 mm (SD 2,3 mm). Die Zufallskomponente (1 SD) betrug 2,0 mm, 1,7 mm und 1,9 mm und die systematische Komponente (1 SD) 1,9 mm, 1,4 mm und 1,3 mm. Anhand der seitlichen Verifikationsaufnahmen wurden die Rotationsfehler bestimmt. Sie betrugen im Mittelwert 0° (SD 0,9°) um die Längsachse und -0,2° (SD 0,6°) um die sagittale Achse.

Bijhold et al. [7] analysierten 105 Feldkontrollen bei 9 Patienten, die mit einer 3-Felder-Technik ohne spezielle Fixierhilfe behandelt wurden. Die gefundenen Werte (MW und SD) für den Gesamtfehler betrugen in mediolateraler, longitudinaler und sagittaler Richtung 1,2 mm (SD 1,7 mm), 2,0 mm (SD 1,6 mm) und 2,4 mm (SD 2,2 mm). Die Autoren berücksichtigen in ihrer Analyse nicht die positiv-negativ Richtung der Abweichung, weshalb die gefundenen Mittelwerte deutlich größer als 0 sind, und die Standardabweichungen allerdings kleiner werden. Im Vergleich zu Hanley et al. sind die Abweichungen von Bijhold als etwas (etwa 1–2 mm) größer zu bewerten. Die Rotationsfehler werden von Bijhold mit 90% unter 1° und 95% unter 2° angegeben. El Gayed et al. [16] untersuchten 20 Patienten (10 Rektumkarzinome, bestrahlt in Bauchlage, 10 Prostatakarzinome, bestrahlt in Rückenlage) und fanden für die Prostatakarzinompatienten einen Gesamtfehler von -0,4 mm (SD 2,8 mm) in mediolateraler Richtung, -1,1 mm (SD 1,6 mm) in longitudinaler Richtung und 0,7 mm (SD 2,4 mm) in sagittaler Richtung. Die Werte der Standardabweichung (SD) für den systematischen Fehler lagen bei 2,2 mm, 1,0 mm und 1,4 mm und entsprechend für den Zufallsfehler bei 1,7 mm, 1,2 mm und 1,9 mm. Die bei den in Bauchlage behandelten Patienten gefundenen Werte der SD für den Gesamtfehler lagen zwischen 3,0 und 3,9 mm und waren damit deutlich höher als bei den in Rückenlage behandelten Prostatakarzinompatienten.

Rudat et al. beschrieben eine retrospektive Auswertung der Lagerungsgenauigkeit der Heidelberger Universitätsstrahlenklinik bei 43 Patienten mit Tumoren des Thorax und Beckens, die in Rückenlage ohne zusätzliche Fixierung bestrahlt wurden [43]. Es fanden sich keine Unterschiede der Lagerungsgenauigkeit zwischen Patienten mit Thorax- und Beckentumoren mit einem Gesamtfehler von 3,9 mm, 5,0 mm und 4,4 mm in mediolateraler, longitudinaler und sagittaler Richtung. Diese Werte sind deutlich höher als die der oben angeführten Analysen aus dem NCI und MSKCC. Die größeren Abweichungen lassen sich durch unterschiedliche Eingriffsbereitschaft (»action level«) bei der Bewertung der Feldkontrollen im Klinikalltag, aber auch durch den Unterschied des kontrollierten prospektiven Vorgehens gegenüber der retrospektiven Untersuchung in den verschiedenen Kliniken erklären (Tabelle 4.9).

Kann der systematische Fehler durch wiederholte Verifikationen und gegebenenfalls Lagerungskorrekturen minimiert werden, wie z. B. in der Untersuchung von Hanley beschrieben, und die Größe des aufgrund von Lagerungsungenauigkeiten benötigten Sicherheitssaumes um das CTV abgeschätzt werden, ist eine rationale Beschreibung des Planungszielvolumens möglich. Der Bereich einer Standardabweichung (SD) umfaßt 67% aller Abweichungen. Sollen 95% aller Abweichungen im PTV miterfaßt werden, so muß der Sicherheitssaum um das CTV etwa die Größe von 2 Standardabweichungen betragen. Nach den Daten von Hanley, El Gayed und Bijhold sollte er in lateraler Richtung etwa 5–6 mm, in Längsrichtung und in sagittaler Richtung etwa 4–5 mm betragen. Legt man die Heidelberger Daten zugrunde, sollte der Abstand um das CTV allerdings in lateraler Richtung etwa 8 mm, in longitudinaler und sagittaler Richtung etwa 10 mm betragen.

Tabelle 4.9. 3D-Lagerungsungenauigkeit im Bereich des Beckens

Autoren		Mittelwert [mm]	Gesamtabweichung [mm]	Systematische Komponente (SD) [mm]	Zufalls komponente (SD) [mm]
Hanley et al.	ML	–0,1	2,7	1,9	2,0
(Cast-Fixierung)	CC	0,4	2,2	1,4	1,7
	AP	–0,3	2,3	1,3	1,9
El Gayed et al.	ML	–0,4	2,8	2,2	1,7
(keine Fixierung)	CC	–1,1	1,6	1,0	1,2
	AP	0,7	2,4	1,4	1,9
Bijhold et al.	ML	1,2	1,7		
(keine Fixierung)	CC	2,0	1,6		
	AP	2,4	2,2		
Rudat et al.	ML	0,9	3,9	3,0	2,5
(Thorax + Becken)	CC	0,6	5,0	3,1	2,9
(keine Fixierung)	AP	–0,1	4,4	3,6	3,9

Nicht nur Lagerungsungenauigkeiten, sondern auch die *Beweglichkeit der Prostata* muß bei der Zielvolumendefinition berücksichtigt werden.

Bereits 1991 berichtete TenHaken [56] anhand wiederholter Simulatoraufnahmen von rektumabhängigen Bewegungen der Prostata von durchschnittlich 1 cm in Längs- und a.-p.-Richtung (überwiegend in anteriorer Richtung) bei 31 von 50 Patienten vor und nach Rektumfüllung (50 ml). In einer zusätzlichen CT-Studie an 6 Patienten mit intraprostatischen Jodseeds konnten die Autoren ebenfalls Prostatabewegungen bis zu 2,5 mm in Längsrichtung und bis zu 7 mm in a.-p.-Richtung feststellen. In einer weiteren Studie derselben Arbeitsgruppe berichteten Balter et al. [4, 5] von 10 Patienten, die mit wiederholten orthogonalen Simulatoraufnahmen nach Implantation von röntgendichten Markern untersucht wurden. Sie fanden Abweichungen bis zu 7,5 mm, stellten jedoch fest, daß die typischen Abweichungen im Bereich unter 5 mm lagen (maximale Abweichung von 4,5 mm in a.-p.-, 1,7 mm in LR- und 3,7 mm in longitudinaler Richtung). Mit Hilfe eines halbautomatisierten Bildanalyseverfahrens anhand von Portal-image-Bildern konnten diese Bewegungen vor einer Bestrahlungssitzung korrigiert werden. Crook et al. [12] fanden ähnliche Ergebnisse für die Prostatabewegung (SD 4,5 mm in longitudinaler Richtung, SD 4,1 mm in a.-p.-Richtung).

Van Herk et al. [27] führten bei 11 Patienten je 4 wiederholte CT-Untersuchungen durch und untersuchten nach Überlagerung der knöchernen Anatomie die Beweglichkeit der Prostata in Beziehung zum Füllungszustand von Blase und Rektum. Sie fanden abhängig von der Rektumfüllung die größten Abweichungen in a.-p.-Richtung (SD 2,7 mm) und Rotationen besonders in der transversalen Achse um 4° (SD). Die Blasenfüllung hatte nur eine geringen Einfluß auf die Prostataposition. Vigneault et al. [58] konnten anhand von Portal-image-Analysen bei 11 Patienten, deren Prostata mit röntgendichten Markern markiert war, Prostatabewegungen bis zu 1,6 cm besonders in Längs- und a.-p.-Richtung nachweisen.

2.3 Lagerungsungenauigkeit und Effekt auf die Dosisverteilung

Rudat et al. [44] untersuchten die Auswirkung des kombinierten Lagerungs- und Prostatabewegungsfehlers auf die 3D-Dosisverteilungen anhand von orthogonalen Feldkontrollfilmen (27 Patienten) und die Prostatabeweglichkeit mit Hilfe eines CT-Simulators (wiederholte Untersuchungen an 28 Patienten). Sie fanden für die Lagerungsfehler Standardabweichungen von 3,1 mm in mediolateraler Richtung, 4,9 mm in a.-p.-Richtung und 5,4 mm in kraniokaudaler Richtung. Für die Prostatabewegung fanden sie 3,7 mm (SD) in a.-p.-Richtung und 1,9 mm in mediolateraler Richtung. Eine Messung der Prostatabewegung in longitudinaler Richtung war mit dem CT-Simulator nicht möglich. Für den Kombinationsfehler aus Prostatabewegung und Lagerungsungenauigkeit errechneten sie ein SD von 6,1 mm in a.-p.-Richtung und 3,6 mm in mediolateraler Richtung. Mit Hilfe eines Konvolutionsalgorithmus wurde unter Berücksichtigung dieses kombinierten Fehlers die Dosisverteilung nachberechnet. Es zeigte sich beim Dosisvolumenhistogramm (DVH) des Tumorvolumens ein Dosisverlust im Randbereich, welcher in einem theoretischen Modell die errechnete TCP (Tumorkontrollwahrscheinlichkeit) um etwa 8% reduzierte. Wurde um das Zielvolumen ein entsprechender Sicherheitssaum gelegt, konnte diese Reduktion der Dosis im DVH ausgeglichen werden und damit auch die TCP wieder angehoben werden, allerdings führte dies zu einer Erhöhung der NTCP (Normalgewebe-Komplikationswahrscheinlichkeit) für das Rektum von 1,3% auf 9,8%.

Zusammenfassend lassen diese Daten erkennen, daß ein Abstand von 1 cm zwischen Planungszielvolumen und im CT sichtbaren Prostatarand sinnvoll ist, wenn Lagerungs- und Positionsabweichungen keinen stärkeren Einfluß auf die »Dosis am Tumor« haben sollen. Theoretisch sind hier mikroskopische Tumorausläufer bei Kapselüberschreitung nicht berücksichtigt.

2.4 Bestrahlungstechnik

Unterschiedliche Feldanordnungen mit teils koplanarer, teils non-koplanarer Einstrahlrichtung [47] unter Verwendung von Photonen, Protonen oder Neutronenstrahlung wurden beschrieben. Neal et al. [37] verglichen bei 12 Patienten eine konforme 3-, 4-, 6- oder 8-Felder-Photonentechnik hinsichtlich ihrer Belastung von Rektum, Blase und Hüftköpfen und der Erfassung des Zielvolumens. Keine der beschriebenen Techniken erwies sich in allen untersuchten Fällen als optimal. Abhängig von der Form des individuellen Zielvolumens und besonders von der Frage, ob die Samenblasen im Zielvolumen enthalten sind, sollte im Einzelfall die Wahl der Bestrahlungstechnik anhand der Dosisvolumenhistogramme des Zielvolumens und der Risikoorgane getroffen werden. Bei Einschluß der Samenblasen wird häufig eine 4- bzw 3-Felder-Box-Technik angewandt. Bei alleiniger Prostatabestrahlung eignet sich eine koplanare 6-Felder-Technik, bestehend aus seitlich opponierenden Feldern kombiniert mit je 2 um 45–35° von ventral und dorsal kommenden Schrägfeldern [40, 56]. Äquivalent dazu wird eine bilaterale 120°-Pendelbestrahlung mit individueller Ausblockung beschrieben [1]. Sandler et al. [45] beschrieben eine Technik, bestehend aus 4 Feldern mit jeweils schrägen Einstrahlrichtungen, die auch klinisch im Vergleich zu anderen Techniken eine besonders niedrige Morbidität am Rektum zeigte. Lee et al. zeigten durch Vergleich von Dosisvolumenhistogrammen und NTCP-Berechnungen, daß hinsichtlich der Rektumschonung eine 3-Felder-Photonentechnik der 6-Felder-Photonentechnik überlegen ist, daß jedoch eine 2-Felder-Technik mit Protonenstrahlung bei der Zielvolumenerfassung und der Rektumschonung beiden Photonentechniken überlegen ist. Die Unterschiede waren jedoch gering und von fraglicher klinischer Relevanz [33]. Weitere Verfeinerungen sind möglicherweise von der Einführung der inversen Bestrahlungsplanung zu erwarten [34].

3 Behandlungsergebnisse

Verschiedene Kliniken, speziell in den USA die Universität von Michigan, das Memorial Sloan Kettering Institute, das Fox Chase Cancer Center und das National Cancer Institute haben kontrollierte Untersuchungen zur konformalen Bestrahlung des Prostatakarzinoms und im weiteren Dosiseskalationsstudien durchgeführt. Die Ergebnisse wurden sukzessive publiziert. Derzeit liegen erstmals »gereifte Daten« zur Verträglichkeit und Tumorwirksamkeit mit akzeptabler Nachbeobachtungszeit vor.

In der initialen Phase wurden vergleichende Untersuchungen zur Dosisverteilung durchgeführt. Dabei wurde patientenbezogen ein sog. »konventioneller Plan« mit einem konformen 3D-Plan verglichen.

Soffen et al. [52] beobachteten eine etwa 20%ige Reduktion des von der 90%-Isodose umschlossenen Normalgewebsvolumens (sowohl von Blase wie Rektum) bei konformer Technik. Tait et al. [55] (113 Patienten) und Ten Haken et al. [57] (17 Patienten) beobachteten dagegen eine Reduktion von etwa 50% der jeweiligen Volumina innerhalb des Hochdosisbereichs. Es ist klar, daß diese Ergebnisse dadurch beinflußt werden, wie stark sich die »konventionelle« von der »konformen« Technik institutsintern unterscheidet. Derzeit unberücksichtigt bleiben der Einfluß etwaiger Änderungen des Füllungszustandes dieser Hohlorgane, sowie die Frage, ob das Organvolumen oder die Organwand als Risikostruktur definiert werden sollen.

Festzuhalten ist, daß eine konformierende Technik zu einer Reduktion der Normalgewebsbelastung speziell im Hochdosisbereich zu führen scheint. Darüber hinaus wiesen Ten Haken et al. darauf hin, daß durch eine konformierende 6-Felder-Technik eine deutlich bessere Erfassung des Zielvolumens als durch konventionelle 4-Felder-Techniken oder Bewegungsbestrahlungen erreicht wurde. Insbesondere die typische 8x8 cm^2 bilaterale Rotation für die Boostbestrahlung führte bei den untersuchten 17 Patienten im Mittel zu einer Unterdosierung von 25–30% des Zielvolumens [57].

3.1 Akuttoxizität

Kontrollierte Studien zur Akuttoxizität nach konformer Bestrahlung dienten als Surrogatendpunkt, um das Problem langer Nachbeobachtungszeiten und der geringen Inzidenz schwerer Spätnebenwirkungen für die Beurteilung von Dosiseskalationen abzumildern. Vorausgesetzt wird, daß Akut- und Spätnebenwirkungen korrelieren und gleiche Dosis- und Volumenabhängigkeiten besitzen [49].

Soffen et al. [53] untersuchten in der Übergangsperiode zwischen konventioneller und konformer Strahlenbehandlung in ihrem Institut insgesamt 46 konsekutive Patienten hinsichtlich akuter Reaktionen während und bis zu 3 Monaten nach Bestrahlung. Die Gesamtdosis betrug 68 Gy, es wurde nur die Prostata bestrahlt. Während der Prozentsatz der Patienten mit dokumentierten Akutreaktionen gleich war, war der Schweregrad (Behandlungsunterbrechungen, Medikation) der Reaktionen in der konformen Gruppe signifikant niedriger. Zu ähnlichen Resultaten kamen Vijayukamar et al. [59] in einer retrospektiven Auswertung von 116 sequentiell mit 3 Techniken unterschiedlicher Konformität behandelten Patienten. Die Strahlendosen lagen zwischen 66 und 70 Gy, das Zielvolumen war auf Prostata und Samenblasen beschränkt. In Fortführung der Daten von Soffen et al. wurden die Ergebnisse aus Philadelphia aktualisiert [24]. Es wurden 247 »konform« bestrahlte mit 162 konsekutiven Patienten verglichen, die mit »Standardfeldern« behandelt worden waren (Gesamtdosen zwischen 68 und 75 Gy). In beiden Gruppen waren sowohl Patienten, die eine zusätzliche Bestrahlung der pelvinen Lymphknoten mit Prostataboost erhielten, wie auch Patienten mit frühen Stadien und alleiniger Prostatabestrahlung.

Bezogen auf Grad-2-Akutreaktionen waren konforme Techniken hochsignifikant verträglicher ($p<0{,}001$). Dieser Vorteil war aber im wesentlichen auf die Gruppe mit kleinvolumiger Bestrahlung beschränkt. Zierhut et al. [64] beobachteten eine Volumenabhängigkeit der Nebenwirkungen auch bei kleinvolumiger Bestrahlung. Nebenwirkungen korrelierten signifikant mit dem Volumen von Blase und Rektum, welches mit mehr als 35 Gy belastet wurde. Dies ist in Übereinstimmung mit der klinischen Erfahrung, daß akute gastrointestinale und urogenitale Nebenwirkungen schon nach Akkumulation relativ niedriger Dosen, auftreten und könnte den geringeren Vorteil bei großvolumigen Bestrahlungen mit nur konformem Boost erklären.

Die einzige randomisierte Studie [55] bezüglich des Vergleichs konventioneller und konformer Techniken für die Bestrahlung von Beckentumoren hat allerdings keinen Unterschied bezüglich akuter Nebenwirkungen erbracht. Dabei wurden 266 von 274 randomisierten Patienten ausgewertet. Ein Problem dieser Studie ist, daß verschiedene Entitäten (Blase, Prostata, Rektum) mit unterschiedlichen Bestrahlungsvolumina und erheblich divergierenden Fraktionierungsschemata (5 x 6 Gy, konventionelle Fraktionierung 64 Gy in 7 Wochen und 64 Gy in 4 Wochen hyperfraktioniert) eingeschlossen wurden. Obwohl dies durch die Randomisierung balanciert wurde, dürfte es zu einer »Verdünnung« beobachtbarer Unterschiede beigetragen haben. Die Zielvolumina waren mäßig groß (medianes von 50%-Isodose umschlossenes Volumen 800 ml) und der Unterschied zwischen konformen und Standardplänen relativ gering (im Median 13%). Insgesamt muß derzeit gelten: die Akutreaktionen werden vorwiegend durch die Behandlungsphilosophie (Becken + Prostataboost vs. alleinige Prostatabestrahlung) beeinflußt, ein zusätzlicher Gewinn durch konforme Techniken (Beam's-eye-view) erscheint plausibel, aber durch die vorliegenden Daten nicht vollständig bewiesen. Die Übertragbarkeit auf die erwartete Spättoxizität ist bei wahrscheinlich teils unterschiedlicher Volumen- und Dosisabhängigkeit nicht gesichert.

3.2 Spättoxizität

Von entscheidender Bedeutung für die Einschätzung »konformer« Bestrahlungstechniken ist, ob eine Verbesserung der Normalgewebstoleranz hinsichtlich dosislimitierender Spätreaktionen erreicht wird. Dies würde eine Senkung von Komplikationen bei konstanter Dosis am Tumor bzw. eine konstante Nebenwirkungsrate bei Dosiseskalation bewirken.

Die chronische Toxizität nach konventioneller Strahlentherapie des Prostatakarzinoms ist gut definiert. Komplikationen am Gastrointestinaltrakt (vorwiegend Rektum) treten etwa doppelt so häufig wie Harnwegskomplikationen auf, gut 90% der Komplikationen innerhalb von 3 Jahren nach Ende der Bestrahlung, Blasenkomplikationen typisch verzögerter als Rektumreaktionen. Nennenswerte Nebenreaktionen fanden sich in 10,4% der RTOG-Studie [31], ähnlich liegen die Ergebnisse aus Stanford [2, 3].

Abbildung 4.5 zeigt eine Zusammenstellung von Daten zu Rektumkomplikationen aus Serien mit konformierenden Techniken im Vergleich zu den Ergebnissen von Lawton. Es handelt sich um Studien, in denen die Dosisspezifikation hinreichend genau angegeben wurde, um die Gesamtdosis an der Rektumvorderwand abschätzen zu können. Es findet sich ein sehr steiler Anstieg der Dosis-Wirkungs-Beziehung oberhalb von 70 Gy, die Ergebnisse unterschiedlicher Institutionen korrelieren eng. Eine Besonderheit stellt die Serie von Forman et al. [20] dar, bei der eine hyperfraktionierte Bestrahlung der Prostata mit Einzeldosen von 1,3 Gy (Gesamtdosis 78 Gy) und 1,15 Gy (Gesamtdosis 82,8 Gy) erfolgte. Bei linearquadratischer Anpassung (α/β von 3) wären diese Dosen isoeffektiv für etwa 68 Gy bei konventioneller Fraktionierung, so daß die beobachtete Nebenwirkungsrate durchaus mit dem Gesamtbild übereinstimmt. Hanlon et al. weisen darauf hin, daß die Anwendung verschiedener Toxizitätsskalen speziell für chronische Rektumblutungen zu signifikanten Unterschieden für die Beschreibung von Grad-3/4-Toxizität führt [26]. Aus diesem Grund wurden in Abbildung 4.5 Toxizitäten >2 zusammengefaßt. Weiterhin ist zu beachten, daß unterschiedliche Dosisspezifikationen in den zitierten Arbeiten verwendet werden (ICRU,

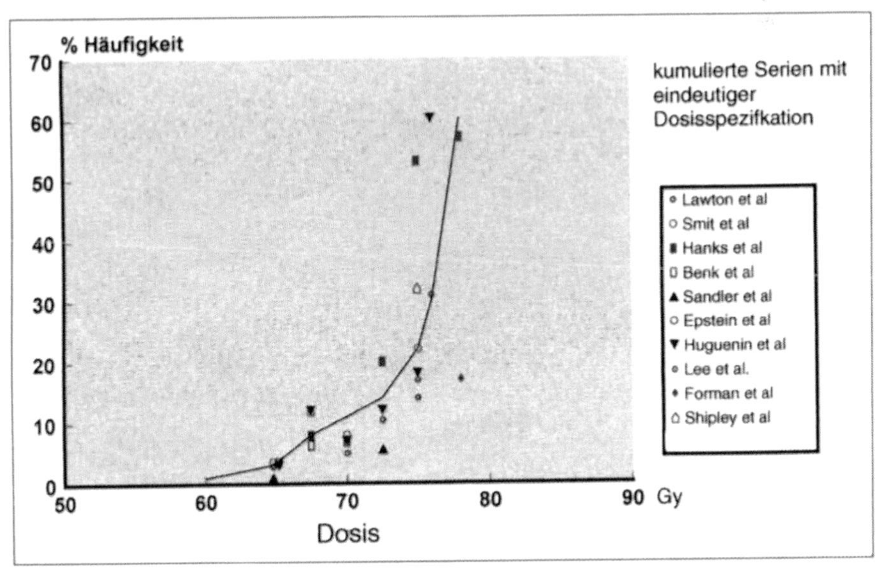

Abb. 4.5. Häufigkeit von Proktitiden >2° in Abhängigkeit von der spezifizierten Dosis (Literaturdaten)

Prostatamitte, »minimal target dose« bezogen auf das GTV, etc.), die zu unterschiedlichen Dosen am Zielvolumenrand führen. Die Steilheit der Dosis-Wirkungs-Beziehung deutet darauf hin, daß die Übernahme publizierter Behandlungsregime im Bereich der Toleranzgrenze nur unter Berücksichtigung eigener Erfahrungen erfolgen kann. Darüber hinaus ist der Volumenanteil an Rektumzirkumferenz, dessen Unterschreitung eine deutlichere Dosiserhöhung tolerieren würde, nicht bekannt. Die bisher bekannten Daten deuten auf Grenzen der perkutanen Bestrahlung im Bereich von 72–76 Gy an der Rektumvorderwand auch bei den derzeitig möglichen konformen Techniken hin.

3.3 Lokale Tumorkontrolle und Krankheitsverlauf

Corn et al. [10] analysierten die Tumorkontrolle bezogen auf PSA-Verlauf bei 260 Patienten mit Prostatakarzinom und ohne begleitende Hormontherapie in der Übergangsphase zwischen konventioneller und »konformierender« Bestrahlungstechnik. In beiden Behandlungsgruppen betrug die Gesamtdosis im Median 70 Gy. In multivariater Analyse waren nur der prätherapeutische PSA-Wert und eine konforme Technik prognostisch signifikant. Die Autoren führen den zweiten Punkt auf eine sichere Erfassung des Zielvolumens zurück. Kürzlich wurden von Hanks et al. [25] die Ergebnisse der prospektiven Studie des Fox Chase Cancer Center vorgestellt. Es wurden 233 Patienten mit einer 4-Felder-Box-Technik behandelt. Pelvine Lymphknoten wurden bis 45–50 Gy ins Zielvolumen einbezogen, sobald die Befallswahrscheinlichkeit über 15% geschätzt wurde. Die Einzeldosis bei Bestrahlung des gesamten Beckens betrug 1,9 Gy, bei alleiniger Prostatabestrahlung 2,1 Gy (Dosierung nach ICRU 50). Die Dosiseskalation erfolgte in 2-Gy-Schritten von 65 Gy bis 79 Gy. Die Patienten wurden 3 Jahre nachbeobachtet. Die Ergebnisse für das biochemisch rezidivfreie Überleben wurden getrennt nach dem prätherapeutischen PSA-Wert ausgewertet. Auch in der multivariaten Analyse zeigte sich bei prätherapeutischen PSA-Werten <10 ng/ml kein Dosiseffekt. Im Gegensatz dazu waren bei Patienten mit prätherapeutischen PSA-Werten über 10 ng/ml sowohl die verabreichte Dosis als auch der PSA-Wert und das palpatorische Staging signifikante Einflußfaktoren auf das biochemisch rezidivfreie Überleben.

Mit Hilfe eines logistischen Modells stellten die Autoren eine kumulative Dosis-Wirkungs-Beziehung getrennt für die Patienten mit PSA 10–19,9 ng/ml und PSA über 20 ng/ml her. Die Dosis für eine biochemisch rezidivfreie Überlebensrate von 50% lag bei 64 Gy bzw. 76 Gy. Die Steigung der Kurven lag bei 13% und 9%. Eine ähnliche Dosis-Wirkungs-Beziehung wurde auch für die Nebenwirkungen (Grad 2 gastrointestinal und genitourinal und Grad 3 gastrointestinal und genitourinal) erstellt. Bei einer Dosis von 75 Gy lagen die Nebenwirkungsraten bei 43%, 15% und 10%.

Die Steigung der Dosis-Wirkungs-Kurve war mit 20–21% deutlich steiler als die der Tumorkontrollraten. Die Autoren folgern, daß bei prätherapeutischen PSA-Werten unter 10 ng/ml eine Dosiseskalation über 70 Gy nicht gerechtfertigt ist, im Gegensatz zur Situation bei erhöhten PSA-Werten. Bei Behandlungen über 75 Gy steigt allerdings die Rate ernsthafter Nebenwirkungen über 10%, weshalb bei weiterer Dosissteigerung eine Änderung der Bestrahlungstechnik angewendet werden müsse (z. B. kleinerer Sicherheitssaum um die Prostata), der eine bessere Schonung der Rektumschleimhaut gewährleistet.

Diese Schlußfolgerungen werden gestützt durch die Daten von Sandler et al. [46], in denen nur die Gruppe mit einem prätherapeutischen PSA >20 ng/ml von einer Dosiseskalation über 69 Gy profitierte (PSA <4 ng/ml nach 5 Jahren bei 28% vs. 15% der Patienten). In der Gruppe mit einem PSA ≥20 ng/ml stand jedoch der systemische Krankheitsprogreß im Vordergrund, so daß der Gewinn an Krankheitskontrolle durch Dosiseskalation relativiert wurde [21].

Shipley et al. [51] konnten in einer prospektiv randomisierten Studie an 189 Patienten ebenfalls eine Verbesserung der lokalen Kontrolle durch Protonenboost (Gesamtäquivalentdosis 75,6 Gy) im Vergleich zu einer Photonenbestrahlung bis 67,2 Gy nachweisen. Diese war allerding auf die Patienten mit schlecht differenzierten Tumoren beschränkt und führte zu einem deutlichen Anstieg der Spätnebenwirkungen. Ein Einfluß auf die Gesamtüberlebensrate war in dieser Gruppe mit klinisch T3–T4-Tumoren nicht erkennbar. Eine weitere Dosiseskalation bis auf 82,8 Gy (hyperfraktioniert 2mal 1,15 Gy) wird von der Gruppe um Forman durchgeführt [20]. Von den bisher behandelten und publizierten 49 Patienten (31 hatten ein prätherapeutisches PSA >20 ng/ml) befanden sich bei einer medianen Nachbeobachtung von 20 Monaten 59% in kompletter klinischer und biochemischer Remission (PSA <4 ng/ml). Bei Therapieversagern stand der systemische Krankheitsprogreß im Vordergrund. Auch in diesem Zusammenhang dürften die Ergebnisse der laufenden Studien der RTOG und EORTC zur Frage der neoadjuvanten Hormontherapie in Kombination mit Bestrahlung erheblichen Einfluß auf das Konzept der lokalen Dosiseskalation gewinnen.

4 Zusammenfassung

3D-konforme Bestrahlungstechniken sind die logische Umsetzung des technischen Fortschritts in der Strahlentherapie. Das Prostatakarzinom stellt aufgrund des umschriebenen und unregelmäßigen Zielvolumens eine »ideale« Indikation dar. Erforderlich sind eine genaue Spezifikation, aber auch Überprüfung der Präzision für alle Schritte der Bestrahlungsplanung und -durchführung. Erreichbare Sicherheitssäume um den im CT sichtbaren Prostatarand liegen im Bereich von 1 cm in alle Raumachsen (entspricht 2 Standardabweichungen der mittleren Ungenauigkeit aller Behandlungsschritte).

Sowohl Daten zur Akut- wie Spättoxizität deuten auf die Möglichkeit einer Dosiseskalation hin, wobei der Spielraum relativ eng scheint, da oberhalb von 72–76 Gy an der Rektumvorderwand eine wesentliche Volumenabhängigkeit der Rektumtoxizität derzeit nicht gesichert scheint.

Ergebnisse zur lokalen Tumorkontrolle (bei weiterhin begrenzter Nachbeobachtung) zeigen, daß bisher nur fortgeschrittene Tumoren (prätherapeutisches PSA >10) von einer Dosiseskalation profitieren. Da bei diesen Patienten die Gefahr einer Generalisierung hoch ist, dürfte ein langfristiger Benefit nur durch Kombination mit effektiven systemischen Behandlungsmöglichkeiten erreicht werden.

Literatur

1. Akazawa PF, Roach M 3rd, Picket B et al. (1996) Three dimensional comparison of blocked arcs vs. four and six field conformal treatment of the prostate. Radiother Oncol 41: 83–86

2. Bagshaw MA, Cox RS, Ray,GR (1988) Status of radiation treatment of prostatic cancer at Stanford University. NCI Monograph7: 47–60
3. Bagshaw MA, Kaplan ID, Cox RC (1993) Radiation therapy for localized disease. Cancer (Suppl) 71/3
4. Balter-JM, Sandler-HM, Lam-K et al. (1995) Measurement of prostate movement over the course of routine radiotherapy using implanted markers. Int J Radiat Oncol Biol Phys 31/1: 113–118
5. Balter-JM, Lam-KL, Sandler-HM et al. (1995) Automated localization of the prostate at the time of treatment using implanted radiopaque markers: technical feasibility. Int J Radiat Oncol Biol Phys 33/5: 1281–1286
6. Benk VA, Adams JA, Shipley WU et al. (1993) Late rectal bleeding following combined X-ray and proton high dose irradiation for patients with stages T3-T4 prostate carcinoma. Int J Radiat Oncol Biol Phys 26: 551–557
7. Bijhold J, Lebesque JV, Hart AAM et al. (1992) Maximizing setup accuracy using portal images as applied to a conformal boost technique for prostate cancer. Radiother Oncol 24: 261–271
8. Catalona WJ, Stein AJ (1982) Staging errors in clinically localized prostate cancer. J Urol 127: 452–456
9. Catalona WJ, Fleischmann J, Menon M (1983) Pelvic lymph node status as a predictor of extracapsular tumor extension of clinical stage B prostate cancer. J Urol 129: 327–329
10. Corn BW, Hanks GE, Schultheiss TE et al. (1995) Conformal treatment of prostate cancer with improved targeting: Superior prostate specific antigen response compared to standard treatment. Int J Radiat Oncol Biol Phys 32: 325–330
11. Cox JA, Zagoria RJ, Raben M (1994) Prostate cancer: comparison of retrograde urethrography and computed tomography in radiotherapy planning. Int J Radiat Oncol Biol Phys 29: 1119–1123
12. Crook JM, Raymond Y, Salhani D, Yang-H, Esche B (1995) Prostate motion during standard radiotherapy as assessed by fiducial markers. Radiother Oncol 37/1: 35–42
13. Chelsky MJ, Schnall MD, Seidmon EJ, Pollack HM (1993) Use of endorectal surface coil magnetic resonance imaging for local staging of prostate cancer. J Urol 150(2 Pt 1): 391–395
14. Diaz A, Roach M 3rd, Marquez C et al. (1994) Indications for and the significance of seminal vesicle irradiation during 3D conformal radiotherapy for localized prostate cancer. Int J Radiat Oncol Biol Phys 30/2: 323–329
15. Dickens CW (1981) Personalized fixation using a vacuum consolidation technique. Br J Radiol 54: 257–258
16. El Gayed AAH, Bel A, Vijlbrief R, Bartelink H, Lebesque JV (1993) Time trend of patient setup deviations during pelvic irradiation using electronic portal imaging. Radiother Oncol 26: 162–174
17. Ennis RD, Flynn SD, Fischer DB, Peschel RE (1994) Preoperative serum prostate-specific antigen and Gleason grade as predictors of pathologic stage in clinically organ confined prostate cancer: implications for the choice of primary treatment. Int J Radiat Oncol Biol Phys 30/2: 317–22
18. Epstein B, Peter R, Martin E, Hunt M, Hanks GE (1992) Low complication rate with conformal radiotherapy for cancer of the prostate. Radiother Oncol 24: 394
19. Epstein BE, Hanks GE (1993) Radiation therapy techniques and dose selection in the treatment of prostate cancer. Semin Radiat Oncol 3: 179–186
20. Forman JD, Duclos M, Shamsa F, Porter AT, Orton C (1996) Hyperfractionated conformal radiotherapy in locally advanced prostate cancer: results of a dose escalation study. Int J Radiat Oncol Biol Phys 34/3: 655–662
21. Fukunaga-Johnson N, Sandler HM, McLaughlin PW et al. (1997) Results of 3D conformal radiotherapy in the treatment of localized prostate cancer. Int J Radiat Oncol Biol Phys 38: 311–317
22. Graham SD Jr, Napalkov P, Watts L, Salomao D, Bostwick DG (1996) Microvascular invasion of the seminal vesicles in adenocarcinoma of the prostate. Prostate28/6: 359–363
23. Hanley JA, Lumley MA, Mageras GS et al. (1997) Measurement of patient positioning errors in three-dimensional conformal radiotherapy of the prostate. Int J Radiat Oncol Biol Phys 37: 435–444
24. Hanks GE, Schultheiss TE, Hunt M, Epstein B (1995) Factors influencing incidence of acute grade 2 morbidity in conformal and standard radiation treatment of prostate cancer. Int J Radiat Oncol Biol Phys 31: 25–29
25. Hanks GE, Schultheiss TE, Hanlon AL et al. (1997) Optimization of conformal radiation treatment of prostate cancer: report of a dose escalation study.Int J Radiat Oncol Biol Phys 37: 543–550
26. Hanlon AL, Schultheiss TE, Hunt MA et al. (1997) Chronic rectal bleeding after high dose conformal treatment of prostate cancer warrants modification of existing morbidity scales. Int J Radiat Oncol Biol Phys 38: 59–63
27. Herk M van, Bruce A, Kroes AP, Shouman T, Touw A, Lebesque JV (1995) Quantification of organ motion during conformal radiotherapy of the prostate by three dimensional image registration. Int J Radiat Oncol Biol Phys 33/5: 1311–1320
28. Huguenin P, Glanzmann C, Lütolf UM (1995) Kleinvolumige Bestrahlung lokalisierter Prostata-Karzinome: wie klein ist groß genug? Strahlenther Onkol 171: 679–684

29. Kabalin JN, Hodge KK, McNeal JE, Freiha FS, Stamey TA (1989) Identification of residual cancer in the prostate following radiation therapy: role of transrectal ultrasound guided biopsy and prostate specific antigen. J Urol 142(2 Pt 1): 326–331
30. Leibel SA, Heimann R, Kutcher GJ et al. (1994) Three-dimensional conformal radiation therapy in locally advanced carcinoma of the prostate: Preliminary results of a phase I dose-escalation study. Int J Radiat Oncol Biol Phys 28: 55–65
31. Lawton CA, Won M, Pilepich MV et al. (1991) Longterm treatment sequelae following external beam irradiation for adenocarcinoma of the prostate: Analysis of RTOG studies 75–06 and 77–06. Int J Radiat Oncol Biol Phys 21: 935–939
32. Lee M, Wynne C, Webb S, Nahum AE, Dearnaley D (1994) A comparison of proton and megavoltage X-ray treatment planning for prostate cancer. Radiother Oncol 33: 239–253
33. Lee WR, Hank, GE, Hanlon AL, Schultheiss TE, Hunt MA (1996) Lateral rectal shielding reduces late rectal morbidity following high-dose 3-D-conformal radiation therapy for clinically localized prostate cancer. Int J Radiat Oncol Biol Phys 35/2: 251–257
34. Ling CC, Burman C, Chen SC et al. 1996) Conformal radiation treatment of prostate cancer using inverselley-planned intensity-modulated photon beams produced with dynamic multileaf collimation. Int J Radiat Oncol Biol Phys 35: 721–730
35. Marks LB, Anscher MS (1992) Radiotherapy for prostate cancer: should the seminal vesicles be considered target. Int J Radiat Oncol Biol Phys 24: 435–440
36. Mukamel (1987) The incidence and significance of seminal vesicle invasion in patients with adenocarcinoma of the prostate. Cancer 59: 1535–1538
37. Neal AJ, Oldham M, Dearnaley DP (1995) Comparison of treatment techniques for conformal radiotherapy of the prostate using dose-volume histograms and normal tissue complication probabilities. Radiother Oncol 37: 29–34
38. Oesterling JE, Brendler CB, Epstein JI, Kimball AWJ, Walsh PC (1987) Correlation of clinical stage, serum prostatic acid phosphatase and preoperative Gleason grade with final pathological stage in 275 patients with clinically localized adenocarcinoma of the prostate. J Urol 138: 92–98
39. Partin AW, Yoo J, Carter HB et al. (1993) The use of prostate specific antigen, clinical stage and Gleason score to predict pathological stage in men with localized prostate cancer. J Urol 150/1: 110–114
40. Pickett B, Roach M, Horine P, Verhey L, Phillips TL (1994) Optimization of the oblique angles in the treatment of prostate cancer during six-field conformal radiotherapy. Med Dosim 19: 237–254
41. Roach M III., Pickett B, Holland J et al. (1993) The role of urethrogram during simulation for localized prostate cancer. Int J Radiat Oncol Biol Phys 25: 299–397
42. Rosenthal SA, Roach M, Goldsmith BJ et al. (1993) Immobilization improves the reproducibiliy of patient positioning during six-field conformal radiation therapy for prostate carcinoma. Int J Radiat Oncol Biol Phys 27: 921–926
43. Rudat V, Flentje M, Oetzel D et al. (1994) Influence of the positioning error on 3D conformal dose distribution during fractionated radiotherapy. Radiother Oncol 33 : 56–63
44. Rudat V, Schraube P, Oetzel D et al. (1996) Combined error of patient positioning variability and prostate motion uncertainty in 3D conformal radiotherapy of localized prostate cancer. Int J Radiat Oncol Biol Phys 35/5: 1027–1034
45. Sandler HM, McLaughlin PW, Ten Haken RK et al. (1995) Three dimensional conformal radiotherapy for the treatment of prostate cancer: low risk of chronic rectal morbidity observed in a large series of patients. Int J Radiat Oncol Biol Phys 33: 797–801
46. Sandler HM, McLaughlin PW, Kish KE, Lichter AS (1995) Results of 3D conformal radiotherapy in the treatment of 707 patients with localized prostate cancer. Proc.Astro : Int J Radiat Oncol Biol Phys 32 (S1): 141
47. Sailer SL, Rosenman JG, Symon JR, Cullip TJ, Chaney EL (1994) The tetrad and hexad: maximum beam separation as a starting point for noncoplanar 3D treatment planning: prostate cancer as a test case. Int J Radiat Oncol Biol Phys 30: 439–446
48. Schild SE, Buskirk SJ, Robinow JS (1991) Prostate cancer: Retrograde urethrography to improve treatment planning for radiation therapy. Radiology 181: 885–887
49. Schultheiss TE, Lee WR, Hunt MA et al. (1997) Late GI and GU complications in the treatment of prostate cancer. Int J Radiat Oncol Biol Phys 37: 3–11
50. Sharma R, Warmelink C, Yudelev M et al. (1995) Description of a 3D conformal neutron and photon radiotherapy technique for prostate cancer. Med Dosim 20: 45–53
51. Shipley WU, Verhey LJ, Munzenrider JE et al. (1995) Advanced prostate cancer: The results of a randomized comparative trial of high dose irradiation boosting with conformal protons compared with conventional dose irradiation using photons alone. Int J Radiat Oncol Biol Phys 32/1: 3–12
52. Soffen EM, Hanks GE, Hwang CC et al. (1991) Conformal static field therapy for low volume low grade prostate cancer with rigid immobilization. Int J Radiat Oncol Biol Phys 20: 141–146

53. Soffen EM, Hanks GE, Hunt M, Epstein BE (1992) Conformal static field radiation therapy treatment of early prostate cancer vs. non-conformal techniques: a reduction in acute morbidity. Int J Radiat Oncol Biol Phys 24: 485–488
54. Smit WGJM, Helle PA, Putten WLJ van et al. (1990) Late radiation damage in prostate cancer patients treated by high dose external radiotherapy in relation to rectal dose. Int J Radiat Oncol Biol Phys 18: 23–29
55. Tait DM, Nahum AE, Meyer LC et al. (1997) Acute toxicity in pelvic radiotherapy: a randomized trial of conformal vs. conventional treatment. Radiother Oncol 42: 121–136
56. Ten Haken RK, Perez Tamayo C, Tesser RJ et al. (1989) Boost treatment of the prostate using shaped fixed fields. Int J Radiat Oncol Biol Phys 16: 193–200
57. Ten Haken RK, Forman JD, Heimburger DK et al. (1991) Treatment planning issues related to prostate movement in response to differential filling of the rectum and bladder. Int J Radiat Oncol Biol Phys 20/6: 1317–1324
58. Vigneault E, Pouliot J, Laverdiere J, Roy J, Dorion M (1997) Electronic portal imaging device detection of radioopaque markers for the evaluation of prostate position during megavoltage irradiation: a clinical study. Int J Radiat Oncol Biol Phys 37/1: 205–212
59. Vijayakumar S, Awan A, Karrison T et al. (1993) Acute toxicity during external beam radiotherapy for localized prostate cancer: comparison odf different techniques. Int J Radiat Oncol Biol Phys 25: 359–371
60. Vijverberg PL, Giessen MC, Kurth-KH et al. (1992) Is preoperative transrectal ultrasonography of value in localised prostatic carcinoma? A blind comparative study between preoperative transrectal ultrasonography and the histopathological radical prostatectomy specimen. Eur J Surg Oncol 18/5: 449–455
61. Villers AA, McNeal JE, Redwine EA et al. (1989) The role of perineural space invasion in the local spread of prostatic adenocarcionoma. J Urol 142: 763–768
62. Villers AA, McNeal JE, Redwine EA, Freiha FS, Stamey TA (1990) Pathogenesis and biological significance of seminal vesicle invasion in prostatic adenocarcinoma. J Urol 143: 1183–1187
63. Zelefsky MJ, Happersettt, MA, Leibel SA et al. (1997) The effect of treatment positioning on normal tissue dose in patients with prostate cancer treated with 3-D-conformal radiotherapy. Int J Radiat Oncol Biol Phys 37: 13–19
64. Zierhut D, Flentje M, Sroka-Perez G, Rudat V (1997) Engenhart-Cabillic, Wannemacher, M. Konformierende Strahlentherapie des lokalisierten Prostatakarzinoms: akute Toleranz und frühe Wirksamkeit. Strahlenther Onkol 173: 98–105

Strahlentherapie der pelvinen Lymphabflußwege bei lokal fortgeschrittenem Prostatakarzinom (T2b–T4 N0) ohne und bei lokoregionär fortgeschrittenem Prostatakarzinom (Tx N+) mit Lymphknotenmetastasen

T. Wiegel, St. Hoecht

1 Einleitung

Kaum eine Frage bewegt die Gemüter der Strahlentherapeuten so kontrovers wie die der Bestrahlung der Lymphabflußwege (LAW) des Beckens bei Patienten mit Prostatakarzinom (PCA) sowohl bei nachgewiesenem als auch bei vermutetem Befall. Es fehlen gesicherte Daten. Die randomisierten Studien der RTOG, die diese Frage teilweise klären sollten, wurden in den 70er Jahren unter heute nicht mehr akzeptierter diagnostischer und strahlentherapeutischer Technik geplant und durchgeführt. Bei zunehmender Zahl von Patienten, die mit PCA zur Bestrahlung vorgestellt werden, müssen sich die Strahlentherapeuten vermehrt dieser Frage stellen.

Durch den routinemäßigen Einsatz des PSA als Screeningmethode hat die Zahl der Patienten mit gesichertem Lymphknotenbefall (operatives Staging vor radikaler Prostatektomie) signifikant abgenommen. In urologisch-chirurgischen Serien der 70er und 80er Jahre wurde im klinischen Stadium B (T2) eine Inzidenz von 20–40% Patienten mit Lymphknotenbefall angegeben und von 40–55% im Stadium C (T3) [26]. Durch das Screening scheinen nach Serien der 90er Jahre diese Raten auf etwa 10% (Stadium B) bzw. unter 30% (Stadium C) abzusinken [30, 49]. Darüber hinaus bestehen noch immer erhebliche Probleme, durch das präoperative klinische Staging ein Prostatakarzinom korrekt einzugruppieren. Das betrifft sowohl die Über- als auch die Unterschätzung der Tumorausdehnung.

Der Befall der Lymphknoten ist von besonderer Bedeutung, da sich hierdurch die Prognose signifikant verschlechtert und die Mehrzahl der Autoren diese Patienten bis weit in die 80er Jahre als inkurabel einstufte [13, 19, 28, 35]. In den folgenden Kapiteln sollten die möglichen Indikationen, die Ergebnisse und Nebenwirkungen der perkutanen Strahlentherapie bei Patienten mit histologisch gesichertem und vermutetem Lymphknotenbefall beschrieben werden.

2 Einfluß unterschiedlicher Faktoren auf die Lymphknotenmetastasierung

Bei Patienten ohne Lymphonodektomie mit gesichertem Metastasennachweis ist die Kenntnis der Wahrscheinlichkeit des Befalls vor der Entscheidung über die Bestrahlung der LAW von erheblicher Bedeutung. Dabei muß berücksichtigt werden, daß CT und MRT bei der Entdeckung von kleinen Lymphknotenmetastasen keine Rolle spielen [33]. Die Einflußfaktoren der Lymphknotenmetastasierung lassen sich aus großen

Serien der radikalen Prostatektomie oder bei Patienten mit alleiniger pelviner Lymphadenektomie ableiten [26, 41, 49]. Dabei hat sich gezeigt, daß das klinische Tumorstadium, der Gleason-Score und der PSA-Wert bei Diagnose als einfach und routinemäßig zu erhebende Parameter einen signifikanten Einfluß auf die Rate an Lymphknotenmetastasen besitzen [24, 27, 45] (Tabelle 4.10).

Legt man das klinische Tumorstadium zugrunde, so steigt die Rate an Lymphknotenmetastasen mit dem Tumorstadium kontinuierlich an: in der größten publizierten Serie radikaler Prostatektomien mit 3170 Patienten bei klinisch organbegrenzten Karzinomen von 2% (T1a; n=49), über 6% (T1b/T2a; n=1074) auf 13% (T2b/c; n= 2047) [49]. Bei klinisch organüberschreitendem Tumor (T3) beträgt das Risiko über 40% [26].

In anderen Serien werden noch höhere Raten mitgeteilt. Zum Beispiel berichten Smith et al. bei klinischen T2-Karzinomen über 20% Lymphknotenmetastasen (61 von 310 Patienten) [39]. Diese Unterschiede lassen sich dadurch erklären, daß erhebliche Stagingunsicherheiten bestehen. Sie führen dazu, daß in bis zu 50% der Fälle ein klinischer T2-Tumor in Wirklichkeit einem pT3-Tumor entspricht (Unterschätzung) [49]. Andererseits entsprechen auch klinische T3-Karzinome in etwa 20% der Fälle postoperativ einem Tumorstadium pT2 (Überschätzung) [26].

Auch in bezug auf den Differenzierungsgrad des Karzinoms (Gleason-Score) zeigt sich eine signifikante Abhängigkeit der Rate an Lymphknotenmetastasen [26, 42, 48]. In der Serie radikaler Prostatektomien mit klinischen T1–T2c-Tumoren der Mayo Klinik stieg die Rate an Lymphknotenmetastasen von 4% (Gleason-Score 1–3, n=292) über 7% (Gleason-Score 4–6, n=2096) auf 22% bei einem Gleason-Score von 7–10 (n=782) [48].

Die Höhe des PSA allein ist kein verläßlicher Parameter des pathologischen Tumorstadiums. Es ist nicht vorhersagbar, welchen Anteil die Sekretion innerhalb

Tabelle 4.10. Abhängigkeit der Lymphknotenmetastasierung von Tumorstadium, Gleason-Score und PSA bei klinisch lokal begrenztem Prostatakarzinom

Kriterium	Patienten (n)	% (+) LK
1. Tumorstadium (klinisch)		
T1a [49]	49	2%
T1b/2a [49]	1074	6%
T2b/c [49]	2074	13%
T2 [37]	310	20%
T3 [24]	232	42%
2. Gleason-Score [48]		
1–3	292	4%
4–6	2096	7%
7–10	782	22%
3. PSA [26]		
0–4 ng/ml	284	1%
4–10 ng/ml	246	12%
10–20 ng/ml	118	18%
>20 ng/ml	55	36%
4. Stadium C, Gleason-Score >6, PSA>20 ng/ml [25]		
1 Kriterium	185	3%
2 Kriterien	185	34%
3 Kriterien	185	47%

einer benignen Prostatahyperplasie hat, da mit der Entdifferenzierung des Karzinoms die PSA-Produktion abnimmt [27]. Anhand einer Analyse von 703 Patienten des Johns Hopkins Institute zeigten Partin et al., daß bei einem PSA von 0–4 ng/ml lediglich 1% der Patienten operativ LK-Metastasen zeigten (4/284), bei 4–10 ng/ml 12% (29/246), bei 10–20 ng/ml 18% (21/118) und bei >20 ng/ml 36% (20/55) [27].

Gleichzeitig zeigte die gleiche Arbeitsgruppe, daß sich durch die Kombination von Grading, Tumorstadium und PSA die diagnostische Sicherheit erheblich verbessern läßt und die Aussagen statistisch signifikant valider sind [27]. Eine italienische Arbeitsgruppe konnte anhand einer Multicenterstudie mit 185 Patienten mit klinisch lokoregionär begrenztem Prostatakarzinom zeigen, daß bei Definition von 3 Risikofaktoren: Stadium C, Gleason-Score >6 und PSA >20 ng/ml durch die Kombination aller 3 Faktoren eine hochsignifikante Steigerung des LK-Metastasenrisikos auftrat. Bei einem Risikofaktor betrug die Wahrscheinlichkeit 3%, bei zwei 34% und bei drei 47% ($p<0,00005$) [24].

Bei alleiniger, auch randomisierter Stanzbiopsie muß jedoch die Pluriformität vieler Prostatakarzinome berücksichtigt werden, weswegen häufig im Prostatektomiepräparat ein höherer Gleason-Grad vorliegt als in den Biopsien [17].

Alle diese Möglichkeiten erlauben jedoch keine eindeutige Bestimmung des Lymphknotenstatus. In unserer Klinik werden deshalb Patienten mit lokal fortgeschrittenem Prostatakarzinom vor dem endgültigen Entschluß zur Strahlentherapie wenn möglich einer pelvinen laparoskopischen Lymphadenektomie (LPLA) zum Ausschluß von Lymphknotenmetastasen zugeführt. Eine Ausnahme bilden T1-Tumoren sowie Patienten mit einem PSA unter 10 ng/ml, da hier die Wahrscheinlichkeit einer Metastasierung äußerst gering ist. In Kliniken wie dem Fox Chase Center werden die pelvinen LAW grundsätzlich zum Zielvolumen definiert, wenn das individuelle Metastasierungsrisiko 15% übersteigt. Darüber hinaus wurden die pelvinen LAW immer dann bestrahlt, wenn das Tumorstadium T2b, der PSA 15 ng/ml sowie der Gleason-Score 6 überstieg [14, 37]. In Kliniken, in denen die pelvinen LAW grundsätzlich nicht bestrahlt werden, ist eine LPLA nicht indiziert, da hierdurch lediglich eine prognostische Aussage getroffen wird.

Die LPLA wurde 1989 in den klinischen Einsatz eingeführt [36] und hat sich mittlerweile so bewährt, daß sie in vielen Kliniken routinemäßig eingesetzt wird [18]. Der Vorteil ist eine kurze Hospitalisierungszeit bei vergleichbarer Aussagekraft und Komplikationsrate wie die offene pelvine Lymphadenektomie, wobei mit der Erfahrung des Operateurs die Rate an Komplikationen signifikant abnimmt [11, 24]. Ist die Lymphadenektomie negativ, kann das Zielvolumen der RT auf die Prostataregion mit oder ohne Samenblasen begrenzt werden. Dadurch kann die höhere Toxizität, die mit der Bestrahlung der pelvinen LAW einhergeht, vermieden werden. Sollte eine LPLA nicht möglich sein, kann in Kenntnis der beschriebenen Faktoren PSA, Grading und Tumorstadium die Wahrscheinlichkeit des Befalls der pelvinen LAW eingeschätzt werden.

3 Therapeutische Optionen

Der Lymphknotenbefall hat erhebliche prognostische Bedeutung, da eine Vielzahl von Autoren in diesem Stadium von einer latenten Fernmetastasierung ausgeht. Ohne Behandlung beträgt die mediane progressionsfreie Überlebenszeit der Patienten nur

25 Monate [35]. Allerdings gibt es, zumindest in bezug auf die Dauer bis zur Tumorprogression, signifikante Unterschiede in Abhängigkeit vom Ausmaß der Lymphknotenmetastasierung. Insbesondere der mikroskopische Befall eines Lymphknotens impliziert ein längeres tumorfreies Überleben [1, 41]. Bei Patienten mit pelvinen Lymphknotenmetastasen existieren keine gesicherten Therapiekonzepte, es existiert jedoch eine Vielzahl therapeutischer Optionen. Die Mehrzahl der Urologen führt bei Diagnose eine Androgendeprivation (bilaterale Orchiektomie, LHRH-Analogon) durch, u. U. auch als Intensivierung in Form einer maximalen Androgenblockade. Für selektionierte Patientengruppen werden durch die radikale Prostatektomie (RP) mit frühzeitiger Androgenablation exzellente 5- und 10-J.-Überlebensraten berichtet [47, 48], obwohl der Einsatz der RP im Stadium D1 durchaus kontrovers diskutiert wird [6, 7, 12, 40].

Andere Arbeitsgruppen ergänzen die RP durch eine zusätzliche Strahlentherapie mit oder ohne Androgenablation [12, 43]. Diesen Optionen steht die definitive RT in Verbindung mit einer Androgendeprivation gegenüber, mit der an schlechter selektionierten Patienten durchaus beeindruckende Langzeitresultate erzielt werden können [7, 15, 22, 43, 44].

Alle diese Ergebnisse haben in den letzten Jahren zu einem Umdenken geführt: Die Patienten scheinen von agressiveren Behandlungsstrategien zu profitieren; 5- und 10-J.-Überlebensraten von 60–90% bzw. 25–50% rechtfertigen diese Strategien durchaus. Die frühere Ansicht der infausten Prognose der Patienten im Stadium D1 muß zumindest für Subgruppen relativiert werden, obwohl die Ergebnisse randomisierter Studien zu dieser Frage fehlen [15].

4 Das lokal fortgeschrittene Prostatakarzinom ohne klinischen Nachweis von Lymphknotenmetastasen (T2b–4 N0/X)

Aus allerdings widersprüchlichen Daten retrospektiver Untersuchungen wurde geschlossen, daß eine elektive RT mit oder ohne HT eine Verlängerung des tumorspezifischen Überlebens erbringen kann [3, 4, 22, 25, 29, 32]. Das gilt insbesondere bei T3-Tumoren, wo nach retrospektiven Daten eine signifikante Reduktion der Rezidivrate im pelvinen Lymphabflußgebiet gezeigt werden konnte [29].

Die Ergebnisse der RTOG-Studien 75-06 und 77-06 haben etwas vorschnell zu der Aussage geführt, daß eine elektive Bestrahlung der pelvinen Lymphabflußwege im Stadium T1–2 ohne positiven Effekt ist und daher nicht durchgeführt werden sollte. Genaue Reanalysen haben inzwischen zu einer differenzierteren Sichtweise geführt. Unstrittig ist, daß eine elektive Bestrahlung sowohl der paraaortalen als auch der pelvinen LAW bei T3/4-Prostatakarzinomen im Vergleich zur alleinigen RT der pelvinen LAW (RTOG 75-06) keinerlei Effekt auf das Gesamtüberleben, das tumorspezifische Überleben oder die Entwicklung von Fernmetastasen hat. Sie ist daher heute obsolet [28].

Erheblich schwieriger gestaltet sich die Analyse von RTOG 77-06, die bei T1b- und T2-Prostatakarzinomen den Wert der elektiven Bestrahlung der pelvinen LAW im Vergleich zur alleinigen Prostata-RT prüfen wollte. Bei 445 auswertbaren Patienten (24% hatten eine Lymphadenektomie, der Rest war durch Lymphographie untersucht) ergab sich bei einer medianen Nachbeobachtung von 7 Jahren keine Differenz in bezug auf Überleben, tumorspezifisches Überleben und Entwicklung von Fernmetastasen [2]. Daraus wurde vorschnell der Schluß der Gleichwertigkeit gezogen.

Eine erneute Analyse verschiedener Autoren förderte eine große Zahl von Designproblemen zutage, die belegen, daß die Fragen an die Studie mit dieser nicht zu beantworten waren [10, 46]. Die bildgebenden Verfahren waren so ungenau, daß bei bildgebend Lymphknoten-positiven Patienten die gleichen Ergebnisse erzielt wurden wie bei Lymphknoten-negativen Patienten, während bei Patienten mit histologisch gesichertem Befall der erwartete signifikante Unterschied auftrat [15].

Zietman errechnete, daß bei dem vorhandenen Studiendesign es nur zu erwarten gewesen wäre, daß etwa 4% der Patienten (wenn es denn einen Unterschied gäbe) von der RT der pelvinen LAW hätten profitieren können. Hinzu kommt fatalerweise, daß im zweiten Jahr der Studie durch den Einsatz der CT klar wurde, daß die eigentlichen Prostatafelder mit 8x8 cm zu klein waren. Im Gefolge der Vergrößerung auf 9–10 x 9–10 cm wurden aber automatisch Teile der Obturatoriuslymphknoten, der wichtigsten ersten Befallsstation, in *beiden* Behandlungsarmen in das Zielvolumen inkludiert. Damit wurde der mögliche Unterschied nochmals verkleinert [46].

Bei T3-Tumoren, den Karzinomen mit der häufigsten Wahrscheinlichkeit des Befalls der Beckenlymphknoten, existiert keine prospektive Studie, lediglich retrospektive Analysen [29]. Eine randomisierte Studie der RTOG (RTOG 94-13) prüft jedoch in einer 4armigen Studie neben dem Wert der RT der pelvinen LAW die Gabe von Zoladex und Flutamid als neoadjuvante Gabe gegen eine 4monatige Gabe von Zoladex und Flutamid nach der Strahlentherapie, wobei 1200 Patienten randomisiert werden sollen [46]. Von dieser Studie sind wichtige Aufschlüsse zu erwarten.

Zusammenfassend läßt sich leider festhalten, daß die vorliegenden randomisierten Studien keine endgültige Bewertung der elektiven RT der pelvinen LAW zulassen. Jeder Strahlentherapeut muß daher für sich selbst entscheiden, ob die pelvinen LAW ab einem bestimmten Risiko bestrahlt werden sollten. Für beide Möglichkeiten gibt es vernünftige Argumente.

5 Das lokoregionär fortgeschrittene Prostatakarzinom mit gesicherten Lymphknotenmetastasen (Tx pN+)

Die Frage des Befalls der Lymphknoten ist von entscheidender prognostischer Bedeutung für den Patienten. Viele Therapeuten stufen diese Patienten als inkurabel ein und beenden die Therapie mit einer Orchiektomie [15]. Eine Vielzahl von Daten scheint den Einfluß der Ausdehnung des Befalls der Lymphknoten auf das tumorfreie Überleben zu belegen, sie sind jedoch teilweise widersprüchlich [15, 26, 35, 41, 44].

Während Morgan eine signifikante Verbesserung des tumorspezifischen Überlebens nachwies, wenn nur ein Lymphknoten im Vergleich zu mehreren befallen war, ließ sich anhand der Daten des »National Prostatic Cancer Project Protokoll 1000« eine signifikante Verbesserung des progressionsfreien Überlebens nachweisen, wenn weniger als 20% der entfernten Lymphkoten befallen waren gegenüber einem ausgedehnteren Befall [35].

Der alleinige mikroskopische Befall eines Lymphknotens ist wahrscheinlich mit einer signifikanten Verbesserung des tumorspezifischen Überlebens verbunden, und zwar sowohl bei definitiver RT [1] als auch bei Verbindung von RT und Orchiektomie

[41]. In dem eigenen Patientenkollektiv unterschied sich das tumorspezifische 5-J.-Überleben bei einer medianen Nachbeobachtung von 60 Monaten bei 13 Patienten mit einem mikroskopisch befallenen Lymphknoten (100%) signifikant von 57 Patienten mit ausgedehnterem Lymphknotenbefall (82%) [41].

Trotzdem läßt die Analyse des großen Patientenkollektivs des Memorial Sloan Kettering Cancer Center den Schluß zu, daß alle Patienten im Stadium D1 letztendlich bei 10–15 Jahren Nachbeobachtung progredient werden, die Patienten mit N2-Befall (n=217) lediglich schneller als bei N1-Befall (n=117). Allerdings wurde in dieser Studie nicht nach mikroskopischem Befall der Lymphknoten unterschieden [23].

Unklar ist ebenfalls, ob die RT plus HT der radikalen Prostatektomie (RP) plus Orchiektomie gleichwertig ist, was durch die Ergebnisse von 2 retrospektiven Untersuchungen unterstützt wird [7, 42]. Dabei wurden 251 Patienten mit RP und HT mit 97 Patienten mit RT und HT verglichen. Die tumorspezifischen 5- und 10-J.-Überlebenszeiten unterschieden sich dabei nicht signifikant, insbesondere unter Berücksichtigung der prognostisch etwas günstigeren Gruppe mit RP [7]. Zu ähnlichen Ergebnissen an einem kleineren Kollektiv kam auch unsere Arbeitsgruppe [41]. Möglicherweise kann durch die ergänzende RT nach RP zunächst auf eine HT verzichtet werden. Das wird durch die hervorragenden Ergebnisse von Freeman in bezug auf das Gesamt- und erkrankungsfreie Überleben, allerdings ebenfalls als retrospektive Untersuchung, an 71 Patienten, suggeriert [12].

Vier retrospektive Studien, legen die Vermutung einer höheren Wirksamkeit gegenüber einer alleinigen Androgenablation nahe [7, 22, 34, 44] (Tabelle 4.11). Die Bestrahlung der pelvinen LAW erfolgte in Boxfeldtechnik bis zu einer Gesamtdosis zwischen 45 und 50 Gy (Enzeldosis 1,8–2 Gy). Anhand der Daten der Patienten der Mayo Klinik konnten Cheng et al. zeigen, daß nach RT und HT (n=97) signifikant bessere tumorspezifische 5- und 10-J.-Überlebensraten zu erzielen waren als bei alleiniger HT (n=60) (84% und 54% vs. 66% und 39%) [7].

Sands et al. berichteten über eine signifikante Verbesserung sowohl der lokalen als auch der systemischen Progressionsrate unter Einschluß des PSA bei Patienten, die zusätzlich zur Androgenablation (*Gruppe 1*) eine RT der pelvinen LAW erhielten (Gruppe 2) [34]. Allerdings betrug die mediane Nachbeobachtung der 181 Patienten in Gruppe 1 45 Monate, die der nur 27 Patienten in *Gruppe 2* jedoch lediglich 25 Monate. Besonders die Tatsache, daß die mediane Zeit bis zum Progreß anderer ähnlich behandelter Patientenkollektive in Gruppe 2 längst nicht erreicht war [43], hat Anlaß zu Kritik an dieser Arbeit gegeben [42].

Eine Subgruppe der Patienten der Studie RTOG 85–31 mit histologisch gesicherten Lymphknotenmetastasen erhielt randomisiert eine kombinierte Hormon- und Strahlentherapie (50 Gy LAW Becken, 70 Gy Boost Prostata), während die zweite Gruppe eine definitive Strahlentherapie erhielt. Bei einer medianen Nachbeobachtung von 4,5 Jahren ergab sich ein signifikanter Vorteil des tumorfreien 5-J.-Überlebens für die kombiniert behandelte Gruppe: 55% vs. 11% (22%). Insgesamt ist durch die kombinierte Therapie ein krankeitsfreies 5-J.-Überleben zwischen 55% und 85% je nach Patientenkollektiv zu erzielen, die Überlebensraten liegen zwischen 70% und 95% (Tabelle 4.11).

Zusammenfassend legen die vorhandenen retrospektiven Daten besonders bei mikroskopischem Befall den Einsatz der RT zusätzlich zur Androgenablation nahe (Übersicht Tabelle 4.11). Das betrifft zumindest den Aspekt der Progressionsverzöge-

Tabelle 4.11. Ergebnisse der Strahlentherapie in Verbindung mit sofortiger hormoneller Therapie bei Patienten im Stadium D1 (Sicherung der Diagnose durch pelvine Lymphadenektomie) (Überlebensraten in %)

Patienten (n) [Literatur]	Überleben (%) 5 Jahre	8 Jahre	10 Jahre	Krankheitsfreies Überleben (%) 5 Jahre	8 Jahre	10 Jahre
27 [34]*	100%	–	–	100%	–	–
40 [43]	72	–	41	65	–	24
66 [44]	94	79	–	78	47	–
77 [22]	73	–	–	55	–	–
97 [7]	–	–	–	84	–	54

* 4-Jahres aktuarische Werte

rung, bei Subgruppen aber vielleicht auch der Kuration. Da allerdings keine randomisierten Daten vorliegen, sollten diese Fragestellungen durch randomisierte Studien geprüft werden. Derzeit wird in einer Studie der ARO (ARO 95-3) der Wert der RT der pelvinen LAW bei nachgewiesenem Befall prospektiv randomisiert geprüft. Hierbei wird nach histologischer Sicherung des Lymphknotenbefalls randomisiert in eine RT der pelvinen LAW plus Boost der Prostataregion (Arm A) gegen eine alleinige Bestrahlung der Prostataregion (Arm B) [9]. Eine vergleichbare Phase-III-Studie der RTOG befindet sich in der Planung [22].

6 Bestrahlungstechnik

Wenn die Lymphabflußwege des kleinen Beckens bestrahlt werden sollen, besteht weitgehend Einigkeit über die Technik: Die Planung der Bestrahlung sollte rechnergestützt erfolgen in einer 4-Felder-Box-Technik (gleiche Wichtung aller Felder, Felder a.-p.-p.-a., 2 laterale Felder) unter Verwendung von Individualsatelliten zur Verringerung der Dünndarmbelastung. Die Gesamtdosis sollte in der adjuvanten Situation (Stadium C) 45 Gy bei einer Einzeldosis von 1,8 Gy im Referenzpunkt betragen (ICRU 50).

Bei gesichertem Lymphknotenbefall kann die Dosis auf 50,4 Gy bei gleicher Einzeldosis angehoben werden. Die obere Feldgrenze liegt in Höhe des Promontoriums, die untere Feldgrenze erfaßt die Pars prostatica der Harnröhre (häufig untere Feldgrenze: Unterkante Sitzbeine). Nach ventral müssen die Lymphknoten der Iliaca-externa-Gruppe erfaßt werden und nach dorsal die Rektumvorderwand. Bei der Simulation des Bestrahlungsfeldes sollten Dünndarm, Rektum und Harnblase kontrastiert werden (Abb. 4.6 und 4.7).

7 Nebenwirkungen der Bestrahlung der pelvinen Lymphabflußwege

Es existiert eine Vielzahl von Daten zu dieser Fragestellung aus den Studien der RTOG der 70er Jahre (RTOG 75-06, RTOG 77-06), die eine elektive Bestrahlung der pelvinen und teilweise der paraaortalen LAW geprüft haben [2, 20]. Sie sind jedoch nur sehr eingeschränkt zu verwerten. Meist kamen einfache strahlentherapeutische Techniken zur Anwendung (opponierende Gegenfelder). Diese sind mit der heutzutage verwen-

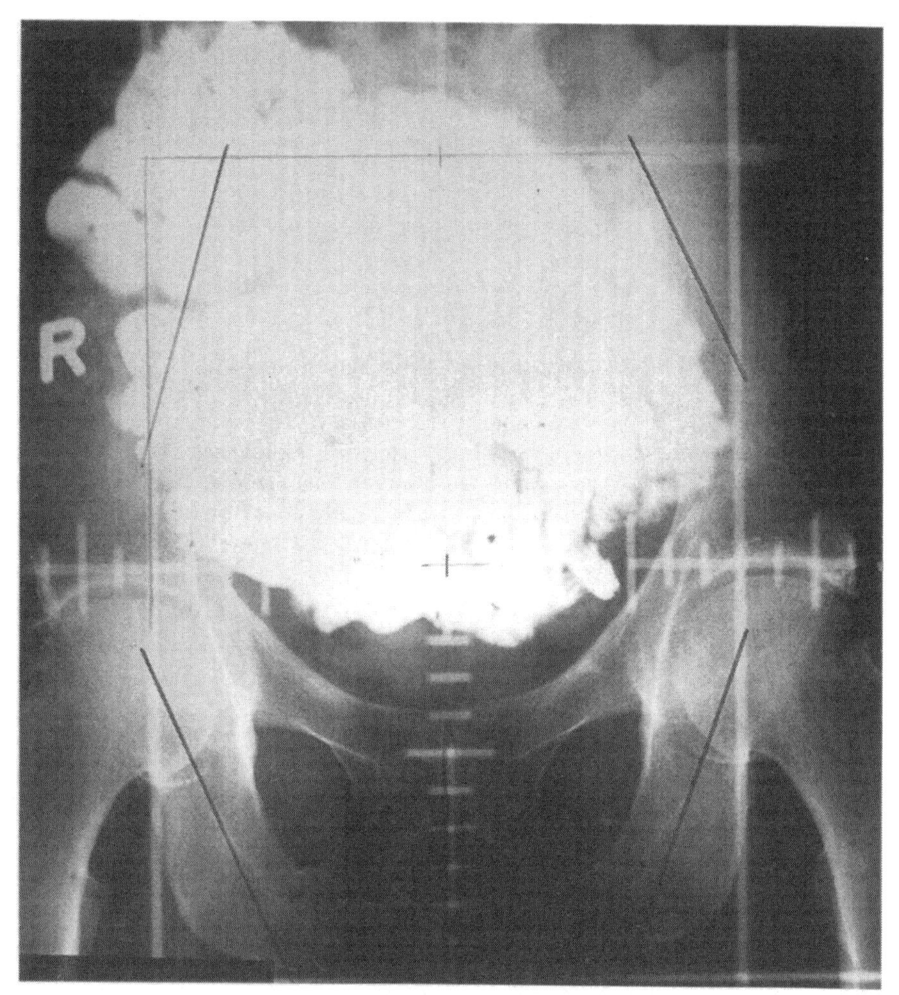

Abb. 4.6. Simulatoraufnahme a.-p. mit Blendendarstellung der Bestrahlung der Lymphabflußwege des kleinen Beckens nach Dünndarmkontrastierung

deten, individuell kollimierten Boxfeldtechnik unter weitgehender Schonung des Dünndarmvolumens nicht vergleichbar. Darüber hinaus ist eine Trennung von den Nebenwirkungen der gesamten RT-Dosis (LAW und Boost) sehr schwierig. Viele Untersucher haben jedoch keine signifikant gesteigerte Morbidität durch die RT der pelvinen LAW nachweisen können [20].

Moderne Daten zur Frage der Morbidität der RT der pelvinen LAW sind insbesondere aus dem Fox Chase Center publiziert worden [16, 37, 38]. Unstrittig ist, daß besondere Risikofaktoren, wie bestehender Diabetes oder eine zunehmende Anzahl von Voroperationen im kleinen Becken, mit einer höheren Rate an akuten und späten Nebenwirkungen assoziiert sind [37, 38]. Bei diesen Patienten sollte eine RT der pelvinen LAW mit Zurückhaltung eingesetzt werden.

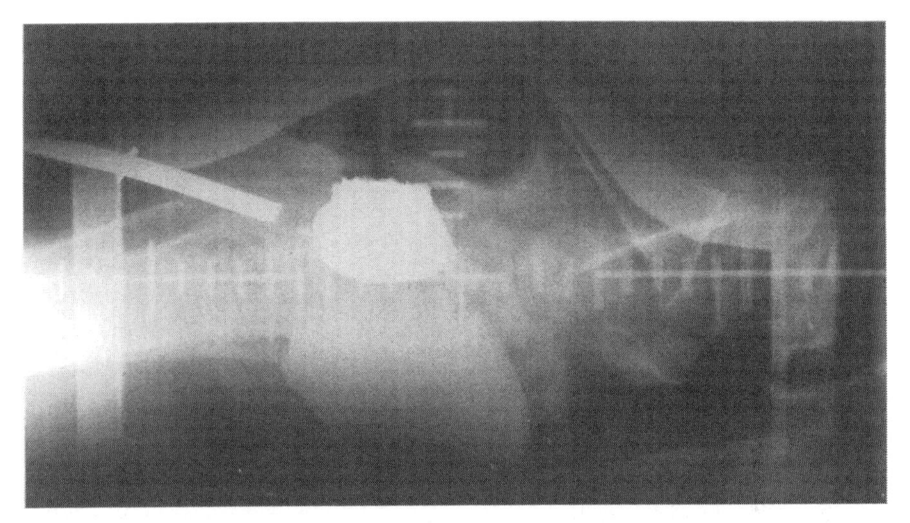

Abb. 4.7. Laterale Simulatoraufnahme (Blendenkontrollaufnahme) der Bestrahlung der Lymphabflußwege des kleinen Beckens mit Kontrastierung der Harnblase und des Rektums

Aus den Daten der RTOG-Studien 75-06 und 77-06 sind Langzeitnebenwirkungsraten publiziert. Anhand von 1020 Patienten, die randomisiert wurden in RT der pelvinen LAW (45 Gy, ED 1,8-2 Gy) und 20 Gy Boost vs. 65 Gy RT der Prostataregion, wurde von 3,3% Grad III oder IV gastrointestinaler Nebenwirkungen berichtet; weniger als 1% der Patienten entwickelte eine Obstruktion oder Perforation. Bei allerdings 7,7% Grad III oder mehr beschriebenen urogenitalen Nebenwirkungen war nur bei 0,5% der Patienten eine chirurgische Sanierung notwendig [20]. Bei den 682 Patienten der »Patterns of Care Study« benötigten nur 2% der Patienten eine chirurgische Intervention für Nebenwirkungen der RT der pelvinen LAW [15].

Eine signifikante Senkung der Rate an akuten gastrointestinalen Nebenwirkungen durch die Konformationstherapie ist inzwischen durch mehrere Zentren belegt. Im Fox Chase Center konnte gezeigt werden, daß die Rate an akuten Grad-II-Nebenwirkungen von 60% auf 45% durch diese Technik gesenkt werden konnte. Diese waren allerdings gegenüber der alleinigen Konformationsbestrahlung der Prostata signifikant erhöht (45% vs. 25%) [37, 38]. Dieses ist durch den Volumeneffekt des größeren Zielvolumens bei der Beckenbestrahlung gut erklärbar. Es ist davon auszugehen, daß durch die inzwischen seit Jahren übliche routinemäßige Anwendung der individuell kollimierten Boxfeldtechnik bei der Bestrahlung der pelvinen LAW die akuten und späten Nebenwirkungsraten weiter sinken werden.

Literatur

1. Anscher MS, Prosnitz LR (1992) Prognostic significance of extent of nodal involvement in stage D1 prostate cancer treated with radiotherapy. Urology 39: 39-43
2. Asbell SO, Krall JM, Pilepich MV et al. (1988) Elective pelvic irradiation in stage A2, B carcinoma of the prostate: analysis of RTOG 77-06. Int J Radiat Oncol Biol Phys 15: 1307-1316

3. Bagshaw MA (1984) Radiotherapeutic treatment of prostatic carcinoma with pelvic node involvement. Urol Clin North Am 11: 297–304
4. Batata MA, Hilaris BS, . Chu FC et al. (1980) Radiation therapy in adenocarcinoma of the prostate with pelvic lymph node involvement on lymphadenectomy. Int J Radiat Oncol Biol Phys 6: 149–153
5. Brausi M, Soloway M (1989) Progression and complications after external beam radiation therapy for carcinoma of the prostate. Urology 34: 115–119
6. Bressel M (1990) Radical prostatectomy-indication, surgical technique, results. Akt Urol (Suppl I): 115–119
7. Cheng CW, Bergstrahl EJ, Zincke H (1993) Stage D1 prostate cancer. A nonrandomized comparison of conservative treatment options vs. radical prostatectomy. Cancer 71 (Suppl): 996–1004
8. DeKernion J, Huang MY, Kaufman JJ, Smith RB (1985) Results of treatment of patients with stage D1 prostatic carcinoma. Urology 26: 446–451
9. Dinges S, Budach V (1996) Therapeutische Optionen für N+(D1) Prostatakarzinom-Patienten. In: Schnoor D, Loening SA, Dinges S, Budach V (Hrsg) Lokal fortgeschrittenes Prostatakarzinom, Podium Urologie Bd 1. Blackwell, Berlin Wien, S 137–146
10. Epstein BE, Hanks GE (1993) Radiation therapy techniques and dose selection in the treatment of prostate cancer. Semin Radiat Oncol 3: 179–186
11. Fahlenkamp D, Türk I, Müller W, Winfield HN, Loening SA (1995) Laparascopic pelvic lymphadenectomy: transperitoneal access. In: Fahlenkamp D, Loening SA, Winfield HN (eds) Advances in laparascopic urology. Blackwell Science, Oxford, pp 65–70
12. Freeman JA, Lieskovsky G, Grossfeld G et al. (1994) Adjuvant radiation, chemotherapy, and androgen deprivation therapy for pathologic stage D1 adenocarcinoma of the prostate. Urology 44: 719–724
13. Golimbu M, Provet J, Al-Askari S, Morales P (1987) Radical prostatectomy for stage D1 prostate cancer. Urology 30: 427–435
14. Hanks GE (1993) The challenge of treating node positive prostate cancer. Cancer 71 (Suppl): 1014–1018
15. Hanks GE, Diamond JJ, Krall JM (1987) A ten year follow up of 682 patients treated for prostate cancer with radiation therapy in the United States. Int J Radiat Biol Phys 13: 499–505
16. Hanks GE, Schultheiss TE, Hunt MA (1994) Factors influencing the incidence of acute grade II morbidity in conformal and standard treatment of prostate cancer. Int J Radiat Biol Oncol Phys 31: 25–29
17. Helpap B, Böcking H, Dohm AG et al. (1985) Klassifikation, histologisches und zytologisches Grading sowie Regressionsgrading des Prostatakarzinoms. Pathologe 6: 3–7
18. Klän R, Dieckmann KP, Meier T, Handtke A (1994) Laparaskopische vs. offen chirurgische Lymphadenektomie beim Prostatakarzinom. Urologe A 33: 128–133
19. Kramer SA, Cline WA, Farnham R et al. (1981) Prognosis of patients with stage D1 prostatic adenocarcinoma. J Urol 125: 817–819
20. Lawton CA, Won M, Pilepich M et al. (1991) Long-term treatment sequelae following external beam irradiation for adenocarcinoma of the prostate: analysis of RTOG-studies 75–06 and 77–06. Int J Radiat Oncol Biol Phys 21: 935–939
21. Lawton CA, Cox JD, Glisch C et al. (1992) Is longterm survival possible with external beam irradiation for stage D1 adenocarcinoma of the prostate? Cancer 69: 2761–2766
22. Lawton CA, Winter K, Byhardt R et al. (1997) Androgen Suppression plus radiation vs. radiation alone for patients with D1: (pN*) adenocarcinoma of the prostate: (results based on a national prospective randomized trial, RTOG 85–31). Int J Radiat Oncol Biol Phys 38: 931–939
23. Leibel SA, Fuks Z, Zelefsky MJ, Whitmore WF (1994) The effect of local and regional treatment on the metastatic outcome. Int J Radiat Oncol Biol Phys 28: 7–16
24. Maffezzini M, Carmignani G, Perachino M et al. (1995) Benefits and complications of laparascopic pelvic lymphadenectomy for detection of stage D1 prostate cancer: a multicenter experience. Eur Urol 27: 135–137
25. Mc Gowan DG (1981) The value of extended field radiation therapy in carcinoma of the prostate. Int J Radiat Oncol Biol Phys 7: 1333–1339
26. Morgan WR, Bergstrahl EJ, Zincke H (1993) Long-term evaluation of radical prostatectomy as treatment for clinical stage C: (T3) prostate cancer. Urology 41: 116–120
27. Partin AW, Yoo J, Carter HB et al. (1993) The use of PSA, clinical stage, and Gleason score to predict pathological stage in men with localized prostate cancer. J Urol 150: 110–114
28. Paulson DF, Cline WA, Koefoot RP et al., and Uro-Oncology Research Group (1982) Extended field radiation therapy vs. delayed hormonal therapy in node positive prostatic adenocarcinoma. J Urol 127: 935–937
29. Perez CA, Michalski J, Brown KC, Lockett MA (1996) Non randomized evaluation of pelvic lymph node irradiation in localized carcinoma of the prostate. Int J Radiat Oncol Biol Phys 36: 573–584

30. Petros JA, Catalona WJ (1992) Lower incidence of unsuspected lymph node metastases in 521 consecutive patients with clinically localized prostate cancer. J Urol 147:147–153
31. Pilepich MV, Krall JM, Sause WT et al. (1987) Correlation of radio-therapeutic parameters and treatment related morbidity in carcinoma of the prostate – analysis of RTOG-study 75–06. Int J Radiat Biol Oncol Phys 13: 351–357
32. Ploysongsang SS, Aron BS, Shehata WM (1992) Radiation therapy in prostate cancer: whole pelvis with prostate boost or small field to prostate? Urology 40: 18–26
33. Sandler HM, Ohl DA,. Quint LE, Bree RL (1993) Determing local-regional extension of prostate cancer. Semin Radiat Oncol 3: 169–178
34. Sands ME, Pollak A, Zagars GK (1995) Influence of radiotherapy on node positive prostate cancer treated with androgen ablation: (see comments). Int J Radiat Oncol Biol Phys 31: 13–19
35. Schmidt JD,Gibbons RP, Murphy GP, Batolucci A (1993) Adjuvant therapy for localized prostate cancer. Cancer 71 (Suppl):1005–1014
36. Schuessller WW, Vancaille TG, Reich H, Griffith DP (1991) Transperitoneal endosurgical lymphadenectomy in patients with localized prostate cancer. J Urol 145: 988–994
37. Schultheiss TE, Hanks GE, Hunt MA,Lee WR (1995) Incidence of and factors related to late complications in conformal and conventional radiation treatment of cancer of the prostate. Int J Radiat Oncol Biol Phys 32: 643–649
38. Schultheiss TE, Lee WR, Hunt MA et al. (1997) Late GI and GU complications in the treatment of prostate cancer. Int J Radiat Oncol Biol Phys 37: 3–11
39. Smith JA, Middleton RG (1985) Implications of volume of nodal metastases in patients with adenocarcinoma of the prostate. J Urol 133: 617–619
40. Steinberg GD,Epstein J.I, Piantadosi S, Walsh PC (1990) Management of stage D1 adenocarcinoma of the prostate: The Johns Hopkins experience 1974–1987. J Urol 144: 1425–1432
41. Wiegel T, Bressel M (1994) Outcome of patients with stage D1 prostate cancer – influence of the extent of nodal involvement. Radiat Oncol Invest 2: 144–151
42. Wiegel T, Bressel M (1995) Regarding Sands et al: Influence of radiotherapy on node-positive prostate cancer treated with androgen ablation. Letter to the editor. Int J Radiat Oncol Biol Phys 32: 896–897
43. Wiegel T, Bressel M, Schmidt R (1994) Stage D1 prostatic cancer – equivalent results with radiotherapy and hormonal therapy vs. radical prostatectomy, radiotherapy and hormonal therapy: (?) Onkologie 17: 586–593
44. Whittington R, Malkowicz SB, Machtay M et al. (1997) The use of combined radiation therapy and hormonal therapy in the management of lymph-node positive prostate cancer. Int J Radiat Oncol Biol Phys 39: 673–680
45. Wolf JS, Shinohara K, Carroll PR, Narayan P (1993) Combined role of transrectal ultrasonography, Gleason-Score and PSA in predicting organ confined prostate cancer. Urology 42: 131–137
46. Zietman AL, Shipley WU (1993) Randomized trials in loco regionlly confined prostate cancer: past, present and future. Semin Radiat Oncol 3: 210–220
47. Zincke H (1990) Combined surgery and immediate adjuvant hormonal treatment for stage D1 adenocarcinoma of the prostate: Mayo Clinic experience. Semin Urol 8: 175–183
48. Zincke H, Utz DC,Thule PM, Taylor WF (1987) Treatment options for patients with stage D1: (T0–3, N1–2, M0) adenocarcinoma of the prostate. Urology 30: 307–315
49. Zincke H, Oesterling JE, Blute ML et al. (1994) Long-term: (15 years) results after radical prostatectomy for clinically localized: (stage T2c or lower) prostate cancer. J Urol 152: 1850–1857

Ergebnisse der Neutronen- und Protonentherapie des Prostatakarzinoms

G. Gademann

1 Einleitung

Neutronen und Protonen sind Elementarteilchen des Atomkerns. Sie sind wesentlich schwerer als die Elektronen, die die Hülle eines Atoms erzeugen. Daher besitzen sie andere physikalische Verhaltensweisen, insbesondere im Falle des Neutrons, das keine elektrische Ladung enthält. Zusätzlich ergeben sich biologische Eigenschaften, die eine höhere Wirksamkeit auf alle lebenden Zellen versprechen und die auch in Zellexperimenten gefunden wird. Diese letztgenannte biologische Komponente, die insbesondere den Neutronen zugeschrieben wird, hat sehr schnell zu einem Einsatz beim Prostatakarzinom geführt. Dieser Tumor ist zum einen durch eine relativ geringe Strahlensensibilität ausgezeichnet, zum anderen ist im wesentlichen die lokale Behandlung angezeigt. Beides zusammen ergibt die Indikation der Protonen (oder allgemein der Ionen) und der Neutronen, allerdings mit unterschiedlichen Wichtungen. Will man die Gründe der Einsatzbemühungen von Neutronen und Protonen verstehen, muß man sich mit der Physik und der Strahlenbiologie beschäftigen.

2 Neutronenbestrahlungen

2.1 Physik und Technik

Neutronen tragen keine elektrische Ladung. Sie können daher nicht wie z. B. die Elektronen im elektischen Feld beschleunigt werden, vielmehr müssen sie aufwendig erzeugt werden: nur hochenergetische Neutronen können in das Gewebe eindringen. Hierzu gibt es im wesentlichen 2 Methoden: Kernreaktionen und Streuprozesse [13].

Prinzipiell entstehen bei jeder Kernreaktion schnelle Neutronen. Am häufigsten nutzt man die Reaktion $T(d, n)^4He$. Wenn man Deuterium (d) einer Energie von nur 120 keV mit Tritium (T) reagieren läßt, entstehen Neutronen (n) der Energie 14,8 MeV, das Tritium und das Deuterium wird dabei zu Helium verschmolzen. Diese Anlagen bildeten vielfach die 2. Generation von Neutronengeneratoren, die mittlerweile nicht mehr in Betrieb sind.

Bei modernen Neutronenanlagen wird die kinetische Energie leichter geladener Teilchen, z. B. Deuterium, in einem Stoßprozeß zur Herstellung von Neutronen genutzt. Die Beschleunigung erfolgt in einem Zyklotron, einem Kreisbeschleuniger für Ionen. Das Target, auf das der Ionenstrahl gelenkt wird, besteht häufig aus Beryllium, an dem eine (d, n)-Reaktion insbesondere in Vorwärtsrichtung entsteht.

Moderne Neutronengeneratoren werden mit kleinen supraleitenden Zyklotronen, die auf eine Gantry montiert sind, betrieben. Der erste Prototyp dieser neuesten Generation wird am Harper Hospital in Detroit benutzt [20]. Nach der Erzeugung des Neutronenstrahls kann dieser nicht mehr gesteuert und nur schwer kollimiert werden, da er keine elektromagnetischen Wechselwirkungen kennt. Aufwendige Multileaf- oder Multi-rod-Kollimatoren sind jedoch gerade bei den Neutronen wichtig und dürfen an modernen Geräten nicht fehlen [1].

Die Dosisverteilung von Neutronenstrahlen ist schlechter als die von hochenergetischen Photonen aus modernen Elektronenbeschleunigern. Dies betrifft sowohl die Tiefendosis als auch die Querverteilung. Im Gewebe kommen wiederum Sekundärprozesse zur Wirkung. Das schnelle Neutron nutzt als Energieüberträger insbesondere das Proton, das als etwa gleich schweres Teilchen die kinetische Energie am besten aufnehmen und seinerseits nun durch Coulomb-Wechselwirkung an die Umgebung abgeben kann. Der sog. lineare Energietransfer (LET), der in keV/μm angegeben wird, ist dadurch besonders hoch. Das Proton, also das Wasserstoffion im Gewebe, ist sozusagen das gleiche Medium für den Neutronenstrahl, wie das Elektron für den Photonen- und Elektronenstrahl, es entstehen Sekundärteilchen. Die Neutronenstrahlen werden zu den sog. Hoch-LET-Strahlen gerechnet.

Der Vorteil der Neutronenstrahlen wird allein in der erhöhten biologischen Wirksamkeit (RBW) gesehen, die Folge des hohen LET ist. An Zellversuchen konnte man die 3 folgenden Eigenschaften beobachten:
- fehlender oder reduzierter Sauerstoffeffekt,
- verminderte oder fehlende Schulterkurve (Unterdrückung von Reparatur),
- vom Zellzyklus weitgehend unabhängige Wirkung.

Dies alles äußert sich in einer höheren RBW von 2–10 (im Mittel ca. 3) bezogen auf den Photonenstrahl. Es ergaben sich Indikationen für Tumoren ausgedehnter Hypoxie, geringer Zellverteilung im Zyklus, großen Reparaturvermögens und schnellen Wachstums [29, 33]. Nach Jahren intensiver klinischer Studien mit der Neutronentherapie mit nicht überzeugenden Ergebnissen von Neutronenseite [8] wurde offenbar, daß die biologische Wirkung sehr komplex ist und viele Abhängigkeiten hat – z. B. von dem Gewebe und der Fraktionierung [7]. Versuche in Form von »predictive assays« zur Ermittlung der intrinsischen Strahlensensibilität von Gewebe auf Neutronenbestrahlung konnten keine eindeutigen Zusammenhänge erbringen. Ein hochsignifikanter Vorteil von Neutronen konnte lediglich für Zellinien festgestellt werden, die gegen Photonen resistent waren [31].

2.2 Klinischer Einsatz und Ergebnisse

Die Therapie mit Neutronenstrahlen wurde durch Stone bereits im Jahre 1938 eingeführt, mehr als 10 Jahre vor der Strahlentherapie mit Elektronen und nur 6 Jahre nach der Entdeckung des Neutrons. Schwere Spätnebenwirkungen führten nach einigen Jahren zur Beendigung der Behandlung und erst am Ende der 60er Jahre wurde die Neutronentherapie am Hammersmith-Hospital in London wieder aufgegriffen [29]. Wegen der geringen Neutronenenergie der damaligen Geräte standen oberflächliche Tumoren, z. B. im Kopf-Hals-Bereich, im Vordergrund, die Behandlung der Prostata wurde zwar sehr frühzeitig diskutiert, konnte jedoch erst mit Neutronengeneratoren der 2. Generation verwirklicht werden.

Die ersten Berichte über Bestrahlungen der Prostata mit Neutronen stammen aus der Mitte der 70er Jahre. Während sich in den USA groß angelegte prospektive Studien, die von der RTOG und dem National Cancer Institute gefördert wurden, etablierten [34], gelang dies in Europa nicht.

Als Beispiel sollen hier die Erfahrungen aus dem Universitätskrankenhaus Hamburg-Eppendorf genannt werden. Es wird von 12 Patienten berichtet, die zwischen 1976 und 1985 an undifferenzierten Prostatatumoren T3 und T4, Nx–N2, in einem Mixed-beam-Protokoll behandelt wurden. Der Boost mit schnellen Neutronen erfolgte über 1–2 Wochen mit einer GD von 4,0–8,0 Gy nach einer Beckenbestrahlung von 30–50 Gy mit Photonen. In einem ersten Bericht wird von einer deutlich besseren tumorfreien Überlebenszeit für die T3-Tumoren berichtet, bei den T4-Tumoren war wegen der hohen Rate von Metastasen ein Überlebensgewinn nicht zu ersehen [12].

Alle Erfahrungen an Deutschen Zentren wurden 9 Jahre später in einem Bericht zusammengefaßt [26]. Damals waren an 4 Kliniken (Essen, Hamburg, Heidelberg und Münster) zusammen 105 Patienten behandelt worden, allein 82 davon am UKE in Hamburg. Aus letzterer Gruppe wird von einer 4-J.-Überlebensrate von 85% für die T3-Tumoren berichtet und eine prospektiv kontrollierte klinische Studie angekündigt, deren Ergebnisse sich in einer Publikation von 1995 finden [32]. Es wurden 56 Patienten mit lokal ausgedehntem Prostatakarzinom (Stadium T2b–T4, N1–2, M0) mit einem Mixed-beam-Protokoll behandelt. Die meisten Patienten befanden sich im Stadium III und IV.

Nach einer Gesamtbeckenbestrahlung mit Dosen von 30–45 Gy wurde die Prostata mit 14 MeV-Neutronen und einer GD von 3,0–7,4 Gy im Maximum zusätzlich behandelt. Die mediane Nachbeobachtungszeit betrug 7,8 Jahre, die lokale Kontrollrate für die T3- und T4-Tumoren, nodal negativ, für 5 und 8 Jahre ergab sich zu 84% bzw. 79%. Insgesamt entwickelten in dieser Studie 19 von 56 Patienten einen lokalen Progreß.

Die für eine fundierte Diskussion wichtigsten Studien fanden in den USA statt. 1977 bis 1983 wurden in einer prospektiv randomisierten Phase-III-Studie der RTOG die Neutronentherapie von lokal fortgeschrittenen Prostatakarzinomen der Stadien C und D1 untersucht [17]. Randomisiert wurde zwischen einer konventionellen Strahlentherapie in Form der Becken- und anschließenden Boostbestrahlung (50 Gy bzw. 20 Gy) und einer sogenannten Mixed-beam-Form von Neutronen und Photonen.

Die Neutronenbestrahlung erfolgten an 5 Einrichtungen in den USA. Der Strahl wurde sowohl als Gesamtbeckenbestrahlung wie auch als Boostbestrahlung zwischen Photonen und Neutronen gemischt, wobei die Äquivalenzdosis, berechnet über den institutsinternen RBW, ebenfalls 50 Gy bzw. 20 Gy betrug. 91 Patienten konnten in die Studie aufgenommen werden.

Die aktuarischen Ergebnisse nach 5 Jahren zeigten ein deutlich positives Ergebnis für die Patienten des Mixed-beam-Armes. Die Gesamtüberlebenszeit nach 5 Jahren betrug ungefähr 60% für die Neutronenpatienten und 40% für die Photonenpatienten. Nach Bereinigung auf die krankheitsspezifischen Fälle wird von einer weiteren Verbesserung der Ergebnisse berichtet. Die lokale Rezidivrate nach 5 Jahren betrug 38% bei den Photonenpatienten und 7% bei den Neutronenpatienten. Ein Zwischenbericht nach 8 Jahren zeigt für das krankheitsspezifische Überleben 82% für die Neutronen und 54% für die Photonen (p=0,02). Die lokale Rezidivrate war auf 33% für

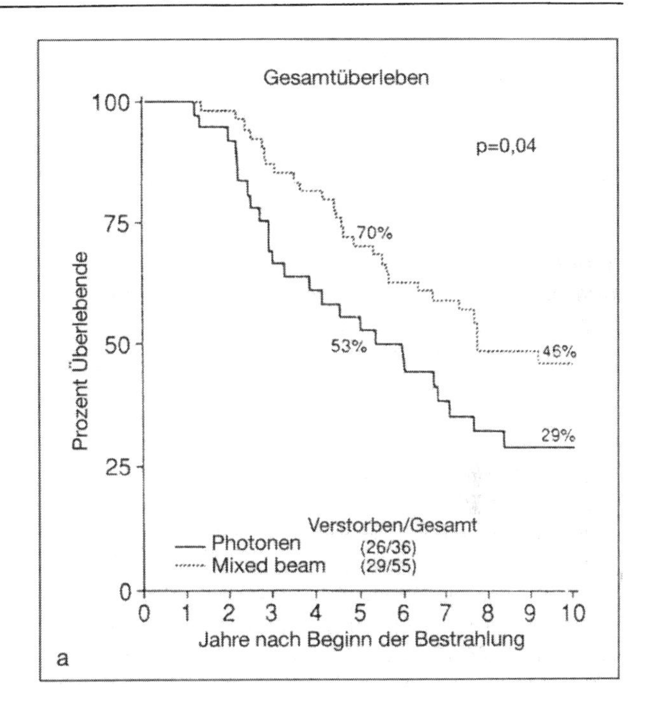

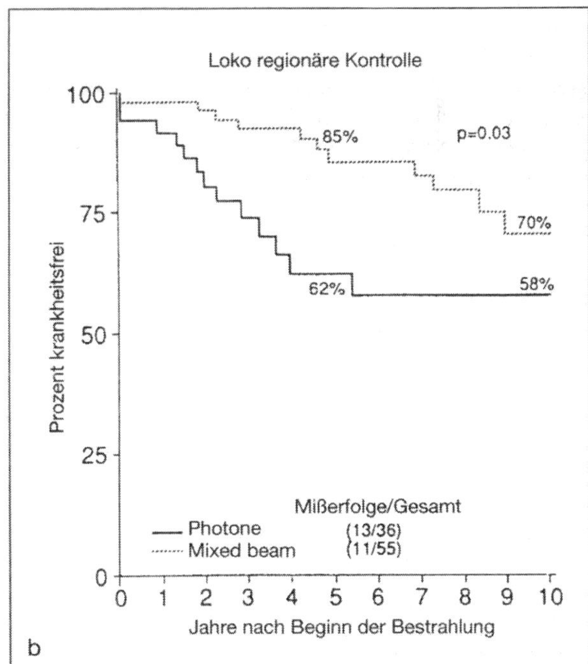

Abb. 4.8a,b. Gesamtüberleben *(a)* und lokale Kontrolle *(b)* als Funktion der Zeit. Ergebnisse der RTOG 77-04-Studie. (Aus [18])

die mit Mixed-beam behandelten Patienten gestiegen, 69% für die Patienten mit Photonentherapie allein. Es konnte weiterhin mit einer p=0,05 die größere Effektivität der Mixed-beam-Bestrahlung für Gesamtüberleben, krankheitsspezifisches Überleben und lokale Tumorkontrolle nachgewiesen werden [22].

Der endgültige Bericht dieser RTOG-Studie 5 Jahre später zeigen 10-J.-Ergebnisse der lokalen Tumorkontrolle von 70% für die Mixed-beam-Gruppe gegenüber 58% für die Photonengruppe (p=0,03). Das Gesamtüberleben betrug 46% bzw. 29% (p=0,04) [18]. Abbildung 4.8 zeigt die Überlebenskurven zum Abschluß dieser wichtigen Studie, die auch noch nach 10 Jahren eine signifikant bessere Wirkung der Bestrahlung mit Neutronen und Photonen ergab.

Die zweite wichtige randomisierte Studie zum Vergleich von Neutronen und Photonen wurde von National Cancer Institute unterstützt und 1986 als Nachfolgestudie der RTOG von der Neutron Therapy Collaborative Working Group (NTCWG) initiiert [24]. Verglichen wurde eine lokale Photonenbestrahlung bis ca. 70 Gy mit einer lokalen Neutronenbestrahlung bis 20,4 neutronenspezifischen Gray. Eingeschleust wurden Patienten mit fortgeschrittenem T2 oder T3–4, N0–1, M0-Tumorstadien. Zwischen 1986 und 1990 wurden 98 Patienten in jedem Arm randomisiert, auszuwerten waren 85 Patienten im Photonenarm und 87 Patienten im Neutronenarm. Nach einer mittleren Nachbeobachtungszeit von 68 Monaten ergab sich eine lokale Rezidivrate für die Neutronengruppe mit 11% und für die Photonengruppe mit 32%. Diese sehr positiven Ergebnisse hinsichtlich der lokalen Tumorkontrolle für die Neutronenbehandlung zeigten sich jedoch nicht im Gesamtüberleben und im krankheitsspezifischen Überleben. Die Studie gibt für die neutronenbestrahlten Patienten eine Todesrate von 32% und für die photonenbestrahlten Patienten von 41% an. Der Unterschied ist nicht signifikant .

Die Diskussion über diese gegenläufigen Ergebnisse konzentriert sich auf die Tatsache, daß ohne Zweifel eine hohe lokale Kontrollrate erreicht wird, die sich nicht – wie aus Photonenstudien bekannt – in einer besseren Überlebenszeit gerade beim Prostatakarzinom niederzuschlagen scheint [14, 21].

Berichte von Bestrahlungen außerhalb einer randomisierten Studie aus der Universität Chicago und aus Detroit, bei denen die Patienten in einem Mixed-beam-Protokoll behandelt wurden, sprechen wiederum für eine verbesserte lokale Tumorkontrolle zusammen mit einem verbesserten Überleben, allerdings werden in diesen Studien hohe Komplikationsraten und deutliche Abhängigkeit von den benutzten Techniken angedeutet [15, 11] (Tabelle 4.12).

Tabelle 4.12. Gesamtüberleben und lokale Kontrollrate von 3 Studien über Neutronenbestrahlungen beim Prostatakarzinom

Studie/ Literatur	Gesamtüberleben 5 Jahre Photonen	Gesamtüberleben 5 Jahre Neutronen	Gesamtüberleben 10 Jahre Photonen	Gesamtüberleben 5 Jahre Neutronen	Lokale Kontrolle 5 Jahre Photonen	Lokale Kontrolle 5 Jahre Neutronen	Lokale Kontrolle 10 Jahre Photonen	Lokale Kontrolle 10 Jahre Neutronen
RTOG 77–04 [18]	53%	70%	29%	46%	62%	85%	58%	70%
NTCWG ([24]	73%	68%			68%	89%		
Uni Chicago [15]		72%				89%		

Aus Detroit wird von 151 Patienten mit Prostatakarzinom berichtet, die in 3 prospektiven Dosisfindungsstudien mit konformaler Neutronen- und Photonenbestrahlung behandelt wurden [11]. Darunter befanden sich 47 Patienten mit lokal fortgeschrittenen Tumoren der Stadien T3 und T4. Sie erhielten 15 Gy Neutronen und 18 Gy Photonen auf die Prostata und die Samenbläschen sowie 9 Gy Neutronen und 18 Gy Photonen auf die Beckenlymphknoten. Patienten mit niedrigerem Stadium erhielten eine Mixed-beam-Bestrahlung mit 38 Gy Photonen und 9 bzw. 10 Gy Neutronen auf die Prostata und die Samenbläschen. Alle Patienten mit einem initialen PSA-Wert von <10 ng/ml hatten nach 12 Monaten einen PSA-Wert <2. Bei 30% der Patienten fand sich eine negative Biopsie nach 6 Monaten, bei 79% nach 12 Monaten und bei 84% nach 18 Monaten [11].

Der prognostische Wert des PSA vor und nach der Therapie wird auch für die Neutronen von einer Arbeitsgruppe in Chicago belegt. Sank der PSA-Wert nach der Behandlung auf einen Bereich von 0–4,0 ng/ml, blieben 28 von 30 Patienten krankheitsfrei, nur 2 entwickelten Metastasen. Blieb der PSA-Wert auch nach Behandlung erhöht, zeigten nur 9 von 27 Patienten eine lokale Kontrolle, alle anderen entwickelten ein Rezidiv oder Progression bzw. Fernmetastasen [25].

Die schon in den ersten Neutronenbehandlungen von Stone entdeckte höhere Komplikationsrate spielt auch bei der Diskussion der oben zitierten neueren Neutronendaten eine wichtige Rolle. Während bei der RTOG-Studie die Rate der Spätkomplikationen nach Neutronenbestrahlungen nicht wesentlich von denen der Photonen abweicht, ist sie bei der NTCWG-Studie mit 11% im Neutronenarm gegenüber 3% im Photonenarm signifikant erhöht.

Tabelle 4.13 zeigt eine Zusammenstellung der Nebenwirkungsereignisse der RTOG- und der NTCWG-Studien sowie der nichtrandomisierten Studie aus Chicago. Der Effekt der Technik und Konformität der Neutronenbestrahlung wird als signifikant bezeichnet. In der NTCWG-Studie konnte nur an einem Gerät (Seattle) ein Neutronen-Multi-leaf-Kollimator und eine dreidimensionale Bestrahlungsplanung eingesetzt werden. Die Rate an Grad-III- und Grad-IV-Spätkomplikationen ist bei dieser Methode mit 10% signifikant niedriger (p=0,01) als mit 39% für konventionelle Strahleingrenzungen und Techniken [1].

Das beeindruckende Resultat dieser technischen Verfeinerung ist in Abbildung 4.9 dargestellt. Die Dosisverteilung, wie sie in den meisten der Studienpatienten erreicht werden konnte, ist beispielhaft in Abb. 4.10 gezeigt. Sie zeigt das relativ schlechte Penetrationsvermögen und den starken Halbschatten der Neutronenstrahlen.

Die teilweise beängstigend hohe Spätkomplikationsrate von den oben genannten 39% bzw. 36% der Chicago-Studie [15] sind führend für die Diskussion der Einsetzbarkeit von Neutronen bei der Prostatabehandlung. Bei einer Untersuchung über die Nebenwirkungen bei 617 Patienten, die an verschiedenen Körperregionen mit Neutronen behandelt wurden, stellt sich eine Komplikationsrate von 18% für alle Patienten ein. Die Rate ist stark abhängig von der applizierten Dosis und beträgt 33% bei Bestrahlung über 24 Gy Neutronen. Diese Dosisabhängigkeit führt zu dem Schluß einer akzeptablen Toleranz bis zu einer Dosis von ca. 20 Gy, allerdings rechnet man mit einer Komplikationsrate bis zu 50% bei einer Überlebenszeit von 10 Jahren für alle ausgewerteten Patienten [4, 5].

Untersuchungen zur Potenz nach Neutronenbestrahlungen aus Detroit, d. h. eine Neutronenanlage der 4. Generation, zeigten keine Unterschiede im Vergleich zur kon-

Tabelle 4.13. Rate der Spätkomplikationen Grad III und IV in unterschiedlichen Vergleichen

Art der Bestrahlung [Literatur]	Gesamt	Haut	Blase	Rektum	Darm
RTOG 77-04 Photonen [18]	5/36 14%	0	3	1	1
RTOG 77-04 Neutronen [18]	8/55 15%	2	2	2	2
NTCWG Photonen [24]	6/85 7%	0	2	n.a.	3
NTCWG Neutronen gesamt [24]	24/87 28%	3	12	n.a	11
NTCWG Neutronen konv. [24][a]	17/38 45%	n.a.	n.a.	n.a.	n.a.
NTCWG Neutronen MLC [24][a]	5/38 13%	n.a.	n.a.	n.a.	n.a.
Univ. Chicago Neutronen [15][b] 36% (50%)	16/45 (23/45)	n.a.	10	n.a.	13

[a] Der Bezugspunkt, d. h. wieviele Patienten für die Darstellung gezählt werden, ist unklar. Anhand einer Rückrechnung ergibt sich die Zahl 38. Das sind weniger als die in die Studie aufgenommenen 87 Patienten.
[b] Die Datenlage in [15] ist nicht eindeutig, als Summe werden 16 höhergradige Komplikationen ausgewiesen, in der differenzierten Tabelle ergibt sich die Summe 23. Zitiert wird die Prozentzahl 36.

ventionellen Bestrahlung [16]. Bei Patienten mit bestehender erektiler Funktion blieb diese nach der Behandlung zu 76% erhalten, bei Patienten mit reduzierter Funktion allerdings nur zu 43%. Stärker als bei den Photonenbestrahlungen scheint die Hüftsteifigkeit nach Behandlung ausgeprägt. Ergebnisse, die ebenfalls aus Detroit vorgestellt werden, nennen bei etwa 30% der behandelten Patienten diese Veränderung in unterschiedlicher Graduierung. Die Inzidenz hängt signifikant von der Dosis und vom Bestrahlungsvolumen ab, woraus sich eine Toleranzneutronendosis von 13 Gy ergibt [3]. Auch über radiogene Nervenentzündungen im pelvinen Nervenplexus wird häufi-

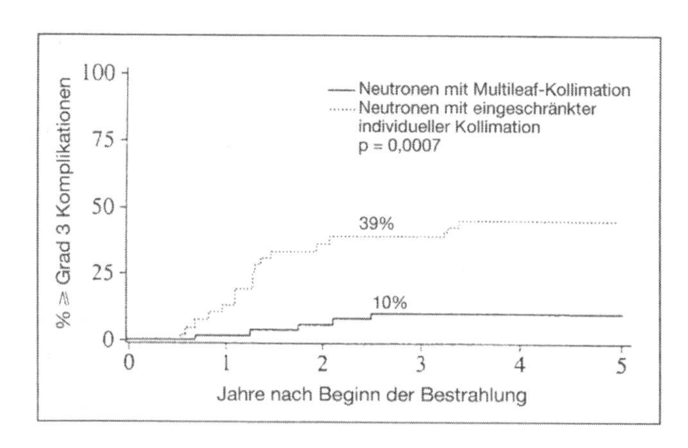

Abb. 4.9. Inzidenz von Spätkomplikationen größer Grad III über die Zeit. Die Daten sind der NTCWG-Studie entnommen. Sie spiegeln den positiven Einfluß der individuellen Kollimation durch einen Multi-leaf-Kollimator wider. (Aus [1])

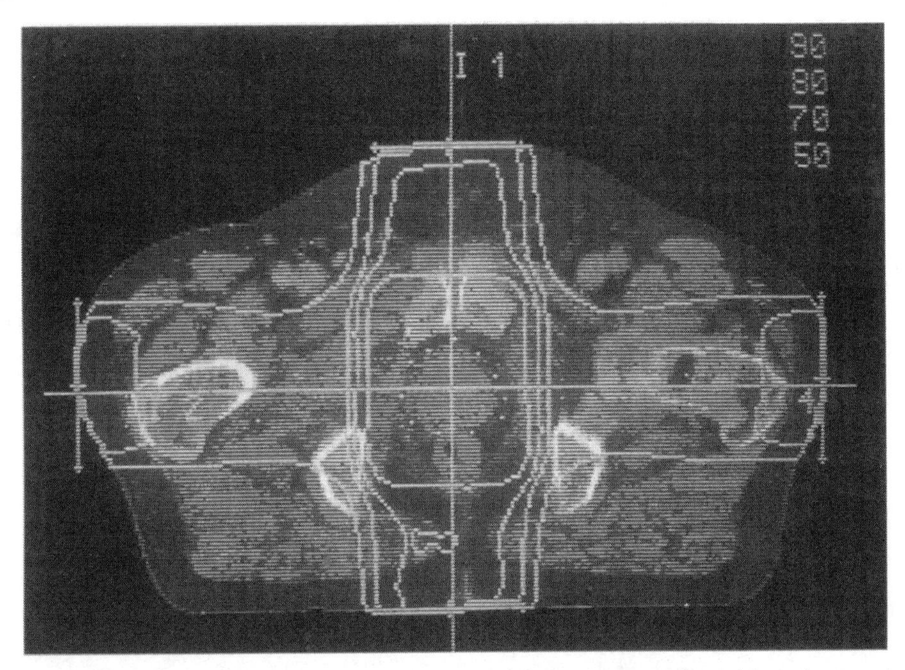

Abb. 4.10. Typische transversale Dosisverteilung einer 4-Felder-Neutronenbestrahlung der Energie 14,4 MeV. (Mit freundlicher Genehmigung von Dr. B. Höver, DKFZ, Heidelberg)

ger berichtet [23]. Bei 132 Patienten, die mit Neutronen, Mixed-beam oder Photonen behandelt wurden, ergaben sich derartige vorübergehende oder chronische Probleme in 28%, 19% bzw. 11% der Fälle.

Die Diskussion über den potentiellen Nutzen einer Neutronenbestrahlung ist nicht abgeschlossen. Der größte Rückschlag trat im Februar 1990 ein, als eine Studie in Clatterbridge, Großbritannien, über Neutronenbehandlungen von Beckentumoren gestoppt wurde. Grund war die erhöhte Todesrate im Neutronenarm durch eine erhöhte Metastasierung und Morbidität [10]. Befürworter der Methode stellen die in den randomisierten Studien deutlich dargestellte erhöhte lokale Kontrollrate in den Mittelpunkt, sie verweisen zusätzlich darauf, daß mit Hilfe moderner Hochenergieneutronengeräte und Konformationstechniken die Nebenwirkungsrate im Vergleich zur Photonenbestrahlung nicht erhöht ist [14]. Von Kritikerseite werden die Ergebnisse der NTCWG-Studie hinsichtlich der nichtsignifikanten Überlebensrate diskutiert. Es wird dabei die Tatsache als Argument gegen Neutronen benutzt, daß sich durch die lokale Kontrolle die Metastasierungsrate nicht – wie bei anderen Beobachtungen mit konventionellen Strahlen – reduzieren läßt und die Rate an Spätkomplikationen mit längerem Überleben weiter ansteigt [21].

Die Frage ist, inwieweit die weitere Beobachtung der Patienten aus der letztgenannten Studie den Vorteil von Neutronen in der Behandlung des Prostatakarzinoms beweisen kann. Bislang werden mit ausgefeilter Technik derartige Behandlungen an den bestehenden Instituten für das fortgeschrittene Prostatakarzinom durchgeführt.

3 Ionenbestrahlungen

3.1 Physik und Technik

Unter Ionen versteht man teilweise ihrer Elektronenhülle entledigte Atomkerne. Durch das Fehlen von Elektronen tragen sie eine positive Ladung und können dadurch leicht beschleunigt und gelenkt werden. Allerdings ist durch das Gewicht des Kernes die kinetische Energie wesentlich höher als z. B. beim Elektron. Das heißt, daß für die Beschleunigung sehr viel Energie benötigt wird, was natürlich Ionenbeschleuniger voluminös und teuer werden läßt. Das leichteste Ion ist das Wassenstoffion oder das Proton. Es steht im Mittelpunkt des Interesses, da es noch relativ leicht von physikalisch/technischer und biologischer Seite zu handhaben ist. Protonen werden für medizinsche Bestrahlungszwecke meist in Kreisbeschleunigern, wie Zyklotron oder Synchrotron, auf eine Energie von etwa 250 MeV beschleunigt. Sie können damit etwa 30 cm in Körpergewebe eindringen.

Interessant für den Strahlentherapeuten ist die Energieverlustkurve in der Tiefe, die übrigens allen Ionen eigen ist. Nach einem relativ gleichmäßigen Energieverlust am Beginn seiner Laufbahn im Körper steigt die Abgabe mit zunehmender Abbremsung immer mehr an, bis sie in einer Spitze kumuliert und danach schlagartig abbricht - das Teilchen ist auf Null abgebremst. Dieses Maximum wird Bragg-Peak genannt.

Die Tiefendosiskurve verläuft fast invers zu der von Photonen und Neutronen (Abb. 4.11). Sie erscheint ideal für die Schonung von gesundem Gewebe. Außerdem ist

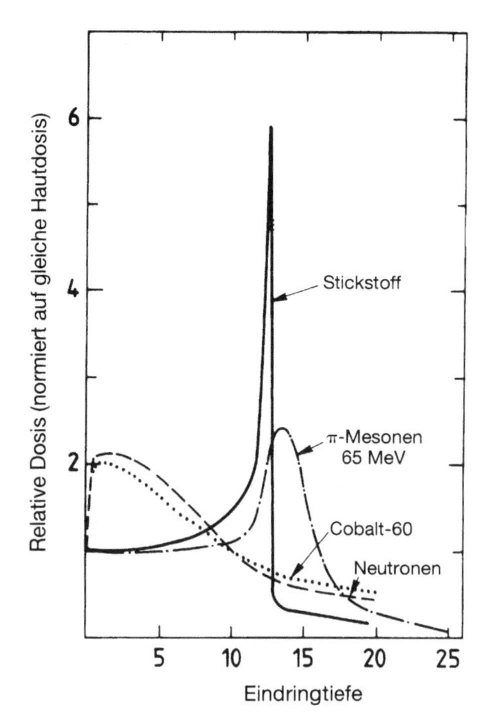

Abb. 4.11. Verlauf der Tiefendosiskurve von Ionenstrahlen (Beipiel Stickstoff) im Vergleich zu π-Mesonen, Cobalt-Gammastrahlen und Neutronen. Deutlich ist der Bragg-Peak des Stickstoffionenstrahles zu erkennen, der sich in der Tiefe abhängig von der Primärenergie des Strahles entwickelt. Dort wo die Photonen und Neutronen den meisten Verlust zeigen, nämlich am Beginn ihres Weges im Gewebe, zeigt sich die Tiefendosis der Ionenstrahlen konstant (Plateau).

der Randschatten sehr gering, und der Strahl kann wie ein Elektronenstrahl im Fernseher hervorragend gesteuert werden. Durch seine »Dreidimensionalität« ist er für Konformationstechniken ideal geeignet. Während der Protonenstrahl in etwa die gleiche biologische Wirksamkeit wie der Photonen- oder Elektronenstrahl besitzt (RBW ≈1), kommt es zu einem Art Neutroneneffekt bei schwereren Ionen (etwa ab Kohlenstoff-12), der sich hauptsächlich in den Bragg-Peak konzentriert. Dort tritt ebenfalls der oben genannte Hoch-LET-Effekt auf, der für die höhere biologische Wirksamkeit verantwortlich ist. Beschleuniger für schwerere Ionen sind noch aufwendiger und sehr teuer. Erfahrungen mit diesen Strahlen an der Prostata liegen nicht vor.

3.2 Klinische Ergebnisse

Entsprechend der geringen Verfügbarkeit von Protonentherapieanlagen ausreichender Energie sind Berichte über Protonenbestrahlungen der Prostata bisher gering an der Zahl. Ein früher Bericht stammt aus Boston, wo zwischen den Jahren 1972 und 1979 64 Patienten nach einer Ganzbecken- und einer reduzierten Prostatabestrahlung mit Photonen bis zu einer mittleren Dosis von 67 Gy zusätzlich einen Protonenboost von 5–7 Gy erhielten. Dieser Protonenboost wurde wegen der geringen Eindringtiefe der 160-MeV-Protonen von perineal appliziert. Trotz einer Erhöhung der Dosis um 10%, d. h. 70 Gy und mehr, wurde die Behandlung ausgezeichnet vertragen. Das Überleben allerdings, das in der Publikation über 5 Jahre dargestellt werden konnte, zeigte keinerlei Abhängigkeit von dem zusätzlichen Protonenboost [9].

Infolge dieser ersten positiven Erfahrungen wurde eine Phase-III-Studie aufgelegt, in der Patienten mit Prostatakarzinomen der Stadien T3 und T4 in einen Arm mit Protonenboost plus Photonenbestrahlung und einen konventionellen Arm mit alleiniger Photonenbestrahlung als alleiniger Behandlung randomisiert wurden [27]. Alle Patienten erhielten eine 4-Felder-Box-Technik mittels Photonen mit 50,4 Gy, danach erfolgte die Randomisation in einen zusätzlichen lokalen Protonenboost in konformierender Technik von 25,2-Gy-Protonen oder einen zusätzlichen Photonenboost von 16,8 Gy (99 Patienten).

Die Auswertung erfolgte nach einer mittleren Nachbeobachtungszeit von 61 Monaten. Signifikante Unterschiede im Gesamtüberleben, im krankheitsfreien Überleben sowie in der lokalen Kontrolle wurden zwischen den beiden Armen nicht gefunden. Die lokale Tumorkontrolle nach 5 und 8 Jahren betrug im Protonenarm 92% bzw. 77% und im Photonenarm 80% bzw. 60% (p=0,89). Lediglich für 57 Patienten mit wenig differenzierten Tumoren betrug die lokale Kontrollrate bei den Protonenbehandlungen 94% bzw. 84% nach 5 und 8 Jahren gegenüber 64% und 19% im Photonenarm.

Abbildung 4.12 zeigt Kaplan-Meyer-Kurven des Gesamtüberlebens (A) und die signifikanten Ergebnisse in der lokalen Tumorkontrolle bei den Patienten mit geringdifferenzierten Tumoren (B). Trotz einer differenzierten Bestrahlungstechnik von perineal und einem Rektaltubus zur Abstandshaltung der dorsalen Rektumwand kam es hinsichtlich rektaler Blutungen Grad 1 und 2 zu einer höheren Inzidenz bei den Protonenbestrahlungen mit 32% gegenüber 12% mit Photonen. Desgleichen erhöht war die Rate an Ureterstrikturen mit 19% gegenüber 8%.

Von weiteren prospektiven klinischen Studien mit Protonen an Prostatakarzinomen wird nicht berichtet. Einiges liegt anekdotisch vor, wie z. B. aus der Universität zu

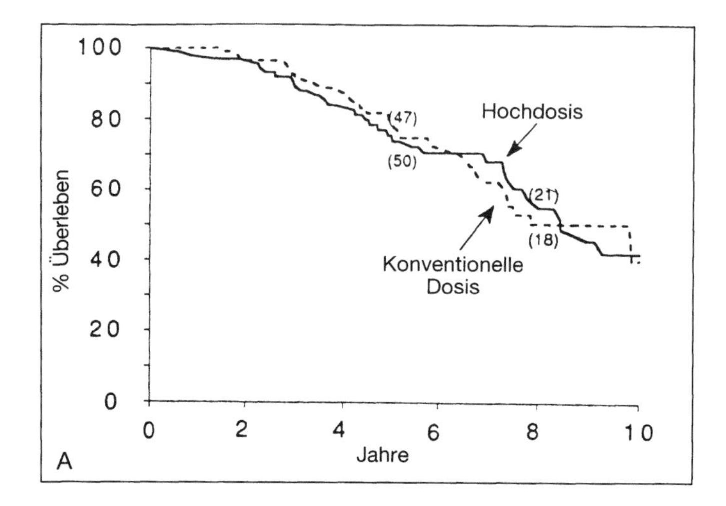

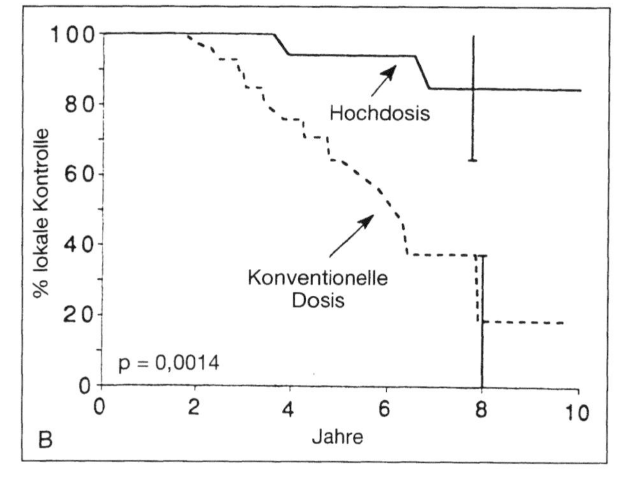

Abb. 4.12a, b. Gesamtüberleben nach Photonenbestrahlung der Prostata mit und ohne Protonenboost (*A*) sowie lokale Kontrolle bei Patienten mit gering differenziertem Tumor in Abhängigkeit vom Protonenboost (Hochdosis) (*B*). (Aus [27])

Tsukuba in Japan, die von 7 behandelten Patienten mit Prostatakarzinom berichtet [30]. Fünf dieser Patienten erhielten ausschließlich eine Protonenbehandlung mit einer mittleren Dosis von 78,2 Gy in 20–30 Fraktionen. Die beiden anderen wurden kombiniert mit Photonen und Protonen behandelt.

Ähnlich wie der Protonenbeschleuniger in Boston war auch das Gerät in Japan eine Labormaschine, die lediglich fixe Strahlpositionen besaß. Während in Boston jedoch nur ein horizontaler Strahl zur Verfügung stand, konnten an der Maschine in Japan die Bestrahlungen mit einem horizontalen und einem vertikalen Strahl erfolgen. Mit einer mittleren Nachbeobachtungszeit von lediglich 26 Monaten wird über keinen lokalen Tumorprogreß berichtet; 2 Patienten starben an Fernmetastasen, 1 Patient entwickelte eine schwere Proktozystitis, die unter konservativer Behandlung abheilte.

Die erhöhte Nebenwirkungsrate am Rektum in der Studie aus Boston wird gesondert diskutiert [2]. Abbildung 4.13 zeigt die Dosisverteilung des perinealen Boostes (A) und die transversal dargestellte Dosisverteilung der Kombinationsbehandlung

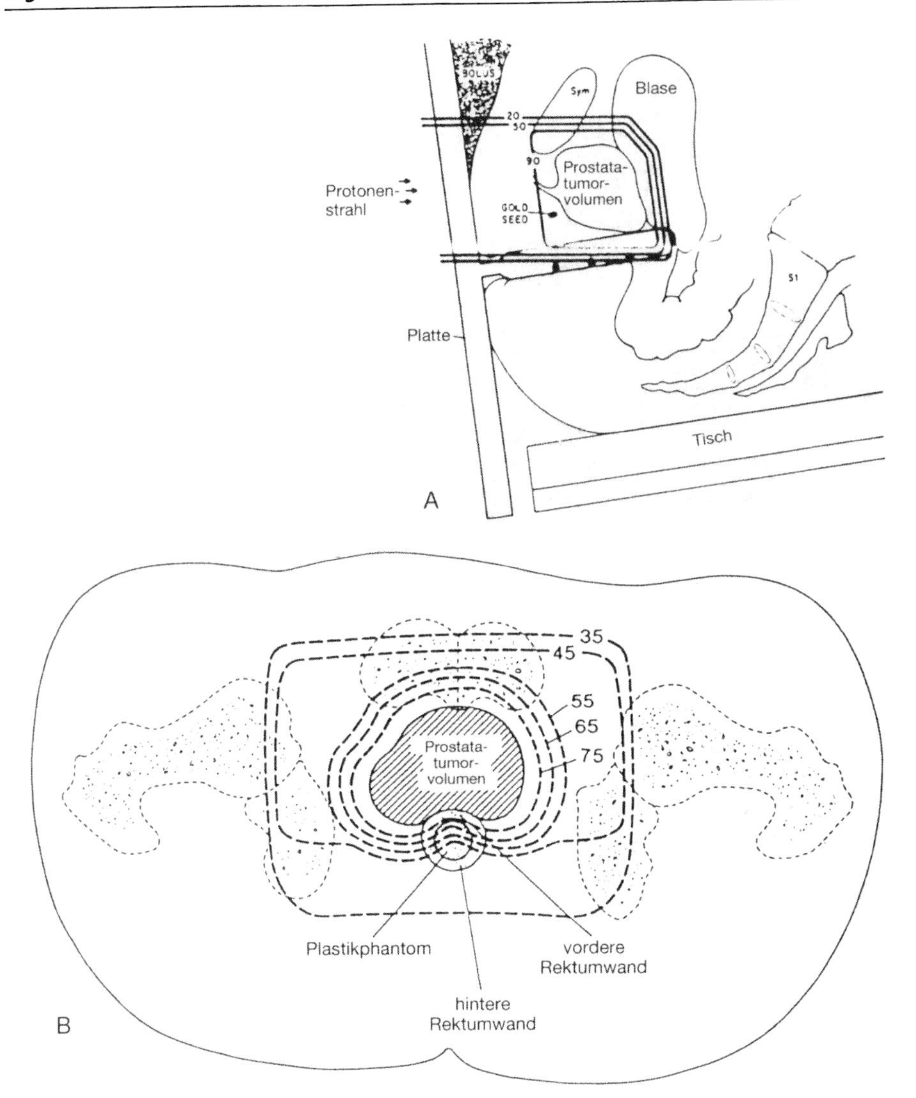

Abb. 4.13. Dosisverteilung eines perineal auf die Prostata gerichteten Protonenstrahles (*A*) (Aus [9]). Deutlich ist der Effekt des Strahlstops zu erkennen. Die Kombination von Photonen und Protonen zeigt die gute Konformation der Hochdosiszone mit Einschluß der vorderen Rektumwand (*B*) (Aus [2])

(B). Die Rektumvorderwand liegt hierbei im Mittel zu etwa 50% innerhalb der 70-Gy- bis 75-Gy-Isodosen. Ein signifikanter Unterschied in der Inzidenz einer rektalen Blutung ergibt sich bei einem Wert von 40% bestrahlter vorderer Rektumwand (p=0,036).

Nach Einrichtung und Inbetriebnahme der ersten wirklich klinisch arbeitenden Protonenanlage in Loma Linda, Kalifornien, nehmen die Erfahrungen mit der Protonentherapie für das Prostatakarzinom zu. Die Anlage ermöglicht zum ersten Mal iso-

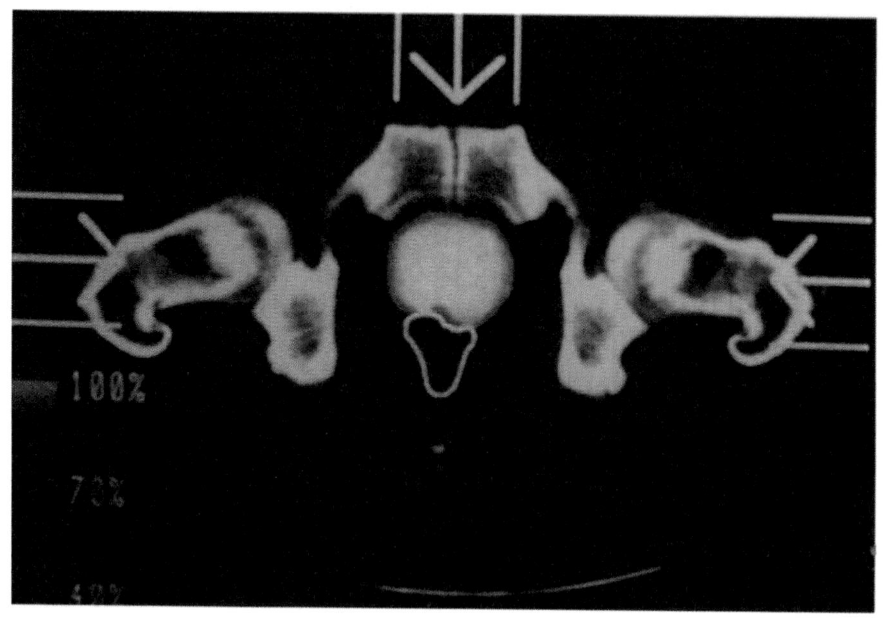

Abb. 4.14. Dosisverteilung von axial eingestrahlten Protonen in konformierender 3-Felder-Technik. Beispiel moderner Methodik aus Loma Linda. (Mit freundlicher Genehmigung von J. Slater)

zentrische Bestrahlungen mit einer Gantry; entsprechend ausgereift sind die auf das Organ Prostata konformierten Dosisverteilungen (Abb. 4.14). Die Behandlung des Prostatakarzinoms steht vor allen Indikationen in dieser Einrichtung im Vordergrund.

Erste Ergebnisse waren zum Zeitpunkt der Zusammenstellung noch nicht veröffentlich. Es liegen Daten von 645 Patienten vor, davon 348 mit frühen Stadien T1 und T2 und 297 mit fortgeschrittenen Stadien T3 und T4 [28]. Sie beziehen sich auf 4 Jahre aktuarisch und zeigen ein krankheitsfreies Gesamtüberleben von 90%, aufgeschlüsselt auf 97% für die T1- und T2-Tumoren und 82% auf die fortgeschrittenen Tumorstadien. Die biochemische krankheitsfreie Rate (PSA-Wert) wird mit gesamt 73%, 89% für die Frühstadien bzw. 61% für die fortgeschrittenen Tumoren angegeben. Die frühen Stadien werden mit T1–T2b und einem PSA-Wert ≤15 ng/ml definiert, die fortgeschrittenen Stadien T1b–T2b und einen PSA-Wert von >15 bis ≤ 50 ng/ml sowie T2c–T4 mit einem PSA-Wert ≤50 ng/ml.

Die Ergebnisse hinsichtlich der biochemischen Kontrolle zeigen sich mit publizierten Dosiseffektkurven identisch. Ein lokaler Progreß wurde bislang bei 15 Patienten beobachtet, eine Fernmetastasierung bei 22 Patienten und sowohl ein lokaler als auch ein distaler Progreß bei 7 Patienten. Über die Toxizität liegen bislang wenige Daten vor. Sie wird mit weniger als 1% Grad-III-Komplikationen nach 3 Jahren beschrieben und stellt sich damit günstiger als bei konventionellen Bestrahlungen dar.

Die Indikation der Bestrahlungen in Loma Linda basiert auf der mit den Protonen besser möglichen Konformation der Strahlen auf die Prostata und Samenbläschen, als dies mit Photonen möglich ist. Durch den nur unbedeutenden Unterschied in der biologischen Wirksamkeit von Protonen gegenüber Photonen spielt dieses Argument die Hauptrolle.

Ein Vergleich von Planungen mit Photonen und Protonen, die an dem 3D-Planungsprogramm VOXELPLAN aus Heidelberg durchgeführt wurden, zeigt den Vorteil der Protonenbestrahlung durch die Berechnung der Tumor Control Probability (TCP) sowie der Normal Tissue Complication Probability (NTCP). Dieser Vorteil, der allerdings nur bei konventioneller, d. h. axialer Bestrahlungstechnik zum Tragen kommt, kann sich nur an modernen Protonenbeschleunigern mit Gantry und ausreichender Energie und damit Gewebeeindringtiefe verwirklichen lassen.

Die Daten aus Loma Linda sind vorläufig, nicht randomisiert und stammen nur von einem Institut. Sie können den Vorteil der Protonen gegenüber der neuen und großen Konkurrenz, der Photonenkonformationsbestrahlung, nicht oder noch nicht beweisen. Es wird notwendig sein, eine randomisierte Studie mit Protonen- und Photonen-Hochdosisbestrahlungen durchzuführen. Auch die randomisierte Studie aus Boston kann in dieser Hinsicht nur mit Vorbehalten gewertet werden, da sie eine nichtstandardisierte Boosttechnik verwendet und die Dosiseskalation der Photonen nicht in dem Maße nutzte, wie sie heute propagiert wird [6].

4 Zusammenfassung

Die gemeinsame Besprechung von Neutronen- und Protonenbestrahlungen ist eher historisch als klinisch bedingt. Beide Methoden sind Exoten, die mit einer unterschiedlichen Grundlage eingesetzt wurden und werden: Neutronen wegen ihrer höheren biologischen Wirksamkeit und Protonen wegen ihrer günstigeren Dosisverteilung. Die schweren Ionen, die beides verbinden könnten, fanden klinisch beim Prostatakarzinom noch keinen Einsatz.

Der Wert der Neutronenbestrahlung des Prostatakarzinoms ist trotz hinreichend großer und prospektiv angelegter Studien noch nicht geklärt. Die zwei größten Studien scheinen sich hinsichtlich des Gesamtüberlebens zu widersprechen, während der Erfolg für die lokale Tumorkontrolle weitgehend akzeptiert ist. Im Vordergrund der Diskussion stehen für die Neutronenstrahlen die teilweise schweren Nebenwirkungen, deren Langzeitverhalten noch unklar sind. Sie machen wahrscheinlich einen Teil der positiven Effekte lokaler Kontrolle zunichte.

Mit modernen Neutronengeräten höherer Energie – stellvertretend für eine größere Eindringtiefe und bessere Dosisverteilung – sowie der Möglichkeit der individuellen Kollimation zeigen sich signifikant bessere Ergebnisse hinsichtlich der Nebenwirkungen, so daß sie ähnlich wie seit kürzerem die Protonen routinemäßig an einzelnen Einrichtungen (insbesondere in den USA) eingesetzt werden.

Neuere Ergebnisse, die diese klinischen Erfahrungen zusammenstellen, stehen noch aus. Es ist zu hoffen, daß sich die signifikant bessere lokale Kontrolle erhält und sich die Spätkomplikationen deutlich reduzieren lassen. Damit darf man die Hoffnung tragen, daß für das fortgeschrittene Prostatakarzinom eine ausreichend sichere und effektive Methode zur Verfügung steht.

Die Protonenstrahlen haben bis jetzt ihre höhere Effizienz hinsichtlich eines besseren Überlebens nicht zeigen können. Allerdings liegt erst eine randomisierte Studie vor, die an einem älteren Gerät stattfand. Die jüngeren Ergebnisse basieren nicht auf einer randomisierten Studie, sondern entspringen klinischen Beobachtungen. Sie werden sich messen lassen müssen mit konventionellen Konformationstechniken, die ebenfalls eine deutliche Dosiserhöhung erlauben und damit eine bessere Tumorkontrolle erwarten lassen. So hat die Protonentherapie noch einen weiteren Weg, ihre Effizienz und damit den Vorteil für den Patienten zu beweisen.

Literatur

1. Austin-Seymour M, Caplan R, Russel K et al. (1994) Impact of a multileaf collimator on treatment morbidity in localized carcinoma of the prostate. Int J Radiat Oncol Biol Phys 30: 1065–1071
2. Benk VA, Adams JA, Shipley WU et al. (1993) Late rectal bleeding following combined X-ray and proton high dose irradiation for patients with stages T3-T4 prostate carcinoma. Int J Radiat Oncol Biol Phys 26: 551–557
3. Chuba PJ, Sharma R, Yudeley M et al. (1996) Hip stiffness following mixed conformal neutron and photon radiotherapy: a dose-volume relationship. Int J Radiat Oncol Biol Phys 35: 693–699
4. Cohen L, Saroja KR, Hendrickson FR et al. (1995) Neutron irradiation of human pelvic tissues yields a steep dose-response function for late sequelae. Int J Radiat Oncol Biol Phys 32: 367–372
5. Cohen L, Schultheiss TE, Hendrickson FR et al. (1989) Normal tissue reactions and complications following high-energy neuron beam therapy: I. Cruide response rates. Int J Radiat Oncol Biol Phys 16: 73–78
6. Cox JD (1995) Dose excalation by proton irradiation for adenocarcinoma of the prostate (editorial; comment). Int J Radiat Oncol Biol Phys 32: 265–266
7. Denekamp J (1994) Neutron radiobiology revisited. Acta Oncol 33: 233–240
8. Duncan W (1994) An evaluation of the results of neutron therapy trials. Acta Oncol 33: 299–306
9. Duttenhaver JR, Shipley WU, Perrone T et al. (1983) Protons or megavoltage X-rays as boost therapy for patients irradiated for localized prostatic carcinoma. Cancer 51: 1599–1603
10. Errington RD, Ashby D, Gore SM et al. (1991) High energy neutron treatment for pelvic cancers: study stopped because of increased mortality (see comments) BMJ 302: 1045–1051
11. Forman JD, Duclos M, Sharma R et al. (1996) Conformal mixed neutron and photon irradiation in localized and locally advanced prostate cancer: preliminary estimates of the therapeutic ratio. Int J Radiat Oncol Biol Phys 35: 259–266
12. Franke HD, Heß A, Schmidt R (1985) Clinical results after therapy with fast neutrons (DT, 14 MeV) since 1976 in Hamburg-Eppendorf. Strahlenther Onkol 161: 776–783
13. Graffi A, Matthes T, Magdon E (Hrsg) (1975) Grundlagen der Neutronentherapie. Akademie-Verlag, Berlin
14. Griffin TW, Laramore GE (1995) Neutron radiation and prostate cancer (Editorial; comment). Int J Radiat Oncol Biol Phys 33: 231–232
15. Haraf DJ, Rubin SJ, Sweeney P et al. (1995) Photon neutron mixed-beam radiotherapy of locally advanced prostate cancer (see comments). Int J Radiat Oncol Biol Phys 33: 3–14
16. Hart KB, Duclos M, Shamsa F, Forman JD (1996) Potency following conformal neutron/photon irradiation for localized prostate cancer. Int J Radiat Oncol Biol Phys 35: 881–884
17. Laramore GE, Krall JM, Thomas FJ et al. (1985) Fast neutron radiotherapy for locally advanced prostate cancer: results of an RTOG randomized study. Int J Radiat Oncol Biol Phys 11: 1621–1627
18. Laramore GE, Krall JM, Thomas FJ et al. (1993) Fast neutron radiotherapy for locally advanced prostate cancer: final report of radiation therapy group randomized clinical trial. Am J Clin Oncol 16: 164–167
19. Lee M, Wynne C, Webb S, Nahum AE, Dearnaley D (1994) A comparison of proton and megavoltage X-ray treatment planning for prostate cancer. Radiother Oncol 33: 239–253
20. Maughan RL, Blosser GF, Blosser EB et al. (1996) A collimator for neutron therapy. Int J Radiat Oncol Biol Phys 34: 411–420
21. Peters LJ, Zagars GK (1995) Neutron therapy in prostate cancer–is the therapeutic ratio improved? (Letter). Int J Radiat Oncol Biol Phys 31: 204–205
22. Russel KJ, Laramore GE, Krall JM et al. (1987) Eight years experience with neutron radiotherapy in the treatment of stages C and D prostate cancer: updated results of the RTOG 7704 randomized clinical trial. Prostate 11/2: 183–193
23. Russel KJ, Laramore GE, Krieger JN et al. (1990) Transient and chronic neurological complications of fast neutron radiation for adenocarcinoma of the prostate. Radiother Oncol 18: 257–265

24. Russell KJ, Caplan RJ, Laramore GE et al. (1994) Photon vs. fast neutron external beam radiotherapy in the treatment of locally advanced prostate cancer; results of a randomized prospective trial. Int J Radiat Oncol Biol Phys 28: 47–54
25. Saroja KR, Oesterling JE, Hendrickson F et al. (1993) Prognostic implications of prostate-spezific antigen in patients with locally advanced prostate cancer treated with high energy neutron beam therapy: preliminary results. Urology 41: 540–547
26. Schwarz R, Krull A, Heyer D et al. (1994) Present results of neutron therapy. The German experience. Acta-Oncol. 33: 281–287
27. Shipley WU, Verhey LJ, Munzenrider JE et al. (1995) Advanced prostate cancer the results of a randomized comparative trial of high dose irradiation boosting with conformal protons compared with conventional dose irradiation using photons alone (see comments), Int J Radiat Oncol Biol Phys 32: 3–12
28. Slater JD(1997) [Personal communications]
29. Svensson H, Landberg T (1994) Neutron therapy - The historical background. Acta Oncol 33: 227–231
30. Tsujii H, Tsuji H, Anada T et al. (1993) Clinical results of fractionated proton therapy. Int J Radiat Oncol Biol Phys 25: 49–60
31. Warenius HM, Britten RA (1994) In vitro studies of intrinsic cellular radiosensitivity following 4 MeV photons or 62,5 MeV (p - Be^+) neutrons. Radiobiological, clinical and technical aspects. Acta Oncol 33: 241–249
32. Wiegel T, Schmidt R, Tepel J, Franke HD (1995) Langzeitergebnisse der Strahlentherapie mit schnellen Neutronen und Photonen bei Patienten mit lokal fortgeschrittenem Prostatakarzinom. Radiologe 35/4 (Suppl 1): 137 (Abstract)
33. Withers HR (1985) Neutron radiobiology and clinical consequences. Strahlenther Onkol 161: 739–745
34. Zink S, Antoine J, Mahoney FJ (1989) Fast neutron therapy clinical trials in the United States. Am J Clin Oncol 12: 277–282

Die interstitielle Strahlentherapie des Prostatakarzinoms

S. Dinges, S.A. Loening

1 Einleitung

Die radikale Prostatektomie in den frühen Stadien des Prostatakarzinoms kann hohe lokale Tumorkontrollraten von etwa 95% erreichen [47]. Der Wert dieser Methode ist jedoch begrenzt, sobald Tumoren die Prostatakapsel überschreiten. In diesen Fällen nimmt die Rate an Lokalrezidiven bis zu 68% zu, und es kommt zu einer Zunahme der Komplikationen wie Inkontinenz und Urethrastriktur [71]. Daher bietet die Strahlentherapie bei lokal fortgeschrittenen Tumoren eine effektive Alternative [24]. Die permanente lokale Tumorkontrolle nach definitiver Strahlentherapie wird in der älteren Literatur für T2-(B-)Tumoren zwischen 85 und 90% und für T3/T4 (C) zwischen 60 und 70% angegeben [58]. Seit der Einführung des PSA in die Nachsorge müssen diese Zahlen jedoch, und das gilt ebenso für die Ergebnisse nach radikaler Prostatektomie, nach unten korrigiert werden [72].

Für das Prostatakarzinom konnte klinisch eine klare Dosis-Effekt-Beziehung sowohl in bezug auf die lokale Tumorkontrolle [25] als auch auf die Höhe der Spätnebenwirkungen nachgewiesen werden [59]. Schwere Nebenwirkungen wie Proktitiden nehmen in ihrer Häufigkeit deutlich zu, wenn Dosen von mehr als 70 Gy in konventionellen Techniken gegeben werden [26]. Ein Weg der Therapieoptimierung stellt durch die Verbesserung der therapeutischen Breite die Konformationsstrahlentherapie dar. Jedoch gibt es widersprüchliche Angaben zur maximal applizierbaren Dosis unter Anwendung solcher Techniken: während einige Autoren nach 81 Gy noch keine Zunahme der Spätnebenwirkungen beobachten [37], berichten andere über eine erhöhte Komplikationsrate nach Konformationsstrahlentherapie oberhalb von 74 Gy [56].

Eine andere Art der Konformationstherapie zur Verbesserung der therapeutischen Breite ist die interstitielle Strahlentherapie. Zwei Charakteristika machen diese Methode attraktiv: *erstens* die Möglichkeit, unmittelbar am Tumor eine hohe Dosis zu applizieren, und *zweitens* die niedrige Integraldosis für das umgebende Gewebe wie Blase oder Rektum durch den steilen Dosisabfall zur Umgebung. Grundsätzlich kann diese Therapie mit permanenten oder temporären Strahlern durchgeführt werden. Die Therapie mit permanenten Strahlern bringt neben der Strahlenschutzproblematik jedoch noch das Problem der inhomogenen Dosisverteilung durch ungleichmäßige »Seed«implantation mit sich. Die Therapie mit temporären Strahlen bietet neben einem optimalen Strahlenschutz für das medizinische Personal die Möglichkeit der Optimierung der Dosisverteilung mit Hilfe eines Planungsrechners. Um dieses zu erreichen, muß eine optimale Darstellung der Nadeln, der Prostata und der Risikoorgane Harnröhre, Blase und Rektum gewährleistet sein. Eine weitere Voraussetzung

Tabelle 4.14. Scoringsystem zur Inzidenz pelviner Lymphknotenmetastasen nach T-Stadium, Grading und prostataspezifischem Antigen.Risikosumme für Lymphknotenbefall: PCA (N) - Score = [T-Score] + [G-Score] + [PSA-Score]. (Nach Müller [48])

T-Stadium	T-Score	Grading	G-Score	PSA	PSA-Score
T1	5	G1	6	<20 ng/ml	5
T2	7	G2	18	20–40 ng/ml	48
T3	26	G3	33	>40 ng/ml	50
		Low Risk	**Moderate Risk**	**High Risk**	
		<30	30–60	>60 ng/ml	

für die Indikation zu einer räumlich so stark eingegrenzten Therapie ist der verläßliche Ausschluß tumorbefallener Lymphknoten und hämatogener Metastasen. Da es grundsätzlich ein Vorteil der Brachytherapie ist, eine hohe Dosis in einem relativ umschriebenen Volumen zu applizieren, wurde und wird diese Methode üblicherweise nur bei nicht lymphogen metastasierten Stadien eingesetzt.

Müller entwickelte ein Scoringsystem basierend auf 160 laparoskopisch durchgeführten pelvinen Lymphadenektomien, bei dem je nach T-Stadium, Grading und PSA-Wert eine Zuordnung in 3 Gruppen mit hohem, intermediärem und niedrigem Risiko für lymphogene Metastasen vorgenommen werden kann (Tabelle 4.15) [48].

Auf die Problematik bildgebender Verfahren wie Magnetresonanztomographie (MRT) oder Computertomographie (CT) zur Diagnostik befallener pelviner Lymphknoten wurde bereits in den vorangegangenen Kapiteln eingegangen, diese Verfahren müssen mit einer Sensitivität von 50% für die Magnetresonanztomographie und nur 7% für die Computertomographie als inadäquate Stagingmethoden angesehen werden [23, 45].

2 Isotope in der Brachytherapie des Prostatakarzinoms

Die interstitielle Strahlentherapie des Prostatakarzinoms muß unterschieden werden in eine permanente Implantation mit Strahlern niedriger Dosisleistung wie Gold-198, Jod-125 oder Palladium-103 und eine temporäre Implantation mit Strahlern hoher Dosisleistung wie Iridium-192 (Tabelle 4.15).

Tabelle 4.15. Radioaktive Isotope für die Brachytherapie der Prostata. (Mod. nach Porter u. Forman [50])

	Mittlere Energie [keV]	Halbwertszeit [Tage]	Dosisleistung [Gy/h]	Gewebe-Halbwert-Schichtdicke [mm]	Halbwert-Schichtdicke [mm Pb]
Permanent					
Jod-125	27	60	0,077	13–17	1/40
Gold-198	412	2,7	0,64	45	4
Palladium-103	21	17	0,2		1/100
Ytterbium-169	93	32	0,125		1/2
Temporär					
Iridium-192	400	72	Variabel	63	3

2.1 Jod-125

Die wohl größten Erfahrungen bestehen in der Anwendung von Jod-125 als permanentem Strahler [1, 12, 20, 33, 46, 65, 66]. Die Energie ist mit 27 KeV sehr niedrig, welches eine günstige Voraussetzung für den Strahlenschutz darstellt. Die Halbwertszeit beträgt 60 Tage. Mit diesem Isotop wurden hohe Dosen (160–220 Gy) über einen Zeitraum von 1 Jahr appliziert [50]. Während die Resultate bei den frühen Stadien (B1 nach der Jewett-Klassifikation [67]) denen nach perkutaner Strahlentherapie oder Chirurgie durchaus vergleichbar waren, scheint dieser Strahler bei fortgeschrittenen B2- oder C-Tumoren und bei undifferenzierten Tumoren der perkutanen Strahlentherapie unterlegen zu sein. Zwei Gründe werden als Erklärung angeführt: erstens, die sehr niedrige Energie des Strahlers führt bei inhomogener Verteilung der Seeds in der Prostata aufgrund der Gewebeabsorption zu starken Dosisinhomogenitäten und damit zu unterdosierten Arealen [27]; zweitens ist die niedrige Dosisrate mit 0,07 Gy/h nicht geeignet, schnell proliferierende oder schlecht differenzierte Tumoren zu sterilisieren [34, 36]. Ein weiteres Problem, welches generell für die interstitielle Therapie mit permanenten Strahlern gilt, ist die Möglichkeit des Seedverlustes nach Implantation. In einer Serie mit 52 Patienten nach Implantation von Jod-125 berichteten Sommerkamp et al. über eine Rate von spontanen Seedabgängen auf transurethralem Weg bei 90% der Patienten und einem Verlust der Anzahl der Seeds von im Mittel 8% [60]. Dieses kann zum einen zu Dosisinhomogenitäten oder Dosisdefiziten in der Prostata und zum anderen zu Gefährdungen der Umgebung des Patienten führen.

2.2 Gold-198

Gold-198 wurde zunächst als kolloidale Lösung und später in Form von Seeds zur primären Strahlentherapie des Prostatakarzinoms angewandt, entweder allein oder in Kombination mit der perkutanen Strahlentherapie. Die Applikation in der Kolloidform direkt in die Prostata im Rahmen der Primärtherapie ist technisch außerordentlich schwierig [17, 18] und wurde daher durch die Entwicklung der Seedform abgelöst. Später fand sie Anwendung als adjuvante Maßnahme im Anschluß an eine radikale Prostatektomie bei organüberschreitendem Tumorwachstum [35, 53]. Mit der Entwicklung des transrektalen Ultraschalls wurde dieses Isotop auch auf transperinealem Weg in Form von Seeds in die Prostata eingebracht und fand Anwendung in der Primär- und Rezidivtherapie sowie im adjuvanten Therapieansatz [10, 39, 40]. Die Behandlungsmethode sowohl in der Primär- als auch in der Rezidivtherapie wurde ausführlich von Loening beschrieben [38].

Gold-198 bietet gegenüber Jod-125 aufgrund seiner Halbwertschichtdicke von 4 mm Bleiäquivalent und einer Halbwertszeit von nur 2,7 Tagen die Möglichkeit der kurzzeitigen Strahlentherapie bei hoher Dosisleistung und guter Durchdringungsfähigkeit und Homogenität. Ein Nachteil dieser Eigenschaften ist jedoch die daraus resultierende höhere Strahlenbelastung für das medizinische Personal. Zwar bleibt die Strahlenbelastung für einen Therapeuten bei regelmäßiger Applikation von Gold-198 unterhalb der erlaubten Jahreshöchstgrenzen, jedoch wurde diese Methode aufgrund der Strahlenschutzproblematik weitgehend wieder verlassen.

2.3 Palladium-103

Palladium-103 wurde entwickelt, um die Nachteile von Jod-125 zu reduzieren. Im Vergleich zu Jod-125 hat Palladium-103 eine ähnlich niedrige Energie von im Mittel 21 KeV, was für den Strahlenschutz günstig ist, aber dadurch auch eine hohe Gewebeabsorption mit daraus resultierenden Dosisinhomogenitäten. Die Halbwertszeit ist mit 17 Tagen deutlich kürzer und damit die initiale Dosisleistung etwa 3mal so hoch. Um die Kompatibilität zu den Applikatorsystemen zu gewährleisten, wurden die äußeren Abmessungen der Quellen denen der Jodseeds angepaßt.

2.4 Ytterbium-169

Ytterbium-169 wurde ebenfalls entwickelt, um die Nachteile von Jod-125 zu kompensieren. Mit einer höheren Energie von 93 KeV und etwas größerer initialer Dosisleistung als Jod-125 ist die Gewebeselbstabschirmung gering. Die spezifische Aktivität dieses Isotops ist sehr hoch, so daß es möglich wurde, sehr kleine Quellen zu verwenden. Ein Nachteil ist eine γ-Linie von 300 KeV, die wiederum den Strahlenschutz erschwert [52].

2.5 Iridium-192

Iridium-192 ist ein γ-Strahler mit einer mittleren Energie von 400 KeV und einer Halbwertszeit von 72 Tagen. Iridium-192 wird meist in Kombination mit der perkutanen Strahlentherapie zur kleinvolumigen Dosiserhöhung (»Boost«) eingesetzt [16, 21, 32, 44, 63, 64]. Ebenso wie bei Ytterbium-169 ist die spezifische Aktivität sehr hoch, so daß Quellen in einer Abmessung von 6 mm Länge und 0,35 mm Durchmesser eine Nominalaktivität von 350 MBq (10 Ci) besitzen. Die Anwendung dieses Isotops auf herkömmlichem Weg brachte erhebliche Strahlenschutzprobleme mit sich, so daß in den 80er Jahren Systeme mit verzögerter manueller Nachladetechnik bzw. ferngesteuerter Nachladetechnik (sog. Afterloadingsysteme) entwickelt wurden [50, 51].

3 Interstitielle Strahlentherapie

Die Brachytherapie des Prostatakarzinoms ist eine der ältesten strahlentherapeutischen Methoden. Über die erste Behandlung eines Prostatakarzinoms mit der Brachytherapie berichtete Pasteau 1911, der über einen Urethrakatheter Radium an die Prostata heranbrachte [41]. Ergebnisse dieser Technik wurden 1922 in einer Studie an 100 Patienten berichtet [43]. Seitdem wurde diese Therapieform mit verschiedenen Isotopen und in unterschiedlichen Applikationsformen angewandt.

3.1 Retropubische interstitielle Strahlentherapie

In den 70er Jahren wurde die Methode wesentlich von den Erfahrungen der Arbeitsgruppe um Whitmore u. Hilaris geprägt [68, 69]. Sie verwandten Jod-125-Seeds und applizierten diese über einen offenen retropubischen Zugang. Die Implantation wurde vom Radioonkologen ausgeführt, die Nadeln wurden unter digital-rektaler Palpation bis kurz vor der Perforation des Rektums in die Prostata eingeführt. Die Nadeln waren hohl, aus Edelstahl, 15 cm lang und 17 gg. dick, und wurden möglichst parallel in annähernd anterior-posteriore Richtung implantiert. Üblicherweise wurde im superioren Anteil der Prostata mit der Spickung begonnen und im weiteren Verlauf bis zum Apex ausgeführt. Die Mittellinie wurde ausgespart, um die Urethra nicht direkt zu verletzen. Eine unvermeidliche Perforation der periprostatischen Venen konnte während der Spickung zu erheblichen Blutungen führen, die jedoch rasch sistierten, sobald die Nadeln entfernt wurden. Die Dosiskalkulation erfolgte auf der Basis der Seedaktivitäten, und es war das Ziel, eine Dosis von bis zu 160 Gy innerhalb eines Jahres in der Peripherie der Prostata zu erreichen. Eine Korrektur der Seedpositionen oder Optimierung der Dosisverteilung nach abgeschlossener Implantation war nicht mehr möglich. Die homogene Plazierung der Seeds über das gesamte Prostatavolumen war jedoch technisch ausgesprochen schwierig, was zwangsläufig zu Über- und Unterdosierungen führte. Diese Unterdosierungen führten bei großen Tumoren zu einer unakzeptabel hohen Rate an Lokalrezidiven, die von manchen Autoren auf die niedrige Dosisleistung zurückgeführt wurde. Dies betraf v. a. undifferenzierte Tumoren, während gut bis mäßig differenzierte Tumoren günstigere Ergebnisse aufwiesen. Hilaris et al. berichteten über eine 15-J.-Überlebensrate von 70% im Stadium B1 [28], und Fuks et al. zeigten eine lokale Tumorkontrolle über alle Stadien von 60% bei Dosen über 140 Gy (matched peripheral dose [MPD]) und nur 20% bei Dosen unter 140 Gy [20]. Zwischen 1970 und 1985 wurden mit dieser Technik insgesamt 1119 Patienten im Stadium B oder frühen Stadium C am Memorial Sloan Kettering Cancer Center behandelt.

3.2 Transperineale interstitielle Strahlentherapie

Aufgrund von Fortschritten in der sonographischen Darstellbarkeit der Prostata innerhalb der letzten 10 Jahre erlebte die transperineale geschlossene Applikation eine erhebliche Verfeinerung. Hinzu kamen die Verfügbarkeit neuer radioaktiver Isotope, die Entwicklung von Templates zur exakten und parallelen Führung der Nadeln sowie die Verbesserungen der Planungsprogramme und Computertomographen, welches zu einem gestiegenen Interesse an dieser Therapieform geführt hat [62]. Verwendet wurde das aus der retropubischen Ära zur Verfügung stehende Spektrum an Low-dose-rate-Quellen; durch die Entwicklung von zunächst manuellen, dann ferngesteuerten Nachladesystemen (sog. Afterloadingsysteme) waren die Limitationen durch den Strahlenschutz überwunden, und es konnten auch neue Isotope wie das Iridium-192 mit hoher Dosisleistung eingesetzt werden.

3.2.1 Interstitielle Strahlentherapie mit permanenten Strahlern

Die Vorteile der permanenten transperinealen Implantation liegen in einer einfachen Applikationsform und einer für den Patienten wenig belastenden Therapie. Als Monotherapie kann sie überwiegend ambulant durchgeführt werden, ein Entfernen der Seeds ist nicht erforderlich. Die niedrigen Energien von Jod-125 oder Palladium-103 ermöglichen weiterhin einen guten Strahlenschutz. Diese Faktoren führten zu einer hohen Akzeptanz der Therapieform bei den meist älteren Patienten. Ein großer Nachteil ist die bereits erwähnte Dosisinhomogenität mit inakzeptablen Über- oder Unterdosierungen bei nicht gleichmäßiger räumlicher Verteilung der Seeds und die fehlende Möglichkeit, Fehler bei der räumlichen Verteilung der Seeds nach Applikation auszugleichen. Allerdings ist bei der transperinealen Applikation unter sonographischer Kontrolle eine bessere Positionierung der Seeds als bei dem retropubischen Zugang möglich.

3.2.2 Interstitielle Strahlentherapie mit temporären Strahlern

Temporäre Strahler verbleiben nur für Sekunden bis Minuten im Körper des Patienten. Damit können Strahler hoher Dosisleistung und hoher Energie zur Anwendung gelangen und somit mehrere Vorteile vereinen. Aufgrund der hohen Dosisleistung besitzen sie bei gleicher Dosis eine höhere Abtötungsrate an der Tumorzelle; durch die höhere Energie ist die Gewebeeigenabschirmung mit resultierenden Unterdosierungen gering; durch 3D-Bestrahlungsplanungsprogramme lassen sich sehr homogene Dosisverteilungen erzielen und Überdosierungen an Risikoorganen vermeiden; und durch die kurzzeitige Applikation mit Hilfe von Afterloadingsystemen kann für das medizinische Personal ein Strahlenschutz wie in der Teletherapie gewährleistet werden. Weite Verbreitung hat in diesen Systemen das Isotop Iridium-192 gefunden. Zur Erfassung der Umgebung der Prostata als »clinical target volume« mit potentieller Tumorinfiltration bei fortgeschrittenen T2-Tumoren oder T3-Tumoren wird diese Methode in unserem Hause mit einer 3D-geplanten, perkutanen Konformationsstrahlentherapie bis zu einer Dosis von 45–50 Gy kombiniert eingesetzt.

3.2.3 Methodik der interstitiellen Brachytherapie mit Iridium-192

Seit 1993 wird an der Klinik für Strahlentherapie der Universitätsklinik Charité die interstitielle Brachytherapie mit High-dose-rate-Iridium-192 eingesetzt [13–15, 55, 70]. Der Patient wird hierbei in Steinschnittlage gelagert, die Nadelimplantation erfolgt in Spinal- oder Periduralanästhesie. Nach sorgfältiger Hautdesinfektion des Genital- bzw. Perinealbereichs und sterilem Abdecken der Umgebung wird ein transrektaler Ultraschallkopf eingeführt und die Prostata in maximaler Ausdehnung in transversaler Schnittebene dargestellt. Der 7,5-MHz-Sektorschallkopf erlaubt neben der transversalen Schichtführung auch die Darstellung in longitudinaler Richtung in beliebigem Winkel, so daß die gesamte Prostata erfaßt werden kann. Im Zeitraum von April 1993 bis Dezember 1995 wurde noch kein Wasserbolus als Vorlaufstrecke verwendet, dieser wurde jedoch ab Januar 1996 konsequent eingesetzt. Durch diese Vorlaufstrecke erreicht man zunächst eine Distanzierung des Schallkopfes von der Rektumvorderwand (Abb. 4.15) und damit von der Prostata. Nach erfolgter Einlage der Nadeln kann vor der Bestrahlung dieser Bolus abgelassen werden, was ein Absinken der Rektumvorderwand in dorsaler Richtung zur Folge hat und damit eine Distanzierung des Rektums von der Prostata ermöglicht (Abb. 4.16) Ein Absinken der Prostata dorsalwärts wird jedoch durch die implantierten und über das Template fixierten Nadeln verhindert.

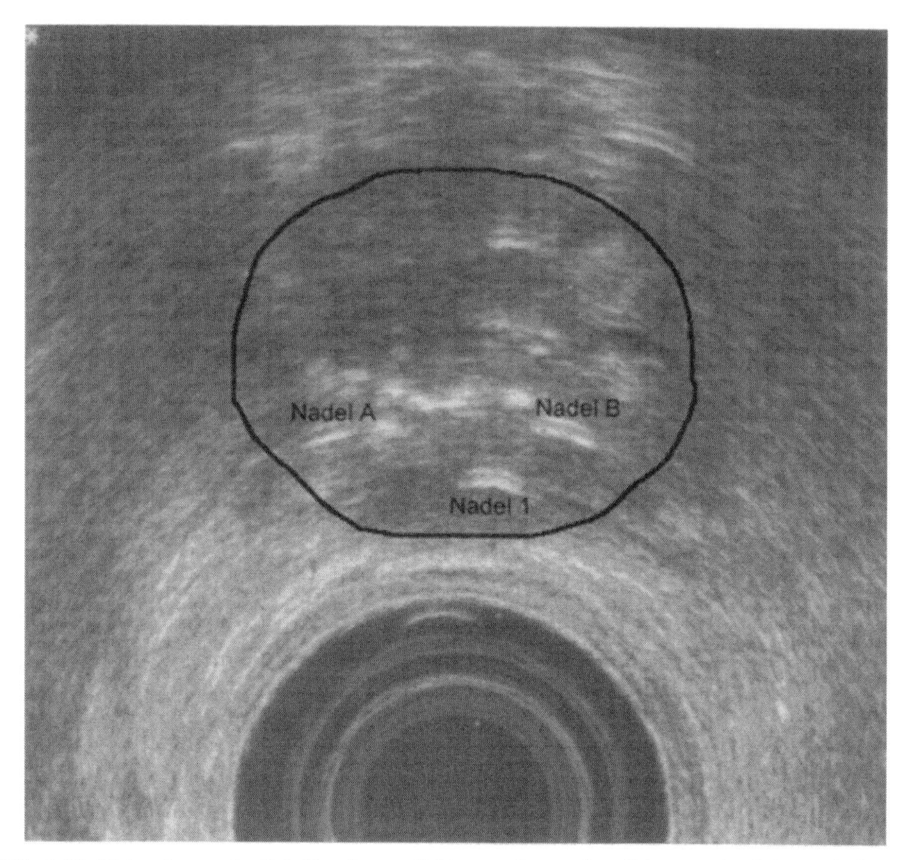

Abb. 4.15. Distanzierung des Schallkopfes von Rektumvorderwand und Prostata durch Wasserbolus

Nach Fixierung des Schallkopfes in optimaler Position wird auf den Hals des Schallkopfes ein Spezialtemplate (Abb. 4.17) perineumnah montiert. Das Template der 1. Generation besaß eine Fläche von 7x7 cm^2 und eine Stärke von 1,5 cm. In 7 Reihen mit je 13 Löchern im Abstand von 0,5 cm waren insgesamt 91 parallele Bohrungen angebracht, die eine parallele Nadelführung erlaubten. Zusätzlich wurden 72 Bohrungen in den Zwischenpositionen angebracht, so daß eine Gesamtzahl von 163 Bohrungen resultierte. Das heute verwendete Template der 2. Generation hat die gleichen Abmessungen, besitzt jedoch 11 Reihen à 13 Löcher und 10 Zwischenreihen à 12 Löcher, so daß ingesamt 263 Bohrungen vorhanden sind. Hieraus resultierte ein Lochabstand von etwa 3 mm zueinander. Dieses Template wurde ab Oktober 1994 eingesetzt.

Die verwendeten Nadeln sind Hohlnadeln aus Edelstahl mit Trokarschliff und einer Länge von 20 cm. Am Ende befindet sich ein Spezialanschlußstück zur Ankopplung des Ausfahrschlauches und Verbindung der Hohlnadel mit dem Bestrahlungsgerät. Zunächst wird in den rechten und linken Seitenlappen je eine Hohlnadel plaziert, die dritte Hohlnadel wird dorsalwärts der Urethra positioniert.

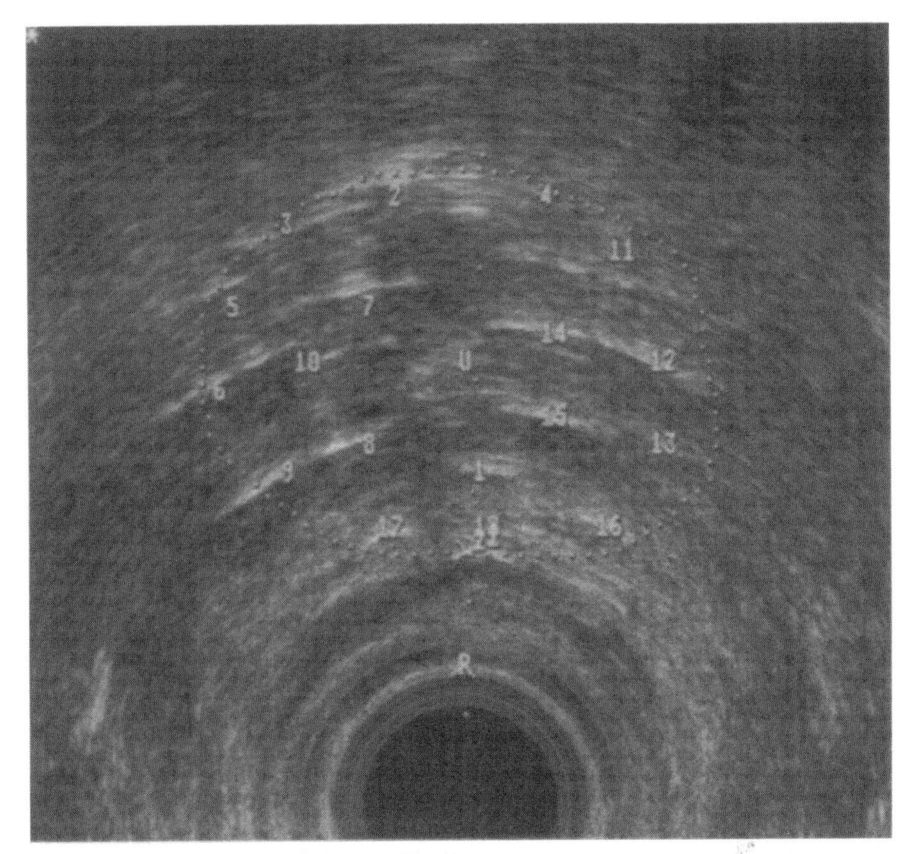

Abb. 4.16. Absinken der Rektumvorderwand bei fixierter Prostata

Unter Darstellung der jeweils eingebrachten Nadel mit Hilfe des Schnittcursors in longitudinaler Richtung wird die Nadelspitze bis an den Blasenboden vorgeschoben. Anschließend werden weitere Nadeln entlang der Außenkontur der Prostata von der 12-Uhr-Position im Uhrzeiger- und Gegenuhrzeigersinn eingestochen. Dabei wird die direkte 12-Uhr-Position gemieden, um die Harnröhre in der Pars membranacea und Anfangsteil der Pars spongiosa nicht zu verletzen. Im weiteren Verlauf der Spickung werden Nadeln im Inneren der Prostata in einem Abstand von etwa 1 cm zueinander und um die Urethra plaziert. Auf diese Weise werden bei Drüsen mit Volumina zwischen 30 und 50 cm^3 18–20 Nadeln appliziert.

3.2.4 Physikalisch-technische Bestrahlungsplanung

Die Positionen der Nadeln werden aus dem Ultraschallbild per Digitalisiertablett in den Planungscomputer (Gammadot Version 3.12, Fa. Isotopentechnik Sauerwein, Haan) eingegeben. Aus den Longitudinalschnitten wird die erforderliche Bestrah-

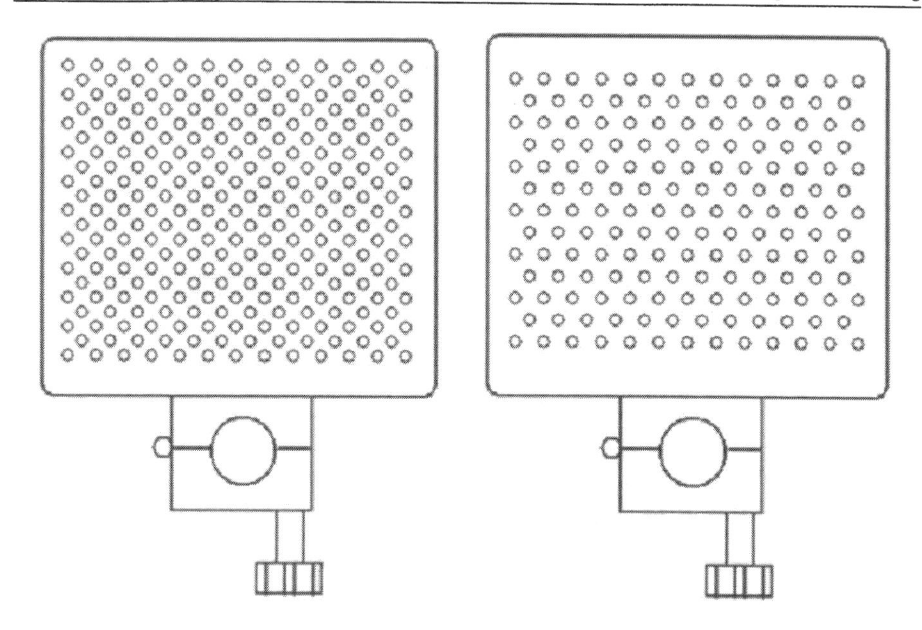

Abb. 4.17. Template der 2. Generation mit Ultraschallkopfbefestigung

lungslänge für die Nadeln ermittelt und ebenfalls eingegeben. Sind die Anfangs- und Endpunkte pro Nadel definiert, können automatisiert die dazwischenliegenden Haltepunkte durch den Planungsrechner bis zu einer Anzahl von 240 Haltepunkten generiert werden. Nachdem die Koordinaten definiert sind, werden in einem frei wählbaren Abstand zu den Haltepunkten (üblicherweise 0,5 cm) Dosisreferenzpunkte generiert (maximal 100).

In der Gammadot-Version 3.10, die bis Oktober 1994 verwendet wurde, konnten bis zu 150 Haltepunkte und 60 Referenzpunkte generiert werden. Die Berechnung der Haltezeiten der Quelle in den Haltepunkten erfolgt ebenfalls automatisiert durch das Planungsprogramm. Hierbei wird versucht, in jedem Referenzpunkt die vorgegebene Dosis mit geringstmöglicher Abweichung zu erreichen. Je mehr Referenzpunkte zur Verfügung stehen und je gleichmäßiger diese über das zu bestrahlende Volumen verteilt sind, um so besser ist die Dosishomogenität.

Die Dosis pro Fraktion beträgt 9 Gy für die Prostata (Abb. 4.18) und etwaiger Tumorausläufer einschließlich der basalen Anteile der Samenblasen. Diese Therapie wird im Abstand von einer Woche wiederholt, und es schließt sich eine perkutane Strahlentherapie von 45 Gy (T2-Tumoren) bzw. 50,4 Gy (T3-Tumoren) an. Unter Annahme eines α/β-Quotienten von 6 Gy für Prostatakarzinome entspricht die Gesamtdosis einer konventionell fraktionierten Therapie von 79–84 Gy.

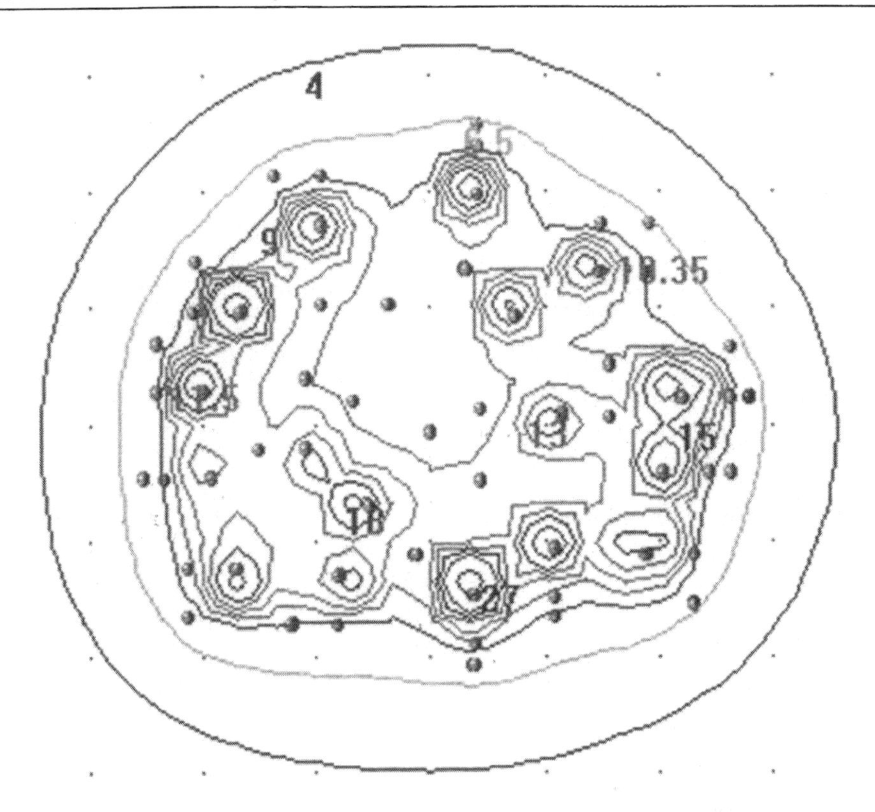

Abb. 4.18. Dosisverteilung einer interstitiellen HDR-Afterloading-Behandlung der Porstata mit Iridium-192.

4 Klinische Ergebnisse der interstitiellen Therapie

4.1 Jod-125

Die Brachytherapie mit Jod-125 wurde weltweit an mehreren tausend Patienten zur Behandlung des Prostatakarzinoms eingesetzt [49] (Tabelle 4.16), jedoch existieren keine entsprechend umfangreiche Biopsiedaten 1 und 2 Jahre nach Therapie. Kandzari et al. berichteten über positive 1- und 2-J.-Biopsieraten bei B2-Tumoren von 35 und 38% und bei C-Tumoren von 6 und 67% [30]. Die Gruppe um Schellhammer fand positive Biopsien in 33% der B2-Stadien (n=40) und 43% der C-Stadien (n=20) [54] (Tabelle 4.17). Diese Ergebnisse waren mit früheren Resultaten vergleichbar, bei denen positive Biopsien in 50% nach einem Jahr (n=22) berichtet wurden [42]. Übereinstimmend wurden geringe Komplikationsraten berichtet: etwa 1% chronische Proktitis- und 15–47% Impotenzrate abhängig von der Altersgruppe.

Tabelle 4.16. Ergebnisse nach alleiniger transperinealer Brachytherapie bei T1- bis T2-Prostatakarzinomen mit permanenten Strahlern. (Mod. nach Blasko et al. [8])

Autoren	n	Therapie	Medianer initialer PSA	Medianes Follow-up	PSA-Ergebnis	Lokale Kontrolle (%)	Metastasenfrei (%)
Beyer u. Priestly [2]	480	I-125	7,3	35	79% <4 (5 Jahre)	83	–
Blasko et al. [7]	197	I-125	7	36	93% progressionsfrei (5 Jahre)	98	98
Blasko et al. [6]	97	Pd-103	8,6	37	86% <1 (3 Jahre)	100	95
Grado et al. [22]	241	I-125/Pd-103	11,3	24	88% <4 (3 Jahre)	–	–
Kaye et al. [31]	45	I-125	11	24	98% <4 (2 Jahre)	–	–
Stock et al. [61]	97	I-125/Pd-103	–	18	76% progressionsfrei (2 Jahre)	–	–
Wallner et al. [65]	62	I-125	9	19	83% progressionsfrei (2 Jahre)	95	95

4.2 Gold-198

In der Behandlung des Prostatakarzinoms wurde die Brachytherapie mit Gold-198 meist in Kombination mit einer perkutanen Strahlentherapie eingesetzt. Positive Biopsieraten lagen bei Patienten mit B2-Tumoren bei 39%, bei solchen mit C-Tumoren bei 59% [9]. In der Gruppe um S.A. Loening wurde Gold-198 jedoch auch als alleinige Therapieform in den Stadien A2, B1, B2 und C bei 157 Patienten bis zu Dosen von 90–150 Gy angewandt.

Die erreichte lokale histopathologische Tumorkontrolle war bemerkenswert hoch: bei 77 Patienten war nach einem Jahr eine Biopsie durchgeführt worden, in 16,9% (13/77) war diese positiv, in 83,1% (64/77) negativ (Tabelle 4.17). Das erkrankungsfreie 5-J.-Überleben für primäre Tumoren und Lokalrezidive lag für die Stadien A2 und B1 bei 100%, für B2 bei 90% und für C bei 76% [29] und nach 9 Jahren bei 100% (A2 und B1), 80% (B2) und 50% (C).

Tabelle 4.17. Biopsieergebnisse nach alleiniger transperinealer Brachytherapie bei T1–T2-Prostatakarzinom mit permanenten Strahlern (Mod. nach Blasko et al. [8])

Autoren	n	T bzw. Stadium	Therapie	Negativ (%)	Positiv (%)	Keine Biopsie (n)
Blasko et al. [6]	53	T1–T2	Pd-103	100	0	7/53
Kaye et al. [31]	41	T1–T2	I-125	75	25	13/41
Prestidge et al. (nicht veröffentlicht)	201	T1–T2	I-125/Pd-103	96	4	34/201
Stock et al. [61]	39	T1–T2	I-125/Pd-103	74	26	0/39
Loening [38]	156	A2–C	Au-198	83	17	79/156
Kandzari et al. [30]	120	A2–C1	I-125	58	42	82/120
Schellhammer et al. [54]	109	B2, C	I-125	65	35	38/109

4.3 Palladium-103

Es existieren wenige klinische Daten zur Therapie des Prostatakarzinoms mit Palladium-103 (Tabellen 4.16–4.19). In einer Serie mit 34 Patienten und applizierten Dosen von 115 Gy nach alleiniger Brachytherapie fand sich bei einer medianen Nachbeobachtungszeit von 22 Monaten kein Rezidiv, diese Ergebnisse wurden von derselben Arbeitsgruppe in einem größeren Patientenkollektiv von n=53 bestätigt [4]. Bei 28 Patienten nach Kombination von Brachytherapie und Teletherapie lag die lokale Tumorkontrolle bei 93% (mediane Nachbeobachtungszeit 24 Monate) [6].

4.4 Iridium-192

In einer der größten Serie mit Iridium-192 aus der Arbeitsgruppe um Syed u. Puthawala wurden 200 Patienten mit Low-dose-rate-Iridium-192 und perkutaner Strahlentherapie behandelt [64].

Im 1. Behandlungszeitraum 1977 bis 1983 wurden für A2- und frühe B2-Tumoren 30 Gy, für fortgeschrittene B2- und C-Tumoren 35 Gy interstitiell appliziert, gefolgt von einer perkutanen Strahlentherapie bis 40 Gy für die Prostata bzw. 50 Gy für die Lymphabflußwege bei Lymphknotenbefall. Im 2. Behandlungszeitraum 1983 bis 1985 erhielten A2-Tumoren ausschließlich 35 Gy interstitiell, B1-Tumoren 30 Gy interstitiell plus 30 Gy perkutan, B2-Tumoren 30 plus 35 Gy und C-Tumoren 35 plus 35 Gy. Von den insgesamt 74 Patienten, die eine Rebiopsie erhielten, fand sich nur in 16% (13/74) der Fälle ein persistierender Tumor. Im ersten Behandlungszeitraum fanden sich insgesamt 20% Komplikationen (16% Proktitiden), im zweiten nur noch 4% (1% Proktitiden).

Schwarzer et al. berichteten über 29 Patienten nach 2mal 9 Gy High-dose-rate-interstitieller Strahlentherapie mit Iridium-192, gefolgt von 36 Gy perkutaner Therapie bei Prostatakarzinomen in den Stadien T1–T3 N0 M0 [57]. Bei 70% der Patienten konnte zytologisch eine Tumorkontrolle bestätigt werden, an Komplikationen wurden in je einem Fall eine schwere Proktitis mit Fistelbildung und eine mehrere Monate anhaltende Urethritis beobachtet.

Tabelle 4.18. Ergebnisse nach transperinealer Brachytherapie und perkutaner Strahlentherapie. (Mod. nach Blasko et al. [8])

Autoren	n	T	Gleason ≥7 (%)	Therapie	Medianer initialer PSA	Medianes Follow-up	PSA-Ergebnis	Lokale Kontrolle (%)
Blasko et al. [5]	99	T1–T3	55	XRT + Pd-103	13,5	35	64% <1 (5 Jahre)	97
Dattoli et al. [11]	73	T2 A–T3	40	XRT + Pd-103	n.a.	24	79% <1 (3 Jahre)	100
Kaye et al. [31]	31	T1–T2	n.a.	XRT + I-125	12,6	29	90% <4 (2 Jahre)	n.a.
Stromberg et al. [62]	33	T2 B–T3	24 (≥8)	HDR Ir-192 + XRT	15,4	13	92% <4 (1 Jahre)	n.a.
Eigene Daten [14]	75	T2 (25%) T3 (75%)	21 (G3)	HDR Ir-192 + XRT	14,4	24	63,5% <1,5 (2 Jahre)	84,7

Tabelle 4.19. Biopsieergebnisse nach transperinealer Brachytherapie und perkutaner Strahlentherapie. (Mod. nach Blasko et al. [8])

Autor	n	Therapie	Negativ (%)	Positiv (%)	Keine Biopsie (n)
Blasko et al. [5]	57	XRT + Pd-103	92	8	9/57
Kaye et al. [31]	20	XRT + I-125	77	23	3/20
Stromberg et al. [62]	10	HDR Ir-192 + XRT	90	10	0/10
Eigene Daten [14]	75	HDR Ir-192 + XRT	72	28	15/75

Ähnliche Ergebnisse mit negativen Biopsieraten zwischen 75 und 80% wurden von anderen Arbeitsgruppen nach kombinierter interstitieller Iridium-192-Brachytherapie und perkutaner Strahlentherapie für B2- und C-Prostatakarzinome berichtet [16, 32, 44] (Tabellen 4.18 und 4.19).

5 Schlußfolgerungen

Die Berichte der verschiedenen Arbeitsgruppen, die eine alleinige interstitielle oder kombinierte interstitiell-perkutane Strahlentherapie in der Behandlung des Prostatakarzinoms angewandt haben, weisen übereinstimmend hohe lokale Tumorkontrollraten aus. Die alleinige interstitielle Strahlentherapie mit Jod-125 oder Palladium-103 ist bei sorgfältig selektionierten Patienten (T1, T2, gut bis mäßig differenziert) eine schonende und effektive Therapiemodalität. Fortgeschrittenere und schlecht differenzierte Tumoren erfordern ein aggressiveres Vorgehen in Form

Tabelle 4.20. Komplikationen nach transperinealer Brachytherapie ± perkutaner Strahlentherapie. (Mod. nach Blasko et al. [8])

Autor	Therapie	Retention (%)	Inkontinenz (%)	Zystitis/ Urethritis (%)	Striktur/ Kontraktur (%)	Proktitis (%)	Potent (%)
Beyer u. Priestly [2]	I-125	–	1	4	–	1	–
Blasko et al. [3]	I-125	7	6 [a]	7	3	2	50–85 [d]
Stock et al. [61]	I-125/Pd-103	6	0	0	–	1,7	94
Wallner et al. [1, 65]	I-125	0	0	–	–	12	81
Kaye et al. [31]	I-125 ± XRT	5	4 [b]	1	3	9	75
Blasko et al. [3]	I-125 + XRT	4	4 [c]	4	0	6	50–85 [d]
Dattoli et al. [11]	XRT + Pd-103	7	1	–	–	–	77
Eigene Daten [14]	XRT + Ir-192	0	5	0	3	3	–

[a] TURP-Patienten: 17% Inkontinenz, Nicht-TURP-Patienten: 0% Inkontinenz.
[b] TURP-Patienten: 11% Inkontinenz, Nicht-TURP-Patienten: 1% Inkontinenz.
[c] TURP-Patienten: 13% Inkontinenz, Nicht-TURP-Patienten: 0% Inkontinenz.
[d] 50% > 70 Jahre, 85% < 70 Jahre

einer High-dose-rate-Brachytherapie in Kombination mit der perkutanen Strahlentherapie.

Die Rate schwerer Komplikationen bei dieser Therapiemodalität lassen sich bei entsprechender Erfahrung in der klinischen Anwendung auf unter 5% limitieren, so daß die interstitielle Brachytherapie eine effektive und gut verträgliche Methode zur Behandlung des Prostatakarzinoms darstellt (Tabelle 4.20).

Vergleicht man hierzu die Biopsieraten nach alleiniger perkutaner, konventioneller Strahlentherapie, so finden sich positive Biopsien bei 61% (39/64) der Patienten 18 Monate nach Strahlentherapie oder später [19]. Es scheint, daß die interstitielle Strahlentherapie hier der alleinigen perkutanen Therapie aufgrund der höheren applizierbaren Dosis am Tumor überlegen ist. Bisher existieren jedoch keine Daten, die die Überlegenheit dieser Therapieform im Rahmen von randomisierten Studien belegen könnten. Es bleibt abzuwarten, ob die Ergebnisse nach dosiseskalierter 3D-Konformationsstrahlentherapie (ausschließlich perkutan) denen nach interstitiellen Verfahren mit oder ohne 3D-Konformationsstrahlentherapie standhalten können.

Literatur

1. Arterbery VE, Wallner K, Roy J, Fuks Z (1993) Short-term morbidity from CT-planned transperineal I-125 prostate implants. Int J Radiat Oncol Biol Phys 25: 661–667
2. Beyer DC, Priestly JB (1995) Biochemical disease-free survival following I-125 prostate implantation. Int J Radiat Oncol Biol Phys 32: 254
3. Blasko JC, Ragde H, Grimm PD (1991) Transperineal ultrasound-guided implantation of the prostate: morbidity and complications. Scand J Urol Nephrol Suppl 137: 113–118
4. Blasko JC, Ragde H, Schumacher D (1987) Transperineal percutaneous iodine-125 implantation for prostate carcinoma using transrectal ultrasound and template guidance. Endocurietherapy/Hyperthermia Oncology 3: 131–139
5. Blasko JC, Grimm PD, Ragde H (1994) External beam irradiation with palladium-103 implantation for prostate carcinoma. Int J Radiat Oncol Biol Phys 30: 219
6. Blasko JC, Ragde H, Grimm PD et al. (1995) Transperineal ultrasound guided palladium-103 brachytherapy for prostate cancer. J Urol 153: 385
7. Blasko JC, Wallner K, Grimm PD, Ragde H (1995) Prostate specific antigen based disease control following ultrasound guided 125iodine implantation for stage T1/T2 prostatic carcinoma. J Urol 154: 1096–1099
8. Blasko JC, Ragde H, Luse RW et al. (1996) Should brachytherapy be considered a therapeutic option in localized prostate cancer? Urol Clin North Am 23: 633–650
9. Carlton CE, Jr., Scardino PT (1987) Combined interstitial and external irradiation for prostatic cancer. Prog Clin Biol Res 243 B: 141–169
10. Crusinberry RA, Kramolowsky EV, Loening SA (1987) Percutaneous transperineal placement of gold 198 seeds for treatment of carcinoma of the prostate. Prostate 11: 59–67
11. Dattoli M, Wallner K, Sorace R et al. (1996) 103Pd brachytherapy and external beam irradiation for clinically localized, high-risk prostatic carcinoma. Int J Radiat Oncol Biol Phys 35: 875–879
12. DeLaney TF, Shipley WU, O'Leary MP, Biggs PJ, Prout GRJ (1986) Preoperative irradiation, lymphadenectomy, and 125iodine implantation for patients with localized carcinoma of the prostate. Int J Radiat Oncol Biol Phys 12: 1779–1785
13. Dinges S, Boehmer D, Deger S et al. (1996) Combined interstitial and percutaneous radiotherapy for localized prostate cancer. Radiother Oncol 39: S15 (abstract)
14. Dinges S, Deger S, Schnorr D et al. (1996) Iridium-192-Afterloading in Kombination mit perkutaner Radiotherapie – Die Rolle des Radiotherapeuten. In: Schnorr D, Loening SA, Budach V, Dinges S (Hrsg) Lokal fortgeschrittenens Prostatakarzinom / Locally advanced prostate cancer T3/C. Blackwell, Berlin, pp 121–125
15. Dinges S, Deger S, Koswig S et al. (1998) High-dose rate interstitial with external beam irradiation for localised prostate cancer – Results of a prospective Trial Radiother Oncol 48: 197–202
16. Donnelly BJ, Pedersen JE, Porter AT, McPhee MS (1991) Iridium-192 brachytherapy in the treatment of cancer of the prostate. Urol Clin North Am 18: 481–483

17. Flocks RH (1969) Present status of interstitial irradiation in managing prostatic cancer. JAMA 210: 328–330
18. Flocks RH, Kerr HD, Elkins HB, Mador D (1959) The treatment of carcinoma of the prostate by interstitial radiation with radioactive gold: a follow-up report. J Urol 71: 628–633
19. Freiha FS, Bagshaw MA (1984) carcinoma of the prostate: results of post-irradiation biopsy. Prostate 5: 19–25
20. Fuks Z, Leibel SA, Wallner KE et al. (1991) The effect of local control on metastatic dissemination in carcinoma of the prostate: long-term results in patients treated with 125I implantation. Int J Radiat Oncol Biol Phys 21: 537–547
21. Gerard JP, De Laroche G, Koonsilin L, Romestaing P, Mornex F (1987) Curative treatment of carcinoma of the prostate with an association of external irradiation, iridium implant and lymphadenectomy. Prog Clin Biol Res 243B: 173–176
22. Grado GL, Larson TR, Collins JM et al. (1995) Fluoroscopic and ultrasound guided prostate implant: Technique and experience at Mayo Clinic Scottsdale. 18th Annual Meeting of the American Brachytherapy Society Scottsdale, Arizona 10 (abstract)
23. Hammerer P, Huland H, Sparenberg A (1992) Digital rectal examination, imaging, and systematic-sextant biopsy in identifying operable lymph node-negative prostatic carcinoma. Eur Urol 22: 281–287
24. Hanks GE (1991) Radiotherapy or surgery for prostate cancer? Ten and fifteen-year results of external beam therapy. Acta Oncol 30: 231–237
25. Hanks GE, Martz KL, Diamond JJ (1988) The effect of dose on local control of prostate cancer [see comments]. Int J Radiat Oncol Biol Phys 15: 1299–1305
26. Hanks GE, Schultheiss TE, Hunt MA, Epstein B (1995) Factors influencing incidence of acute grade 2 morbidity in conformal and standard radiation treatment of prostate cancer. Int J Radiat Oncol Biol Phys 31: 25–29
27. Herr HW (1983) Interstitial irradiation for localized prostate cancer. Semin Urol 1: 222–228
28. Hilaris B, Fuks Z, Nori D (1991) Interstitial irradiation in prostatic cancer: Report of 10-year results. In: Rolf S (ed) Interventional radiation therapy techniques/brachytherapy. Springer, Berlin Heidelberg New York Tokio, S 235
29. Hochstetler JA, Kreder KJ, Brown CK, Loening SA (1995) Survival of patients with localized prostate cancer treated with percutaneous transperineal placement of radioactive gold seeds: stages A2, B, and C. Prostate 26: 316–324
30. Kandzari SJ, Riley RS, Belis JA, Jain PR (1986) Postradiation biopsy and histological effects in early-stage prostatic cancer treated with 125iodine implants. Prostate 9: 319–326
31. Kaye KW, Olson DJ, Payne JT (1995) Detailed preliminary analysis of 125iodine implantation for localized prostate cancer using percutaneous approach. J Urol 153: 1020–1025
32. Klein FA, Ali MM, Marks SE, Hackler RH (1988) Bilateral pelvic lymphadenectomy, iridium 192 template, and external beam therapy for localized prostatic carcinoma: complications and results. South Med J 81: 27–31
33. Kleinberg L, Wallner K, Roy J et al. (1994) Treatment-related symptoms during the first year following transperineal 125I prostate implantation. Int J Radiat Oncol Biol Phys 28: 985–990
34. Kuban DA, el Mahdi AM, Schellhammer PF (1987) Effect of local tumor control on distant metastasis and survival in prostatic adenocarcinoma. Urology 30: 420–426
35. Kwon ED, Loening SA, Hawtrey CE (1991) Radical prostatectomy and adjuvant radioactive gold seed placement: results of treatment at 5 and 10 years for clinical stages A2, B1 and B2 cancer of the prostate. J Urol 145: 524–531
36. Lee F, Torp Pedersen S, Meiselman L et al. (1988) Transrectal ultrasound in the diagnosis and staging of local disease after I125 seed implantation for prostate cancer. Int J Radiat Oncol Biol Phys 15: 1453–1459
37. Leibel SA, Zelefsky MJ, Kutcher GJ, Burman CM, Kelson S, Fuks Z (1994) Three-dimensional conformal radiation therapy in localized carcinoma of the prostate: interim report of a phase 1 dose-escalation study [see comments]. J Urol 152: 1792–1798
38. Loening SA (1995) Transperineale Brachytherapie mit radioaktivem Gold – Verfahren und Ergebnisse. In: Schnorr D, Loening SA, Budach V, Dinges S (Hrsg) Lokal fortgeschrittenes Prostatakarzinom / Locally advanced prostate cancer T3/C. Blackwell, Berlin, pp 99–112
39. Loening SA, Rosenberg SJ (1987) Percutaneous placement of radioactive gold seeds in localized prostatic carcinoma. Urology 29: 250–252
40. Loening SA, Turner JW (1993) Use of percutaneous transperineal 198Au seeds to treat recurrent prostate adenocarcinoma after failure of definitive radiotherapy. Prostate 23: 283–290
41. Lu Yao GL, McLerran D, Wasson J, Wennberg JE (1993) An assessment of radical prostatectomy. Time trends, geographic variation, and outcomes. The Prostate Patient Outcomes Research Team [see comments]. JAMA 269: 2633–2636

42. Lytton B, Collins JT, Weiss RM et al. (1979) Results of biopsy of the early stage prostatic cancer treatment by implantation of I-125 seeds. J Urol 121: 306–309
43. Malenka DJ, Roos N, Fisher ES et al. (1990) Further study of the increased mortality following transurethral prostatectomy: a chart-based analysis. J Urol 144: 224–227
44. Martinez A, Edmundson GK, Cox RS, Gunderson LL, Howes AE (1985) Combination of external beam irradiation and multiple-site perineal applicator (MUPIT) for treatment of locally advanced or recurrent prostatic, anorectal, and gynecologic malignancies. Int J Radiat Oncol Biol Phys 11: 391–398
45. McCarthy P, Pollack HM (1991) Imaging of patients with stage D prostatic carcinoma. Urol Clin North Am 18: 35
46. Morton JD, Peschel RE (1988) Iodine-125 implants vs. external beam therapy for stages A2, B, and C prostate cancer. Int J Radiat Oncol Biol Phys 14: 1153–1157
47. Morton RA, Steiner MS, Walsh PC (1991) Cancer control following anatomical radical prostatectomy: an interim report [see comments]. J Urol 145: 1197–1200
48. Müller W (1997) Stellenwert der laparoskopischen pelvinen Lymphadenektomie beim Lymphknotenstaging des lokoregionären Prostatakarzinoms. Eigene Untersuchungen an 160 Patienten. zz: zz–zz (Abstract)
49. Porter AT, Forman JD (1993) Prostate brachytherapy. An overview. Cancer 71: 953–958
50. Porter AT, Scrimger JW (1989) Remote afterloading in prostatic cancer. Prog Clin Biol Res 303: 219–222
51. Porter AT, Scrimger JW, Pocha JS (1988) Remote interstitial afterloading in cancer of the prostate: preliminary experience with the MicroSelectron. Int J Radiat Oncol Biol Phys 14: 571–575
52. Porter AT, Battista J, Mason D, Barnett R (1990) Ytterbium-169: a novel brachytherapeutic source. Clin Invest Med Phys 13: 198
53. Rosenberg SJ, Loening SA, Hawtrey CE, Narayana AS, Culp DA (1985) Radical prostatectomy with adjuvant radioactive gold for prostatic cancer: a preliminary report. J Urol 133: 225–227
54. Schellhammer PF, El Mahdi AM, Higgins EM, Schultheiss TE, Ladaga LE, Babb TJ (1987) Prostate biopsy after definitive treatment by interstitial 125iodine implant or external beam radiation therapy. J Urol 137: 897–901
55. Schnorr D, Deger S, Loening SA et al. (1996) Iridium-192-Afterloading – Die Rolle des Urologen. In: Schnorr D, Loening SA, Budach V, Dinges S (Hrsg) Lokal fortgeschrittenens Prostatakarzinom / Locally advanced prostate cancer T3/C. Blackwell, Berlin, S 113–120
56. Schultheiss TE, Lee WR, Hanks GE (1995) Analysis of acute and late morbidity in conformal and standard radiation treatment of prostate cancer. In: Schnorr D, Loening SA, Dinges S, Budach V (Hrsg) Lokal fortgeschrittenes Prostatakarzinom / Locally advanced prostate cancer T3/C. Blackwell, Berlin, pp 203–216
57. Schwarzer JU, Hofmann R, Kneschaurek P, Lukas P, Lindner A, Braun J (1992) High-dose-rate brachytherapy of prostatic carcinoma with iridium 192. Strahlenther Onkol 168: 17–22
58. Shipley WU, Bagshaw MA, Prout GRJ (1987) The success of radiation therapy in controlling prostatic cancer within the treated field. Prog Clin Biol Res 243B: 199–212
59. Smit WG, Helle PA,Putten WL van et al. (1990) Late radiation damage in prostate cancer patients treated by high dose external radiotherapy in relation to rectal dose. Int J Radiat Oncol Biol Phys 18: 23–29
60. Sommerkamp H, Rupprecht M, Wannenmacher M (1988) Seed loss in interstitial radiotherapy of prostatic carcinoma with I-125. Int J Radiat Oncol Biol Phys 14: 389–392
61. Stock RG, Stone NN, DeWyngaert JK, Lavagnini P, Unger PD (1996) Prostate specific antigen findings and biopsy results following interactive ultrasound guided transperineal brachytherapy for early stage prostate carcinoma. Cancer 77: 2386–2392
62. Stromberg J, Martinez A, Gonzalez J et al. (1995) Ultrasound-guided high dose rate conformal brachytherapy boost in prostate cancer: treatment description and preliminary results of a phase I/II clinical trial. Int J Radiat Oncol Biol Phys 33: 161–171
63. Syed AM, Puthawala A, Tansey LA et al. (1983) Management of prostate carcinoma. Combination of pelvic lymphadenectomy, temporary Ir-192 implantation, and external irradiation. Radiology 149: 829–833
64. Syed AM, Puthawala A, Austin P et al. (1992) Temporary iridium-192 implant in the management of carcinoma of the prostate. Cancer 69: 2515–2524
65. Wallner K, Roy J, Zelefsky M, Fuks Z, Harrison L (1994) Short-term freedom from disease progression after I-125 prostate implantation. Int J Radiat Oncol Biol Phys 30: 405–409
66. Wallner KE, Nori D, Morse MJ et al. (1990) 125-Iodine reimplantation for locally progressive prostatic carcinoma. J Urol 144: 704–706
67. Wennberg JE (1990) Better policy to promote the evaluative clinical sciences. Qual Assur Health Care 2: 21–29

68. Whitmore WF, Hilaris B, Grabstald H (1972) Retropubic implantation of iodine-125 in the treatment of prostatic carcinoma. J Urol 108: 918
69. Whitmore WF, Jr (1984) Interstitial I-125 implantation in the management of localized prostatic cancer. Prog Clin Biol Res 153: 513–527
70. Wiegel T, Hoeller, Wiegel K, et al. (1997) High-dose rate 192-iridium afterloading therapy followed by percutaneous irradiation for prostate cancer – results of a prospective clinical trial. In: Richter E, Feyerabend T (eds) Abstraktband Deutsche Brachytherapie-Konferenz '97 Luebeck. Nucletron Corporation, Columbia S. 183–194
71. Zietman AL, Shipley WU, Willett CG (1993) Residual disease after radical surgery or radiation therapy for prostate cancer. Clinical significance and therapeutic implications. Cancer 71: 959–969
72. Zietman AL, Coen JJ, Dallow KC, Shipley WU (1995) The treatment of prostate cancer by conventional radiation therapy: an analysis of long-term outcome [see comments]. Int J Radiat Oncol Biol Phys 32: 287–292

Strahlentherapeutische Optionen nach radikaler Prostatektomie

T. Wiegel, W. Hinkelbein

1 Einleitung

Nach der radikalen Prostatektomie, die in den USA nur in den klinischen Stadien T1–2 routinemäßig eingesetzt wird, ist postoperativ bei T1/2a-Karzinomen in bis zu 25% der Fälle ein pathologisches Stadium T3/4 nachweisbar; diese Wahrscheinlichkeit steigt bei einem klinischen T2b–c-Tumor auf über 40% [8, 9]. In Deutschland werden häufig auch Patienten mit klinischen T3-Karzinomem radikal prostatektomiert. Bei diesen Stadien liegt die Wahrscheinlichkeit eines postoperativ organüberschreitenden Tumorwachstums wegen der erheblichen präoperativen Stagingunsicherheiten bei 70–80% [9, 21].

Mit dem seit 1987 routinemäßigen Einsatz des PSA in der Nachbeobachtung setzt sich zunehmend die Erkenntnis durch, daß im pathologischen Stadium pT3a–b (Kapselpenetration, Infiltration des periprostatischen Fettgewebes oder der Samenblasen) oder pT4 mit und auch ohne positiven Schnittrand binnen 3–5 Jahren in 15–60% der Fälle je nach primärer Tumorausdehnung ein Anstieg des PSA aus dem »Nullbereich« zu erwarten ist [8, 23, 26].

Verschiedene Untersucher konnten zeigen, daß bei 35–45% der Patienten mit PSA-Anstieg nach radikaler Prostatektomie ohne klinisches Korrelat vitales Tumorgewebe durch eine Stanzbiopsie aus der urethrovesikalen Anastomose nachweisbar war [19, 25]. Die Therapie dieses lokalen Tumors ist das Ziel der adjuvanten Strahlentherapie nach radikaler Prostatektomie. Seitens der Urologie existiert kein einheitliches Therapiekonzept im Stadium pT3/4 sowohl mit als auch ohne positiven Schnittrand. Einige Autoren favorisieren eine Wait-and-see-Strategie und gegebenenfalls eine verzögerte Hormontherapie, während andere eine sofortige Hormontherapie einleiten [9]. Im Gegensatz hierzu wird der Einsatz der adjuvanten Strahlentherapie aber auch erst bei Anstieg des PSA aus dem »Nullbereich« [6, 42] oder bei stanzbioptisch gesichertem lokalem Rezidiv ohne Fernmetastasen diskutiert [38, 42].

Die erheblich verbesserten technischen Möglichkeiten (insbesondere die dreidimensionale Bestrahlungsplanung) der Radioonkologie durch Entwicklungen der letzten 10 Jahre haben diese zusätzlich attraktiv gemacht. Durch den Einsatz der dreidimensionalen Bestrahlungsplanung können nicht nur die akuten, sondern auch die späten Nebenwirkungen bei zumindest gleichen Ergebnissen gesenkt werden [39]. Im folgenden Unterkapitel sollen die verschiedenen Optionen diskutiert und Empfehlungen für die Therapie erläutert werden.

2 Adjuvante Strahlentherapie nach radikaler Prostatektomie bei negativem oder nicht bekanntem PSA-Wert

Eine hohe Rate von Patienten hat postoperativ nach radikaler Prostatektomie positive Schnittränder (in großen Kollektiven bis zu 30% und/oder ein organüberschreitendes Tumorwachstum – bei klinischem T2 bis zu 40% der Fälle [8, 26]). Da vor 1987 keine PSA-Bestimmung möglich war, wurde bereits in den 70er Jahren in einzelnen Zentren adjuvant je nach Schnittrand und Tumorstadium nachbestrahlt. Der Indikationsstellung lagen dabei keine einheitlichen Kriterien zur Nachbestrahlung, dem Zielvolumen und der optimalen Dosierung zugrunde. Mittlererweile sind von einigen Arbeitsgruppen 10-Jahres-Ergebnisse publiziert worden. Die Dosis der Strahlentherapie betrug in der Regel zwischen 55 und 65 Gy bei einem Beginn der Therapie 4–10 Wochen nach radikaler Prostatektomie, wobei einige Arbeitsgruppen die Lymphabflußwege des Beckens trotz Lymphadenektomie (bei pN0) mitbestrahlten [5, 37], andere jedoch nicht [10]. Heute werden wegen der geringeren Morbidität und der nicht gesicherten Effektivität im Stadium pN0 die Lymphabflußwege meist nicht mitbehandelt.

Eine Übersicht über die Ergebnisse der adjuvanten Bestrahlung zeigt Tabelle 4.21. Durch die adjuvante Strahlentherapie wird die lokale Tumorkontrollrate in den Stadien pT3/4 mit Werten zwischen 83% [28] und 100% [32] gegenüber der radikalen Prostatektomie allein in entsprechenden retrospektiven Vergleichskollektiven mit 60% [5] bis 88% [33] signifikant erhöht. So konnte z. B. an der Duke Universität bei perinealer radikaler Prostatektomie die Rate an Lokalrezidiven nach 10 Jahren bei

Tabelle 4.21. Übersicht über ausgewählte publizierte Kollektive adjuvanter Strahlentherapie nach radikaler Prostatektomie im Stadium pT3/T4 ohne Befall der Lymphknoten (Stadium C)

Autor	Patienten (+RT)	Patienten (–RT)	LK		TÜL		ÜL		FFTF
			5 J.	10 J.	5 J.	10 J.	5 J.	10 J.	5 J.
Ami Sidi [1]	30		96%		76%				
Anscher [5]	46		96%	92%	68%	55%	88%	62%	
		113	80%	60%	60%	37%	84%	52%	
Carter (zit. in [42])	31		97%	97%	92%				
Cheng [9]	131		95%		90%		90%		
		660	85%		74%		90%		
Meier [21]	19			94%		68%		61%	
		39		69%		38%		57%	
Morris [23]	40							81%[a]	
Perez [28]	42		83%		66%	40%	75%	46%	
		44	84%		65%	55%	90%	90%	
Petrovich [29]	201		96%	96%	67%	53%	92%	83%	
Schild [31]	60		100%				92%		57%
		228	83%				92%		40%
Shevlin [32]	16		100%	100%	76%	64%	92%	76%	
		57	80%	72%	70%	56%	80%	80%	
Syndicus [34]	89		100%			91%		66%	93%
		88	79%			89%		77%	74%
Wiegel [37]	36		96%	92%	86%	67%	95%	79%	

[a] Nach 3 Jahren.

Abkürzungen: *RT* Strahlentherapie, *LK* lokale Tumorkontrolle, *TÜL* tumorfreie Überlebensrate, *ÜL* Gesamtüberlebensrate, *FFTF* »freedom from treatment failure«, *RP* radikale Prostatektomie.

Infiltration der Samenblasen durch die Bestrahlung von 45% auf 14% gesenkt werden, ähnlich wie bei positivem Schnittrand, wo die Lokalrezidivrate von 25% auf 11% sank [5].

Die bisher größte publizierte Serie, die der Mayo Klinik, zeigte ebenfalls, allerdings bei nur 4 Jahren medianer Nachbeobachtung, eine Erhöhung der lokalen Tumorkontrollrate von 85% auf 95% [22]. Allerdings handelt es sich bei den publizierten Daten um klinische, lokale Tumorkontrollen, denn bei vielen dieser Patienten konnte ein PSA-Wert nicht bestimmt werden, da die routinemäßige PSA-Bestimmung erst seit 1987 möglich war.

Mehrere Untersucher haben eine signifikante Verlängerung des »freedom from treatment failure« (FFTF) bei adjuvanter Nachbestrahlung gegenüber einer Wait-and-see-Strategie nachgewiesen. Mit dem FFTF werden sowohl lokale als auch systemische Progressionen mit oder ohne PSA-Anstieg erfaßt [31, 34]. Keiner Arbeitsgruppe ist es allerdings bisher gelungen, durch die adjuvante Strahlentherapie das Gesamtüberleben der Patienten statistisch signifikant zu verlängern [1, 5, 21, 32].

Die möglichen Ursachen hierfür sind vielfältig. Sie liegen einerseits darin, daß alle retrospektiven Kollektive unausgewogen sind und häufig subjektive Kriterien im Sinne einer negativen Selektion bei den Patienten zu einer Nachbestrahlung geführt haben. Darüber hinaus ergeben sich Hinweise, daß ein Teil der Patienten mit Tumorinfiltration in die Samenblasen bereits bei Therapie okkulte Fernmetastasen aufweist und daher mit einer lokalen Strahlentherapie nicht ausreichend therapiert sein könnte [4]. Aus diesem Grund werden an verschiedenen Zentren diese Patienten sofort adjuvant hormonell therapiert. Über die mögliche Kombination einer adjuvanten Hormon- mit einer Strahlentherapie nach radikaler Prostatektomie liegen jedoch nur wenige Daten vor.

In unserer Arbeitsgruppe erhielten 29 Patienten im Stadium pT3/4 R0/1 (davon 14 mit pelvinen Lymphknotenmetastasen) zunächst eine sofortige Orchiektomie und wurden anschließend nach 6–8 Wochen bestrahlt, während 26 weitere Patienten bei vergleichbaren Tumorstadien ausschließlich adjuvant bestrahlt wurden. Bei einer medianen Nachbeobachtung von 89 Monaten ergab sich sowohl für die 10-Jahres-Überlebensrate mit 92% vs. 63% als auch für die tumorspezifische Überlebensrate mit 92% vs. 49% ein signifikanter Vorteil für die Patienten mit Hormon- und Strahlentherapie [37, 40]. Es fehlt allerdings ein Vergleichskollektiv mit nur adjuvant hormontherapierten Patienten, um diese Ergebnisse eindeutig einzuordnen.

Andere Untersucher konnten bei kleinen Kollektiven keinen Unterschied zeigen [28]. Die sehr unterschiedlichen und teilweise auch widersprüchlichen retrospektiven Ergebnisse belegen den hohen Bedarf an prospektiv randomisierten Studien zur Klärung des Wertes der adjuvanten Strahlentherapie. Derzeit ist eine Studie der South Western Oncology Group aktiviert, eine Studie der EORTC und eine gemeinsame Studie der ARO und der AUO in Deutschland, wobei Patienten mit pT3 pN0-Tumoren und negativem PSA nach radikaler Prostatektomie randomisiert werden zwischen »wait and see« und adjuvanter Strahlentherapie mit 60 Gy.

Fundierte erste Ergebnisse werden frühestens in 5 Jahren vorliegen. Eine Senkung der lokalen Rezidivrate um etwa 20%, wie sie aus den retrospektiven Untersuchungen projektiert wird, wäre ein bedeutender Erfolg für die Patienten, da bei lokalem Progreß neben den lokalen Symptomen und einer Einschränkung der Lebensqualität insbesondere durch Schmerzen auch die Rate an Fernmetastasen stark ansteigt [25].

Dabei könnte man auch tolerieren, daß ein gewisser Anteil von Patienten übertherapiert würde, wenn die Rate an Spätnebenwirkungen niedrig ist (zur Diskussion der Nebenwirkungen s. Abschn. 3).

Bei Erhöhung der lokalen Tumorkontrolle müßte es, genügend große Kohorten von Patienten vorausgesetzt, zu einer Verlängerung des Gesamtüberlebens, zumindest aber des tumorspezifischen Überlebens kommen, wie es aus der definitiven Strahlentherapie des Prostatakarzinoms mit oder ohne Hormontherapie belegt ist [14, 17, 22].

3 Perkutane Strahlentherapie bei ansteigendem PSA oder bei persistierendem positivem PSA nach radikaler Prostatektomie

Der Einsatz der Strahlentherapie bei PSA-Anstieg ist problematisch, weil primär grundsätzlich nicht zwischen lokalem Tumorprogreß und Fernmetastasen unterschieden werden kann. Das gilt insbesondere dann, wenn Stanzbiopsien aus der urethrovesikalen Anastomose negativ sind und bildgebend kein Tumor nachweisbar ist.

Verschiedene Arbeitsgruppen haben daher versucht, über eine Analyse der PSA-Verdoppelungszeit Hinweise auf die Lokalisation des Tumorrezidivs zu erhalten. Während Partin [27] zu dem Schluß kommt, daß eine kurze Verdoppelungszeit (d. h. ca. 4 Monate) eher auf Fernmetastasen hindeutet als auf lokales Tumorwachstum, konnten andere diese Beobachtung nicht bestätigen [4]. Onkologisch gesehen kann es nicht sinnvoll sein, abzuwarten, während lokal mit etwa 40–50% Wahrscheinlichkeit ein Tumor wächst [19, 25]. Deshalb werden Patienten mit PSA-Anstieg auch ohne Nachweis eines Lokalrezidivs vermehrt frühzeitig von Urologen zur Strahlentherapie vorgestellt oder sofort hormonell therapiert. Die hormonelle Therapie ist jedoch rein palliativ, während der perkutanen Strahlentherapie ein theoretisch kurativer Ansatz zugrunde liegt.

Die Zahl der publizierten Studien zur perkutanen Strahlentherapie bei PSA-Anstieg nach radikaler Prostatektomie hat erheblich zugenommen (Tabelle 4.22). Ein signifikanter Anteil der erhöhten PSA-Werte kann durch die Strahlentherapie wieder in den »Nullbereich« gesenkt werden. Die Resultate schwanken je nach Patientenselektion zwischen 25 und 70% [6, 20, 23, 43]. Die bisher besten Resultate werden von Morris aus dem MGH in Boston berichtet. Dort konnte bei 33/48 Patienten der »Nullbereich« nach der Strahlentherapie wieder erreicht werden [23]. Die Mehrheit der Arbeitsgruppen berichtet von 20–60% kompletten PSA-Remissionen auch nach medianen Nachbeobachtungszeiten von 25–40 Monaten [11, 15, 23, 30].

Die medianen Nachbeobachtungszeiten sind für weitergehende Schlußfolgerungen zu kurz. In der Regel wird hierbei nur das Prostatabett CT-optimiert geplant bestrahlt, auf eine Bestrahlung der pelvinen Lymphabflußwege wird aus Gründen der Toxizitätsminimierung verzichtet. Die Mehrzahl der Autoren favorisiert eine Dosis zwischen 60 und 64 Gy.

Mit die besten Ergebnisse (31/47 Patienten im »Nullbereich« nach im Median 36 Monaten) werden von Forman berichtet. In dieser Arbeitsgruppe wurde die Gesamtdosis mit im Median 66 Gy (bis 70 Gy) am höchsten gewählt [12]. Bei weiteren 20–30% der Patienten kommt es zu einem Abfall des PSA, jedoch nicht in den »Nullbereich«. Ob diese Patienten von einer Strahlentherapie profitieren, ist derzeit unklar, jedoch unwahrscheinlich. Von besonderer Bedeutung ist die Höhe des PSA-Wertes vor

Tabelle 4.22. Eine Auswahl der publizierten Studien zur perkutanen Strahlentherapie bei PSA-Anstieg nach radikaler Prostatektomie

Autoren	Patienten (n)	Nach RP im Nullbereich	Nach RP nicht im Nullbereich	PSA nach RT im Nullbereich	Zahl der Patienten im Nullbereich (letzte NB)	(Medizinische) Dosis [Gy]	Medizinische Nachbeobachtung [Monate]
Cadeddu [6]	57	57		15/57 (26%) mindestens 2 Jahre		40	
Forman [11]	47				31/47 (64%)	66	36
Hudson (zit.) in [42]	21		21	9/21 (43%)	6/21 (29%)	60	13
Kaplan [15]	39				17/39 (44%) mind. 1 Jahr	60–70	25
Link [20]	25	13		10/13	7/13 (53%)		18
			12	5/12	1/12 (9%)		18
Morris [23]	48	18		12/18 (67%)	56%		30
			30	21/30 (70%)	40%		32
Schild [30]	27				59%	64	25
Wu [43]	53			16/53 (30%)	12/53 (23%)	61,2	15

Beginn der Bestrahlung: Lag er bei unter 2,5 ng/ml, erreichten 52% (14/27) der Patienten den PSA-Nullbereich gegenüber 8% der Patienten (2/26) mit PSA-Werten über 2,5 ng/ml [43]. Vergleichbare Daten werden auch von Forman berichtet: 24/29 (83%) Patienten mit einem PSA kleiner als 2 ng/ml, aber nur 6/18 (33%) mit einen PSA >2 ng/nl erreichten nach Strahlentherapie wieder den »Nullbereich« [12].

Die optimale Höhe des PSA vor Beginn der Bestrahlung ist derzeit jedoch nicht endgültig geklärt (Tabelle 4.23). Diese Ergebnisse sprechen gegen ein Abwarten bei Anstieg des PSA und dafür, daß sich in dieser Zeit ein lokales Geschehen, das mit einer lokalen Maßnahme wahrscheinlich therapierbar ist, in einen systemischen Progreß gewandelt hat. Zusätzlich unklar ist, ob ein postoperativ positiver PSA-Wert die gleiche Bedeutung besitzt wie ein postoperativer Anstieg, oder eher für eine systemische Metastasierung spricht, wie einige Autoren vertreten [43].

Von Bedeutung für die Patientenselektion ist der zeitliche Abstand von der radikalen Prostatektomie bis zum Anstieg des PSA aus dem »Nullbereich«. War dieser Zeitraum geringer als 1 Jahr, betrug die Rate kompletter Remissionen nach Strahlenthera-

Tabelle 4.23. Einfluß der Höhe des PSA vor Beginn der Strahlentherapie nach radikaler Prostatektomie als Indiz des Therapieversagens

Autoren	Patienten (n)	PSA vor RT	Patienten (n)	PSA vor RT	PSA im Nullbereich nach RT letzte NB	Medizinische Nachbeobachtung [Monate]
Forman [11]	24/29	<2 ng/ml	6/18	>2 ng/ml	83% vs. 33%	36
Morris [23]		<1,7 ng/ml		>1,7 ng/ml	66% vs. 29%	32
Schild [30]		<1,1 ng/ml		>1,1 ng/ml	78% vs. 18%	25
Wu [43]	14/27	<2,5 ng/ml	2/26	>2,5 ng/ml	52% vs. 8%	15

pie nur 6% (1/16) und stieg über 27% (12/44) auf 44%, wenn der Abstand größer als 3 bzw. als 5 Jahre war [6]. Das schließt jedoch nicht aus, bis zum Vorliegen validerer Daten auch solche Patienten einer Bestrahlung zuzuführen. Derzeit gibt es keine aktivierte prospektive Studie, die diese Frage randomisiert untersucht.

4 Strahlentherapie des histologisch gesicherten Lokalrezidivs

Grundsätzlich sind die Ergebnisse der Therapie des makroskopischen Lokalrezidivs bei fehlendem Nachweis von Fernmetastasen nach radikaler Prostatektomie unbefriedigend. In der Regel wird von Urologen eine antiandrogene Therapie und bei obstruktiven Symptomen eine transurethrale Resektion durchgeführt, wenn bis zu diesem Zeitpunkt noch keine hormonelle Therapie erfolgt ist. Von besonderer Bedeutung sind hierbei die lokalen Schmerzen der Patienten, die strahlentherapeutisch sehr gut beherrschbar sind. Publizierte Daten zu dieser Problematik sind eher selten, da diese Thematik klinisch bisher unterschätzt worden ist.

Weitgehend akzeptiert ist, daß mit der perkutanen Strahlentherapie in der Regel eine gute klinische lokale Tumor- und damit Symptomkontrolle erreicht wird (Tabelle 4.24). Diese klinische lokale Kontrollrate liegt zwischen 50 und 80% nach 10 Jahren [3, 38]. Anscher verglich 16 Patienten mit alleiniger Orchiektomie mit 16 Patienten, die eine Strahlentherapie des Beckens und der Prostata erhielten. Sowohl die lokale Tumorkontrolle als auch das tumorfreie Überleben war in der bestrahlten Gruppe signifikant besser, im Gesamtüberleben bestand jedoch kein Unterschied [3]. Diese Daten stimmen im Grunde mit denen von Ray überein, wobei lokal 70 Gy gegeben wurden [38].

Die eigenen publizierten Daten von 20 Patienten, die zwischen 1975 und 1988 nach Orchiektomie zunächst im Bereich des Beckens (40–50 Gy) und dann im Bereich der Prostataloge bis 65 Gy mit Photonen oder mit Neutronenboost bestrahlt worden sind, belegen die lokale Effektivität der kombinierten Therapie: die klinische lokale Tumorkontrolle nach im Median 45 Monaten betrug 95%. Das Gesamtüberleben nach 5 Jahren war mit 51% jedoch unbefriedigend [38].

Tabelle 4.24. Übersicht über ausgewählte publizierte Kollektive palpabler, histologisch gesicherter Lokalrezidive nach radikaler Prostatektomie

Autoren	Patienten (n) (+RT)	Patienten (n) (HT)	LK		TFÜ		ÜL		FFTF
			5 Jahre	10 Jahre	5 Jahre	10 Jahre	5 Jahre	10 Jahre	
Anscher [3]	16		88%		50%		75%		
		16	40%		6%		63%		
Caddedu [6]	25								8%
Eisbruch [10]	23		74%					60%	
Ray (zit. in [42])	19	11+HT	60%				40%		
Rosen (zit. in [42])	13			77%				15%	
Syndikus [34]	26		69%	54%					
Wiegel [38]	20	alle +HT	95%				51%		

RT Strahlentherapie, *LK* Klinische lokale Tumorkontrollrate, *TFÜ* tumorfreie Überlebensrate; *ÜL* Gesamtüberlebensrate, *HT* Hormontherapie, *FFTF* »freedom from treatment failure« unter PSA-Einschluß.

Da keine prospektiv randomisierten Studien durchgeführt wurden, ist ein Vorteil der Strahlentherapie nicht erwiesen, jedoch in bezug auf die lokale Kontrolle sehr wahrscheinlich. Ebenso unklar ist, ob durch die Bestrahlung der Lymphabflußwege des kleinen Beckens ein Benefit erreicht werden kann, auch wenn in den beschriebenen Studien diese in das Zielvolumen inkludiert wurden.

Eine ausschließlich lokale Strahlentherapie des Lokalrezidivs unter Einschluß der ehemaligen Samenblasenregion mit einem Sicherheitssaum wird von vielen Strahlentherapeuten befürwortet. Es ist aufgrund der hohen Zahl von radikalen Prostatektomien in Deutschland von einer Zunahme der Patienten mit histologisch gesichertem Lokalrezidiv auszugehen und damit zu rechnen, daß diese Patienten vermehrt einer Strahlentherapie zugeführt werden. Diese ist letztlich der theoretisch einzige kurative Therapieansatz.

5 Nebenwirkungen der Therapie

Von besonderer Bedeutung bei einer adjuvanten Therapiemaßnahme ist, daß die Rate an Spätnebenwirkungen vertretbar niedrig ist. Nach den vorliegenden Literaturdaten und eigenen Ergebnissen treten bei Dosen der Strahlentherapie bis zu 62 Gy schwere Langzeitnebenwirkungen Grad III/IV in bezug auf das Rektum und die Blase nach der Graduierung der RTOG-EORTC äußerst selten auf.

Die von der Arbeitsgruppe um Syndikus berichteten Grad-III/IV-Nebenwirkungen betrafen die Blasenfunktion, wobei nicht zwischen Zystitis und Inkontinenz unterschieden wurde und Patienten mit alleiniger radikaler Prostatektomie ebenfalls eine hohe Rate an Grad-III-Nebenwirkungen hatten. Bei nur moderaten Gesamtdosen zwischen 50 und 56 Gy war jedoch die Einzeldosis im Median 2,76 Gy und damit möglicherweise die Ursache der erhöhten Rate an schweren Blasennebenwirkungen [34, 41].

Erfolgt die postoperative Strahlentherapie in einer computeroptimiert geplanten 3- oder 4-Felder-Box-Technik mit Individualblenden zur Schonung von Blase und Rektum, sind Spätnebenwirkungen RTOG-Grad I/II in bis zu 15% beschrieben, sie wirken sich aber nicht signifikant negativ auf die Lebensqualität der Patienten aus [28].

Formenti et al. untersuchten die Rate und den Schweregrad der Inkontinenz und der Impotenz nach nervenschonender radikaler Prostatektomie mit oder ohne adjuvanter Strahlentherapie. Die Nachuntersuchung erfolgte leider nur als Fragebogen mit entsprechenden möglichen Schwächen. Bei 72 Patienten mit radikaler Prostatektomie und Strahlentherapie und 138 Patienten mit alleiniger radikaler Prostatektomie zeigte sich kein Unterschied, wobei die Gesamtdosen zwischen 45 und 54 Gy lagen [12].

In einer randomisierten Studie mit insgesamt 100 Patienten war nach 24 Monaten zwischen der Gruppe mit 60 Gy und der beobachteten Gruppe kein Unterschied in der Anzahl der vollständig kontinenten Patienten zu belegen [7].

Am Patientengut der Mayo Klinik zeigten sich keine signifikant unterschiedlichen Spätnebenwirkungen bei 60 adjuvant nachbestrahlten Patienten gegenüber 220 Patienten ohne adjuvante Strahlentherapie [31]. Übersteigt die Dosis jedoch 65 Gy, steigt sowohl die Rate als auch der Grad der Spätnebenwirkungen stark an [40]. Aus diesem Grund sind bei histologisch gesichertem makroskopischem Lokalrezidiv und entsprechend höherer Dosierung von 65–70 Gy auch schwere Zystitiden und Proktitiden bekannt [3, 38].

6 Zusammenfassung

Die vorliegenden Daten aus nicht randomisierten Studien belegen eine signifikant erhöhte lokale Kontrollrate sowie eine signifikante Erhöhung des »freedom from treatment failure« durch die adjuvante Strahlentherapie nach radikaler Prostatektomie bei organüberschreitendem Tumorwachstum (pT3/4 pNo) mit und wahrscheinlich auch ohne positiven Schnittrand. Eine Überlebensverlängerung ist jedoch nicht bewiesen. Daher kann die Indikation zu dieser Strahlentherapie gestellt werden, sie ist jedoch nicht zwingend. Die Rate an schweren Nebenwirkungen Grad III oder IV liegt mit einer Dosis von 60 Gy unter 1%.

Mehrere randomisierte Studien prüfen derzeit den Wert der adjuvanten Strahlentherapie. Sie scheint, dieses ist jedoch nicht bewiesen, wegen der möglichen geringeren Tumorlast der Strahlentherapie bei PSA-Anstieg überlegen, auch wenn auf diese Weise ein Teil der Patienten übertherapiert wird. Wird die Indikation zur Strahlentherapie bei ansteigendem PSA gestellt, sollte der Wert nicht über 1,5–3 ng/ml liegen, da oberhalb dieser Werte die Rate der Therapieversager signifikant ansteigt. Es scheint, als ob bei 25–35% der Patienten eine kurative Chance besteht (Dosis 63–70 Gy).

Die Ergebnisse der Therapie des makroskopischen Lokalrezidivs mit histologischer Sicherung sind unbefriedigend – die lokale Kontrolle wird durch die Strahlentherapie gewährleistet, der Tumor ist jedoch zumeist bereits metastasiert und das Schicksal des Patienten entschieden.

Literatur

1. Ami Sidi A, Lange HP (1987) Adjuvant radiation therapy in patients upstaged to stage C or D1 disease after radical prostatectomy. Eur Urol 13: 238–241
2. Anscher MS (1996) Adjuvant therapy for pathologic stage C prostate cancer: a casualty of the PSA revolution? Int J Radiat Oncol Biol Phys 34: 745–747
3. Anscher MS, Prosnitz LR (1989) Radiotherapy vs. hormonal therapy for the management of locally recurrent prostate cancer following radical prostatectomy. Int J Radiat Oncol Biol Phys 17: 953–958
4. Anscher MS, Prosnitz LR (1991) Multivariate analysis of factors predicting local relapse after radical prostatectomy-possible indications for postoperative radiotherapy. Int J Radiat Oncol Biol Phys 21: 941–947
5. Anscher MS, Robertson CN, Prosnitz LR (1995) Adjuvant radiotherapy for pathologic stage T3/4 adenocarcinoma of the prostate: ten year update. Int J Radiat Oncol Biol Phys 33: 37–43
6. Cadeddu JA, Partin AW, De Weese TL, Walsh PC (1998) Long term results of radiation therapy for prostate cancer recurrence following radical prostatectomy. J Urol 159: 173–178
7. Cangh PJ van, Richard F, Lorge F et al. (1998) Adjuvant radiation therapy does not cause urinary incontinence after radical prostatectomy: results of a prospective randomized study. J Urol 159: 164–166
8. Catalona WJ, Smith DS (1995) 5-year tumour recurrence rates after anatomical radical retropubic prostatectomy for prostate cancer. J Urol 152:1837–1843
9. Cheng WS, Frydenberg M, Bergstrahl EJ, Larson-Keller JJ, Zinke H (1993) Radical prostatectomy for pathologic stage C prostate cancer: influence of pathologic variables and adjuvant treatment on disease outcome. Urology 42: 283–291
10. Eisbruch A, Perez CA, Roessler EH, Lockett MA (1994) Adjuvant irradiation after prostatectomy for carcinoma of the prostate with positive surgical margins. Cancer 73: 384–387
11. Forman JD, Meetze K, Pontes E et al. (1997) Therapeutic irradiation for patients with an elevated post-prostatectomy prostate specific antigen level. J Urol 158: 1436–1440
12. Formenti SC, Lieskovsky G, Simoneau AR et al. (1996) Impact of moderate dose of postoperative radiation on urinary continence and potency in patients with prostate cancer treated with nerve sparing prostatectomy. J Urol 155: 616–619
13. Freeman JA, Cook DW, Lieskovsky G et al. (1994) Adjuvant radiation, chemotherapy, and androgen deprivation therapy for pathologic stage D1 adenocarcinoma of the prostate. Urology 44: 719–725

14. Fuks Z, Leibel SA, Wallner KE et al. (1991) The effect of local control on metastatic dissemination in carcinoma of the prostate; Longterm results in patients treated with 125 J implantation. Int J Radiat Oncol Biol Phys 21: 537–547
15. Kaplan ID, Bagshaw MA (1992) Serum prostate-specific antigen after post-prostatectomy radiotherapy. Urology 39: 401–406
16. Keisch ME, Perez CA, Grigsby PW, Bauer WC, Catalona W (1990) Preliminary report on 10 patients treated with radiotherapy after radical prostatectomy for isolated elevation of serum PSA-levels. Int J Radiat Oncol Biol Phys 19: 1503–1506
17. Kuban DA, El-Mahdi AM, Schellhammer PF (1987) Effect on local tumor control on distant metastasis and survival in prostatic adenocarcinoma. Urology 30: 420–426
18. Lange PH, Lightner DJ, Medini E, Reddy PK, Vesella RL (1990) The effect of radiation therapy after radical prostatectomy in patients with elevated prostate specific antigen levels. J Urol 144: 927–932
19. Lightner DJ, Lange PH, Reddy PK, Moore L (1990) Prostate specific antigen and local recurrence after radical prostatectomy. J Urol 144: 921–926
20. Link P, Freiha FS, Stamey TA (1991) Adjuvant radiation therapy in patients with detectable prostate specific antigen following radical prostatectomy. J Urol 145: 532–534
21. Meier R, Mark R, St. Royal L, Tran L, Colburn G, Parker R (1992) Postoperative radiation therapy after radical prostatectomy for prostate carcinoma. Cancer 70: 1960–1966
22. Morgan WR, Bergstrahl EJ, Zincke H (1993) Long-term evaluation of radical prostatectomy as treatment for clinical stage C (T3) prostate cancer.Urology 41: 116–120
23. Morris MM, Dallow KC, Zietman AL, Park J, Althausen A, Heney NM, Shipley WU (1997) Adjuvant and salvage irradiation following radical prostatectomy for prostate cancer. Int J Radiat Oncol Biol Phys 38: 731–736
24. Ohori M, Wheeler TM, Kattan MW, Goto Y, Scardino PT (1995) Prognostic significance of positive surgical margins in radical prostatectomy specimens. J Urol 154: 1818–1824
25. Ouden D van den, Bentvelsen FM, Boeve ER, Schröder FH (1993) Positive margins after radical prostatectomy: correlation with local recurrence and distant progression. Br J Urol 72: 489–494
26. Partin AW, Pound CR, Clemens JQ, Epstein JI, Walsh PC (1993) Serum PSA after anatomic radical prostatectomy: the Johns Hopkins experience after 10 years. Urol Clin North Am 20: 713–725
27. Partin AW, Pearson JD, Landis PK et al. (1994) Evaluation of serum prostate-specific antigen velocity after radical prostatectomy to distinguish local recurrence from distant metastases. Urology 43: 649–659
28. Perez CA, Eisbruch A (1993) Role of postradical prostatectomy irradiation in carcinoma of the prostate. Sem Radiooncol 3: 198–209
29. Petrovich Z, Lieskovsky G, Langholz B et al. (1998) Radical prostatectomy and postoperative irradiation in patients with pathological stage C (T3) carcinoma of the prostate. Int J Radiat Oncol Biol Phys 40: 139–147
30. Schild SE, Wong WW, Grado GL et al. (1994) Radiotherapy for isolated increases in serum prostate-specific antigen levels after radical prostatectomy. Mayo Clin Proc 69: 613–619
31. Schild SE, Wong WW, Grado GL et al. (1996) The results of radical retropubic prostatectomy and adjuvant therapy for pathological stage C prostate cancer. Int J Radiat Oncol Biol Phys 34: 535–541
32. Shevlin BE, Mittal BB, Brand WN, Shetty RM (1989) The role of adjuvant irradiation following primary prostatectomy, based on histopathologic extent of tumor. Int J Radiat Oncol Biol Phys 16: 1425–1430
33. Stein A, de Kernion JB, Drey F (1992) Adjuvant radiotherapy in patients post radical prostatectomy with tumor extending through capsule or positive seminal vesicles. Urology 39: 59–62
34. Syndicus I, Pickles T, Kostashuk E, Sullivan LD (1996) Postoperative radiotherapy for stage pT3 carcinoma of the prostate: improved local control. J Urol 155: 1983–1986
35. Wiegel T, Bressel M (1994) Influence of the extent of nodal involvement on the outcome in stage D1 prostate cancer. Radiat Oncol Invest 2: 144–151
36. Wiegel T, Bressel M (1995) Stage D1 prostate cancer – is radiotherapy and early hormonal therapy equivalent to radical prostatectomy, radiotherapy, and early hormonal treatment? Int J Radiat Oncol Biol Phys 32: 896–897
37. Wiegel T, Bressel M (1995)Adjuvant radiotherapy following radical prostatectomy – results of 56 patients. Eur J Cancer 31 A: 5–11
38. Wiegel T, Bressel M, Arps H, Hübener KH (1992) Radiotherapy of local recurrence following radical prostatectomy. Strahlenther Onkol 168: 333–336
39. Wiegel T, Schmidt R, Krüll A et al. (1993) Advantage of three-dimensional treatment planning for localized radiotherapy of early stage prostate cancer. Strahlenther Onkol 168: 692–697
40. Wiegel T, Bressel M, Schmidt R (1994) Stage D1 prostatic cancer – equivalent results with radiotherapy and hormonal therapy vs. radical prostatectomy, radiotherapy and hormonal therapy (?). Onkologie 17: 586–593

41. Wiegel T, Hinkelbein W, Steiner U, Miller K (1997) Postoperative radiotherapy for stage pT3 carcinoma of the prostate: improved local control. Letter to the editor. J Urol 159: 965–966
42. Wiegel T, Steiner U, Hinkelbein W (1997) Adjuvante Strahlentherapie nach radikaler Prostatektomie – Indikationen, Ergebnisse, Nebenwirkungen. Strahlenther Onkol 173: 309–315
43. Wu JJ, King SC, Montana GS, McKinstry CA, Anscher MS (1995) The efficacy of postprostatectomy radiotherapy in patients with an isolated elevation of serum prostate-specific antigen. Int J Radiat Oncol Biol Phys 32: 317–323
44. Zietman AL, Edelstein RA, Coen JJ, Babayan RK, Krane RJ (1994). Radical prostatectomy for adenocarcinoma of the prostate: the influence of preoperative and pathologic findings on biochemical disease-free outcome. Urology 43: 828–833

Palliative strahlentherapeutische Strategien in der Behandlung des Prostatakarzinoms

Ch. Rübe

1 Einleitung

Der Einsatz palliativer Therapiemaßnahmen hat die Verbesserung bzw. den Erhalt der bestehenden Lebensqualität zum Ziel; deshalb sollte in der palliativen Situation solchen Behandlungsstrategien der Vorzug gegeben werden, die sowohl eine sichere Wirkung als auch eine kalkulierbare Nebenwirkungsrate aufweisen. Speziell bei der Behandlung der Knochenmetastasen steht mit der Strahlentherapie eine Methode zur Verfügung, die eine hohe Effizienz mit einer in Abhängigkeit vom bestrahlten Organbereich geringen Toxizität verbindet. Zur Optimierung der Wirkung muß die Möglichkeit einer Kombination mit anderen Therapiemaßnahmen der Palliativmedizin, speziell der medikamentösen Schmerztherapie, geprüft und die Indikation großzügig gestellt werden.

Auch der Einsatz einer antiandrogenen Hormonbehandlung mit Ansprechraten von bis zu 80% hat einen hohen Stellenwert in der Palliativbehandlung des Prostatakarzinoms. Hier kommt die Strahlentherapie sowohl bei Hormontherapieversagern als auch bei den nicht hormonabhängigen Prostatakarzinomen, die in ca. 20% der Fälle vorliegen, zum Einsatz. Systemische Therapieansätze mit zytostatischer Chemotherapie haben hingegen unbefriedigend geringe Ansprechenraten und sollten außerhalb von kontrollierten Therapiestudien nicht zur Anwendung kommen.

2 Therapie von Knochenmetastasen

Die Knochenmetastasierung ist – gefolgt von der deutlich selteneren Metastasierung in Leber und Lunge – ein häufiges Ereignis beim lokal fortgeschrittenen Prostatakarzinom und betrifft in Abhängigkeit vom T-Stadium zwischen 3% (pT1) und 54% (pT4) aller Patienten [15]. Ihre Inzidenz steigt weiterhin mit dem Tumorvolumen, zunehmendem Grading und dem Lebensalter der Patienten zum Erkrankungszeitpunkt an [1]. Patienten mit positiven pelvinen Lymphknoten entwickeln in 60–75% der Fälle Fernmetastasen innerhalb von 5 Jahren [24, 35, 44].

Das Verteilungsmuster der ossären Metastasen weist beim Prostatakarzinom eine besondere Häufung der Metastasen im Bereich der unteren LWS auf; Ursache dafür ist wahrscheinlich eine direkte Streuung in dieses Gebiet über die Strombahn des Walther-Venenplexus, der sowohl Anteile des venösen Abstroms aus dem kleinen Becken als auch der Lendenwirbelsäule unter Umgehung der großen Beckenvenen übernimmt [11].

Das therapeutische *Ziel der Bestrahlung* ist zum einen die Analgesie, zum anderen die Verbesserung der Stabilität des Knochens durch Rekalzifizierung. Daraus leiten sich die Indikationen zur Behandlung von Knochenmetastasen beim Prostatakarzinom ab. Beeinträchtigung der Lebensqualität durch Schmerzen und/oder Frakturgefährdung statisch wichtiger Skelettabschnitte wie Wirbelsäule oder tragender Extremitäten sind die häufigsten Gründe zur Durchführung einer Strahlentherapie. Hierbei ist im Einzelfall zu prüfen, ob die Metastasenlokalisation oder das Ausmaß der Frakturgefahr eine stabilisierende chirurgische Maßnahme notwendig machen. Nach ggf. erfolgter operativer Stabilisierung muß dann in aller Regel eine Nachbestrahlung des Operationsgebietes durchgeführt werden, um eine dauerhafte Stabilität zu gewährleisten.

Bei Schmerzsymptomatik aufgrund von Osteolysen ist die Bestrahlung in ca. 70–80% der Fälle analgetisch erfolgreich und sollte zur raschen Schmerzlinderung eingesetzt werden. Dies gilt insbesondere für Befunde, die auf eine hormonelle oder analgetische Medikamententherapie nicht oder nur ungenügend ansprechen [37].

Nicht schmerzhafte und nicht frakturgefährdete ossäre Metastasen bedürfen in der Regel keiner unmittelbaren strahlentherapeutischen Behandlung, weil dadurch keine Lebensqualitätsverbesserung, jedoch potentielle Nebenwirkungen der Therapie induziert werden können, so daß die Behandlung das erwünschte Ziel der Palliation nicht sicherstellt. Eine Ausnahme bildet hier die Behandlung asymptomatischer Herde in potentiell symptomträchtigen Regionen wie der Wirbelsäule, die im Einzelfall auch »prophylaktisch« eingesetzt werden kann.

Bei der technischen *Durchführung der Bestrahlung* wird zum einen eine fraktionierte Radiotherapie umschriebener Knochenabschnitte zur Anwendung gebracht, zum anderen besteht die Möglichkeit der Bestrahlung einer Körperhälfte mit einer hohen Einzeldosis in einer Sitzung. Weiterhin kann die Radionuklidtherapie zum Einsatz kommen. Welche der Methoden im Einzelfall indiziert ist, hängt – neben der persönlichen Erfahrung des Therapeuten – vom Ausbreitungsmodus der Erkrankung und von der Prognose des Patienten sowie von evtl. bereits erfolgten Vorbestrahlungen ab. Die Methoden werden im folgenden erläutert.

Die *perkutane fraktionierte Strahlentherapie* einzelner Skelettabschnitte kommt dann zum Einsatz, wenn es sich um einen umschriebenen, gut lokalsierbaren Befall handelt, wie er in der Mehrzahl der Fälle vorliegt. Bei der Wahl der Bestrahlungsfelder ist darauf zu achten, daß zum einen anatomische Knochengrenzen Berücksichtigung finden und zum anderen die Feldgrenzen so gewählt sind, daß evtl. im späteren Krankheitsverlauf auftretende Herde in angrenzenden Knochenabschnitten über Anschlußfelder bestrahlt werden können. Ein eventueller paraossärer Weichteiltumor muß sonographisch oder computertomographisch erfaßt und mit in das Zielvolumen einbezogen werden.

Zur Gesamtdosis und Fraktionierung der Strahlentherapie von Knochenmetastasen liegen zahlreiche Studien vor, die die Effekte unterschiedlicher Schemata bezüglich der Schmerzlinderung und ihrer Dauer untersuchen. Die größte Spannbreite wurde in den Studien der RTOG untersucht [7, 40]: Fünf unterschiedliche Fraktionierungsschemata (15mal 2,7 Gy, 10mal 3 Gy, 5mal 3 Gy, 5mal 4 Gy, 5mal 5 Gy) zeigten keinen signifikanten Unterschied in der Effizienz der Schmerzreduktion. Bezüglich der Dauer des Behandlungserfolges sind jedoch die niedrig fraktionierten Schemata (15mal 2,7 Gy, 10mal 3 Gy) effektiver; in einer Studie des Royal Marsden Hospital benötigten Patienten, die mit 1mal 8 Gy behandelt wurden, häufiger eine 2. Behandlung desselben Knochenabschnitts als diejenigen, die mit 10mal 3 Gy bestrahlt worden waren [4, 5, 31]; die Schmerzreduktion war in dieser Untersuchung für beide Therapieformen ebenfalls nicht signifikant unterschiedlich. Die Einzeitbestrahlung mit einmal 8 Gy kann somit besonders bei Patienten Anwendung finden, deren Lebenserwartung kurz ist und bei denen das Ziel der Bestrahlung v. a. in einer raschen Schmerzreduktion liegt [9]. Eine suffiziente Rekalzifizierung mit Reduktion der Frakturgefahr hat eine Osteoblastenaktivität im möglichst tumorfreien Knochen zur Voraussetzung, was wiederum am ehesten durch die Applikation einer hohen Gesamtdosis zu erreichen ist [37]. Daher profitieren Patienten in besserem Allgemeinzustand und mit voraussichtlich längerem Überleben möglicherweise eher von einer fraktionierten Behandlung, die zwar einen längeren Zeitraum in Anspruch nimmt, aber auch eine andauernde Wirkung im Bereich der behandelten Knochenmetastase erwarten läßt [2, 31].

Bei operativer Stabilisierung eines Knochenherdes z. B. durch Verplattung oder Einsatz einer Endoprothese sollte stets eine postoperative Bestrahlung in Erwägung gezogen werden, da hierdurch das funktionelle Ergebnis der Operation verbessert und die Häufigkeit eines operativen Zweiteingriffs gesenkt werden kann [41].

Als alternative Behandlungsoption zur lokalisierten externen Bestrahlung kommt v. a. bei diffusem oder generalisiertem Skelettbefall die *Halbkörperbestrahlung* in Betracht. Hierbei wird eine Einzeitbestrahlung mit Dosen zwischen 6 und 8 Gy im Bereich der oberen oder unteren Körperhälfte eingesetzt. Zelefsky et al. berichten über hohe Ansprechraten und dauerhaften Erfolg dieser Technik [45, 10, 12, 23]. Allerdings sind die Nebenwirkungen der Behandlung wie Übelkeit und Erbrechen (ca. 25%), Diarrhö (ca. 8%), Pneumonitis (bis 10%) und Hämatotoxizität nicht unerheblich und machen eine intensive, stationär durchzuführende Prämedikation mit Antiemetika, Hydrierung und ggf. Gabe von Kortikosteroiden notwendig [36, 34, 30]. Trotz der guten Wirksamkeit hat sich die Methode aufgrund ihrer Nebenwirkungen, die mit dem palliativen Charakter des Therapieansatzes schlecht vereinbar sind, in Deutschland nicht durchgesetzt.

Die systemische *Radionuklidtherapie* ist eine weitere Möglichkeit, einen generalisierten Skelettbefall selektiv und mit guter Wirksamkeit zu behandeln [33, 3, 6]. Hierbei ist zu berücksichtigen, daß die Reichweite der osteotropen β-Strahler nur wenige Millimeter beträgt und sie deshalb zur Behandlung großer Osteolysen nicht eingesetzt werden können. Die meisten Erfahrungen liegen mit Strontium-89 vor; hier werden ausgezeichnete Ansprechraten zwischen 50 und 91% berichtet [28]. In einer kanadischen Phase-III-Studie wurde der Stellenwert einer zusätzlich zur perkutanen Strahlentherapie eingesetzten Strontiumtherapie bei Patienten mit Prostatakarzinom überprüft: die Verumgruppe wies einen signifikant geringeren Schmerzmittelverbrauch sowie ein verlängertes progressionsfreies Intervall auf [29]. Trotz der stärkeren Hämatotoxizität ergab sich hier eine Lebensqualitätsverbesserung für die mit Strontium behandelten Patienten. In der britischen Metastron-Studie zeigte sich im Vergleich zwischen perkutaner fraktionierter Bestrahlung, Halbkörperbestrahlung und Strontium-89-Bestrahlung mit Ansprechraten von 61%, 63,6% und 65,9% kein signifikanter Unterschied bezüglich der Schmerzpalliation [32]. Die vorliegenden Daten lassen den Schluß zu, daß sowohl nach alleiniger Strontium-89-Therapie bei kleinherdiger, nicht weit fortgeschrittener Metastasierung als auch bei zusätzlicher Applikation zur perkutanen, lokalisierten Strahlentherapie mit guten Palliativergebnissen zu rechnen ist.

Weiterhin kann sie als Behandlungsversuch bei Rezidiv nach perkutaner Bestrahlung eingesetzt werden. Andere Radionuklide wie Rhenium-186 oder Samarium-153 zeigen ähnlich gute Schmerzreduktionen wie Strontium-89, haben jedoch den Nachteil einer geringeren Halbwertszeit bzw. einer höheren Knochenmarktoxizität [3].

Zusammenfassend stehen zur strahlentherapeutischen Behandlung des ossär metastasierten Prostatakarzinoms verschiedene effektive Therapiemodalitäten zur Verfügung, die - in Kombination mit den medikamentösen Ansätzen der Schmerztherapie, der Androgendeprivation sowie der Behandlung mit Biphosphonaten - in ca. 90% der Fälle eine erfolgreiche Palliation der Knochenmetastasen ermöglichen.

3 Therapie der Myelonkompression

Unter den Knochenmetastasen stellt der tumoröse Wirbelkörperbefall mit konsekutiver Myelonkompression einen Sonderfall dar, da eine beginnende oder komplette Querschnittsymptomatik eine gravierende Lebensqualitätseinbuße bedeutet. Zumeist handelt es sich um Patienten in einem weit fortgeschrittenen Tumorstadium mit einer geringen Lebenserwartung von 2-6, selten 10 Monaten [20]. Als Einzelfälle sind allerdings auch Patienten beschrieben, die mit Überlebenszeiten bis zu 36 Monaten eine Langzeitprognose aufwiesen [42, 22]; eine Analyse von Huddart et al. ergab für 25% der Patienten ein Überleben von mindestens 2 Jahren [18].

Im Kollektiv von Wagner et al. war in 10% der Fälle die tumoröse Myelonkompression der einzige nachweisbare Krankheitsherd. Das neurologische Defizit ist häufig auf einen epiduralen Tumor mit direkter Rückenmark- oder Nervenkompression und seltener auf die Dislokation eines Wirbelkörperfragments in den Spinalkanal zurückzuführen. Die Kompression venöser Rückenmarkgefäße kann zusätzlich ein Rückenmarködem bedingen, das die Symptomatik weiter verschlechtert.

Ziel der Behandlung ist neben der Reduktion der Schmerzsymptomatik der Erhalt bzw. die Wiedererlangung der neurologischen Funktionen. Dies ist unter günstigen Voraussetzungen sowohl durch die Strahlentherapie als auch durch operative Eingriffe wie Laminektomie oder Wirbelkörperersatz zu erreichen. Wichtig ist der rasche Beginn der Therapie, da die neurologischen Ausfallserscheinungen 24-48 h nach ihrem Auftreten nicht oder nur unvollständig reversibel sind. Die Analyse klinscher Daten zeigt allerdings, daß im klinischen Alltag das Intervall vom Beginn der neurologischen Symptomatik bis zum Therapiebeginn mit einem Mittelwert von ca. 3 Wochen in der Regel deutlich zu lang ist [16, 21, 42].

Die *operativen Eingriffe* können bei entsprechender Selektion von Patienten mit umschriebenen Läsionen aufgrund der raschen Druckentlastung mit Erfolg zum Einsatz kommen. Im selektionierten Krankengut sind Rückbildungsraten der neurologischen Ausfälle in bis zu 75% [27] beschrieben. Eine Mortalität von 4-9% nach ausgedehnten Tumoroperationen an der Wirbelsäule sowie postoperative Komplikationen wie Wundinfektion oder Destabilisierung in 10% der Fälle relativieren den palliativen Nutzen der chirurgischen Intervention bei weit fortgeschrittenen Tumorerkrankungen [14]. Die Indikation zur postoperativen Bestrahlung muß in jedem Fall geprüft werden.

Die *alleinige Bestrahlung* kommt bei starker Durchsetzung angrenzender Wirbelkörper, bei intraduralen oder ausgedehnten paravertebralen Tumoranteilen, bei nicht bzw. nur langsam progredienter neurologischer Symptomatik sowie bei strahlenempfindlichen Tumorentitäten bevorzugt zum Einsatz [17].

Die Bestrahlung wird zumeist mit 2–3 höheren Einzeldosen von 4 oder 5 Gy dosiert auf 5–8 cm Tiefe begonnen und danach bis zum Erreichen einer Gesamtdosis zwischen 35 und 40 Gy konventionell fraktioniert fortgesetzt. Zur Behandlung des Begleitödems ist eine initial hochdosierte Kortisonbehandlung (z. B. 3mal 4 mg Dexamethason/Tag) obligat.

Das *Ergebnis der Behandlung* hängt stark vom neurologischen Ausgangsstatus ab: lediglich 0–16% der Patienten mit Paraplegie und ca. 30% der nicht gehfähigen Patienten mit motorischen Ausfällen erlangen die Gehfähigkeit wieder. Bei ca 70% der gehfähigen Patienten mit motorischen Ausfällen kann die Gehfähigkeit erhalten werden. Das Wiedererlangen der Gehfähigkeit hat einen signifikanten Einfluß auf das Überleben der Patienten [42]. Wagner et al. beschreiben für Patienten mit epiduraler Metastase bei Prostatakarzinom ein medianes Überleben von 7 Monaten nach alleiniger Strahlentherapie. Huddart et al. zeigten in einer multivariaten Analyse die Bedeutung von vorausgegangener Hormontherapie, Alter und Anzahl der involvierten Rückenmarkabschnitte als unabhängige Prognosefaktoren [18].

Der suffiziente Vergleich der alleinigen Bestrahlung mit der Kombinationsbehandlung aus dekomprimierender bzw. stabilisierender Operation plus Bestrahlung ist aufgrund der unterschiedlichen Ausgangssituationen sowie aus ethischen Gründen schwer durchführbar. Die einzige vorliegende randomisierte Studie, die an einer kleinen Patientenzahl die Laminektomie mit der Bestrahlung vergleicht, kam zu nicht signifikant unterschiedlichen Ergebnissen in beiden Armen [43]. Auch die retrospektiv erhobenen Daten zu diesem Thema zeigen etwa gleichwertige Ergebnisse der beiden Methoden [16, 14, 19]. Im Einzelfall sollte eine interdisziplinäre Besprechung die für den individuellen Patienten optimale Therapiestrategie ermitteln.

4 Gynäkomastieprophylaxe

Die Bestrahlung zur Gynäkomastieprophylaxe gehört nicht zu den tumorbezogenen palliativen strahlentherapeutischen Behandlungsmaßnahmen, soll aber in diesem Kapitel mit abgehandelt werden, da sie zumeist parallel zur palliativen Hormonbehandlung eingesetzt wird. Ziel ist die Prophylaxe einer Gynäkomastie unter antiandrogener Therapie, die neben der kosmetischen Beeinträchtigung häufig schmerzhaft ist und damit als störend empfunden wird [25]. Sie tritt bei Behandlung mit Östrogenen (Diethylstilböstrol) sowie reinen bzw. antigonadotropen Antiandrogenen wie Flutamid, Nilutamid und Bicalutamid bzw. Cyproteronacetat in bis zu 65% der Fälle auf [39, 38, 26].

Durch eine niedrigdosierte Strahlentherapie der Brustdrüse läßt sie sich in ca. 80% der Fälle zuverlässig verhindern [8]. Dazu wird eine Bestrahlung mit Gesamtdosen zwischen 10 und 15 Gy in Einzeldosen von 3–5 Gy unter Einsatz von schnellen Elektronen durchgeführt; die eingesetzte Elektronenenergie orientiert sich an der Dicke der Brust, die Feldausdehnung muß die Brustdrüse in ihrer gesamten Ausdehung erfassen und sollte nicht zu klein gewählt werden. Die Bestrahlung soll prophylaktisch, d. h. 2–4 Tage vor Beginn der hormonellen Therapiemaßnahme, eingesetzt werden, da die Behandlung einer bereits bestehenden Gynäkomastie lediglich zum Verhindern einer weiteren Progredienz und zur Behandlung eventueller Schmerzen, nicht aber zu einer sicheren Rückbildung der Schwellung beiträgt [8]. Spätnebenwirkungen der Behandlung sind nicht beschrieben [13].

Literatur

1. Altwein JE, Wirth M (1994) Prostatakarzinom. In: Rübben H (Hrsg) Uroonkologie. Springer, Berlin Heidelberg New York Tokio, S 159–274
2. Arcangeli G, Micheli A (1989) The responsiveness of bone metastases to radiotherapy: The effect of site, histology and radiation dose on pain relief. Radiother Oncol 14: 95
3. Attkins HL (1996) Therapy of bone pain. In: Harbert JC, Eckelman WC, Neumann RD (eds) Nuclear medicine diagnosis and therapy. Thieme Medical Publ, New York, pp 1111–1121
4. Bates T (1992) A review of local radiotherapy in the treatment of bone metastases and cord compression. Int J Radiat Oncol Biol Phys 23: 217–221
5. Bates T, Yarnold JR, Blitzer P, Nelson OS, Rubin P, Maher J (1992) Bone metastases consensus statement. Int J Radiat Oncol Biol Phys 23: 215
6. Ben-Josef E, Porter AT (1997) Radioisotopes in the treatment of bone metastases. Ann Med 29: 31–35
7. Blitzer PH (1985) Reanalysis of the RTOG study of the palliation of symptomatic osseous metastases. Cancer 55: 1468
8. Chou JL, Easley JD, Feldmeier JJ, Rauth VA, Pomeroy TC (1988) Effective radiotherapy in palliating mammalgia associated with gynecomasti after DES therapy. Int J Radiat Oncol Biol Phys 15/39: 749–751
9. Cole DJA (1989) A randomized trial of a single treatment vs. conventional fractionation in the palliative radiotherapy of painful bone metastases. Clin Oncol 1: 59–62
10. Dearnaley DP, Bayly RJ, A'Hern RP, Gadd J, Zivanovic MM, Lewington VJ (1992) Palliation of bone metastases in prostate cancer. Hemibody irradiation or strontium-89? Clin Oncol R Coll Radiol 4/2: 101–107
11. Eder M (1986) Pathologie des Wachstums und der Differenzierung. In: Eder M, Gedigk P (Hrsg) Lehrbuch der allgemeinen Pathologie und der pathologischen Anatomie. Springer, Berlin Heidelberg New York Tokio, S 222–284
12. Epstein L, Stewart B, Antunez A et al. (1979) Half and total body radiation for carcinoma of the prostate. J Urol 122: 330–332
13. Fass D, Steinfeld A, Brown J, Tessler A (1986) Radiotherepeutic prophylaxis of estrogen-induced gynecomastia: a study of late sequela. Int J Radiat Oncol Biol Phys 12/3: 407–408
14. Findlay GFG (1984) Adverse effects of the management of malignant spinal cord compression. J Neurol Neurosurg Psych 47: 761–768
15. Fischer CG, Wächter W, Fuentecilla-Perez E, Miller J, Weidner W, Dudeck J (1997) Urologische Tumoren in Deutschland. Urologe 36: 143–150
16. Gilbert RW, Kim JH, Posner JB (1978) Epidural spinal cord compression from metastatic tumor: diagnosis and treatment. Ann Neurol 3: 40–51
17. Hoederath A, Schüle-Hein K, Sack H (1996) Palliative Strahlentherapie. In: Scherer E, Sack H (Hrsg.) Strahlentherapie – Radiologische Onkologie. Springer, Berlin Heidelberg New York Tokio, S 897–920
18. Huddart RA, Rajan B, Law, M, Meyer L, Daernaley DP (1997) Spinal cord compression in prostate cancer: treatment outcome and prognostic factors. Radiother Oncol 44: 229–236
19. Kim RY, Smith JW, Spencer SA, Meredith RF, Salter MM (1993) Malignant epidural spinal cord compression associated with a paravertebral mass: its radiotherapeutic outcome on radiosensitivity. Int J Radiat Biol Phys 27: 1079–1083
20. Leviov M, Dale J, Stein M, Ben-Shahar M, Ben-Arush M, Milstein D, Goldsher D, Kuten A (1993) The management of metastatic spinal cord compression: a radiotherapeutic success ceiling. Int J Radiat Oncol Biol Phys 27: 231–234
21. Maranzano E, Latini P, Checcaglini F, Ricci S et al. (1991) Radiation therapy in metastatic spinal cord compression. Cancer 67: 1311–1317
22. Murray PK (1985) Functional outcome and survival in spinal cord injury secondary to neoplasia. Cancer 55: 197–201
23. Nag S, Shah V (1986) Once-a-week lower hemibody irradiation for metastatic cancers. Int J Radiat Oncol Biol Phys 12: 1003–1005
24. Oesterling J, Fuks Z, Lee CT, Scher HI (1997) Cancer of the Prostate. In: DeVita VT, Hellman S Jr, Rosenberg SA (eds) Cancer Principles & Practice of Oncology. Lippincott-Raven, Philadelphia, S 1322–1386

25. Order SE, Donaldson SS (1990) Radiotherapy of benign disease. Springer, Berlin Heidelberg New York Tokio
26. Ornstein DK, Rao GS, Johnson B, Charlton ET, Andriole GL (1996) Combined finasteride and flutamide therapy in men with advanced prostate cancer. Urology 48/6: 901–905
27. Pitzen T, Caspar W, Barbier D, Steudel WI (1997) Operative Therapie von Malignomen der Halswirbelsäule. Dtsch Ärztebl 94: 2047–2050
28. Porter AT (1994) Strontium-89 (Metastron) in the treatment of prostate cancer. Eur Urol 26/1: 20–25
29. Porter AT, McEwan AJ, Powe JE et al. (1993) Results of a randomized phase-III trial to evaluate the efficacy of strontium-89 adjuvant to local field external beam irradiation in the management of endocrine resistant metastatic prostate cancer. Int J Radiat Oncol Biol Phys 25/5: 805–813
30. Poulter CA, Cosmatos D, Rubin P et al. (1992) A report of RTOG 8206: a phase III study of whether the addition of single dose hemibody irradiation to standard fractionated local field irradiation is more effective than local field irradiation alone in the treatment of symptomatic osseous metastases. Int J Radiat Oncol Biol Phys 23: 207–214
31. Price P, Hoskin PJ, Easton E et al (1988) Low dose single fraction radiotherapy in the treatment of metastatic bone pain: a pilot study. Radiother Oncol 12: 297
32. Quilty PM, Kirk D, Bolger JJ (1994) A comparison of the palliative effects of strontium-89 and external beam radiotherapy in metastatic prostate cancer. Radiother Oncol 33: 331
33. Robinson RG (1995) Treatment of Bone Pain. In: Wagner HN, Szabo Z, Buchanan JW (eds) Principles of Nuclear Medicine. Saunders, Philadelphia, S 1133–1135
34. Rowland CG, Bullimore JA, Smith PJB, Roberts JBM (1981) Half-body irradiation in the treatment of metastatic prostatic carcinoma. Br J Urol 53: 628–629
35. Sack H (1996) Prostatakarzinome. In: Scherer E, Sack H (Hrsg) Strahlentherapie. Springer, Berlin Heidelberg New York Tokio, S 551–564
36. Salazar OM, Rubin P, Hendrickson F et al. (1986) Single-dose half body irradiation for palliation of multiple bone metastases from solid tumors. Cancer 58: 29–36
37. Schnabel K, Niewald M, Nestle U, Nieder C (1995) Perkutane Strahlentherapie von Knochenmetastasen. In: Zamboglou N, Flentje M (Hrsg) Radioonkologische Aspekte in der palliativen Tumortherapie. Zuckschwerdt, München, S 10–21
38. Soloway MS, Schellhammer PF, Smith JA, Chodak GW, Kennealey GT (1996) Bicalutamide in the treatment of advanced prostatic carcinoma: a phase II multicenter trial. Urology 47 (Suppl 1 A): 33–37
39. The Leuprolide Study Group (1984) Leuprolide vs. diethylstilbestrol for metastatic prostate cancer.N Engl J Med 311/20: 1281–1286
40. Tong D, Gillick L, Hendrickson FR (1982) The palliation of symptomatic osseous metastases: final results of the Radiation Oncology Group. Cancer 50: 893
41. Townsend PW, Smalley SR, Cozard SC, Rosenthal HG, Hassanein RES (1995) Role of postoperative radiation therapy after stabilization of fractures caused by metastatic disease. Int J Radiat Oncol Biol Phys 1: 43–49
42. Wagner W, Prott FJ, Rübe C, Willich N (1996) Strahlentherapie epiduraler Metastasen mit Rückenmarkkompression. Strahlenther Onkol 172: 604–609
43. Young RF, Post EM, King GA (1980) Treatment of spinal epidural metastases. Randomized prosepctive comparison of laminectomy and radiotherapy. J Neurosurg 53 : 741–748
44. Zagars GK, Eschenbach AC von, Ayala AG (1993) Prognostic factors in prostate cancer. Cancer 72: 1709–1725
45. Zelefsky MJ, Scher HI, Forman JD et al. (1989) Palliative hemiskeletal irradiation for wide-spread metastatic prostate cancer: a comparison of single dose and fractionataed regimens. Int. J Radiat Oncol Biol Phys 17: 1281

Sachverzeichnis